普通高等教育“十三五”规划教材

全国高等医学院校

中医药类系列教材

中医药文化学

洪　蕾　陈建萍　主编

科学出版社
北　京

内 容 简 介

本教材由绪论、正篇、附篇三部分组成，绪论介绍中医药文化特点、学科任务、研究与学习方法及其主要内容。正篇是本教材的主要内容，阐述中医药文化的形成与发展、中医药文化传统思维的渊源、中医药文化的多学科影响因素、传统文化孕育的中医药理念、中医药目标与范式的文化、中医药行为文化特色等六章，附篇介绍中西方医药学文化差异与中医药文化建设与传播。

本教材可供全国高等医学院校、综合性大学中医药本科专业教学使用，也可作为临床医师学习中医药文化的参考书。

图书在版编目(CIP)数据

中医药文化学 / 洪蕾，陈建萍主编. —北京：科学出版社，2016.7

普通高等教育“十三五”规划教材　全国高等医学院校中医药类系列教材

ISBN 978-7-03-049405-4

Ⅰ. ①中…　Ⅱ. ①洪…　②陈…　Ⅲ. ①中国医药学–文化学–高等学校–教材　Ⅳ. ①R2-05

中国版本图书馆 CIP 数据核字(2016)第 165618 号

丛书策划：潘志坚　方　霞 / 责任编辑：潘志坚　黄金花
责任印制：谭宏宇 / 封面设计：殷　靓

科学出版社 出版
北京东黄城根北街 16 号
邮政编码：100717
http://www.sciencep.com
南京展望文化发展有限公司排版
广东虎彩云印刷有限公司印刷
科学出版社发行　各地新华书店经销

*

2016 年 7 月第　一　版　开本：889×1194　1/16
2022 年 1 月第九次印刷　印张：10 1/2
字数：319 000

定价：45.00 元

(如有印装质量问题，我社负责调换)

全国高等医学院校中医药类系列教材

《中医药文化学》编委会

主　　编　洪　蕾　陈建萍

副 主 编　王志红　胡　真　程守祯

　　　　　贺松其　徐　强

编　　委（按姓氏笔画排序）

王志红（云南中医学院）

张文昊（云南中医学院）

陈建萍（香港大学）

冼　华（重庆医科大学）

胡　萍（深圳大学）

贺松其（南方医科大学）

程守祯（山东中医药大学）

杨艳梅（重庆医科大学）

张　梅（湖北中医药大学）

庞　杰（南方医科大学）

胡　真（湖北中医药大学）

洪　蕾（重庆医科大学）

徐　强（上海中医药大学）

总　序

教材建设是教学改革的重要组成部分，是提高高等院校教学质量、培养优秀人才的关键之一。如何进一步做好新时期教材建设工作，教育部在《关于"十二五"普通高等教育本科教材建设的若干意见》中已明确指出：坚持育人为本，适应不同类型高等学校需要和不同教学对象需要，编写推介一大批符合教育规律和人才成长规律的具有科学性、先进性、适用性的优秀教材，进一步完善具有中国特色的普通高等教育本科教材体系。中医药事业的不断发展，对中医药人才培养质量、知识结构、专业能力、综合素质提出了新的更高的要求，改进和完善中医药类本科教材的重要性和必要性日益突出，成为中医药事业发展的基础性工程。

为了进一步提高高等医学院校中医药类本科教材的质量，更好地把握高等医学院校和综合性大学中医药类专业本科教学改革和课程体系建设，满足高等医学院校中医药类专业本科的培养要求和教学需求，打造教师"易讲"、学生"乐学"的系列教材，科学出版社和全国高等医学院校中医药类教材专家指导委员会共同组织了供高等医学院校中医药类专业本科生使用的"全国高等医学院校中医药类系列教材"的编写项目。我们采用了"跨校、跨区域合作，出版社协助"的模式，由全国十余所高等医学院校中医药类专业的教学名师、优秀学科带头人、教学一线的教授专家共同参与，以"明确培养方向，优化编写体例，打造学生'乐学'教材"为原则，以教育部新版的教学大纲和国家中医执业医师、执业中药师资格考试要求为依据，充分吸收现有各版本中医药类教材的特色与合理之处并有所创新，努力打造遵循中医药教育规律、满足高等医学院校中医药类专业的培养目标需求、具有时代精神的高品质教材。

本系列教材是科学出版社和全国高等医学院校中医药类教材专家指导委员会首次合作项目，各方领导高度重视，从教材规划到编写和编辑的各个环节，精心组织，层层把关，步步强化，意在提高教材的内在质量。在教材内容组织上，力争概念准确，理论体系完整，知识点完备，内容精练，切合教学实际和临床实践所需，体现"创新性"和"实用性"；在教材版式设计上，力求编排新颖，版式紧凑，形式多样，主体层次清晰，类目与章节安排合理、有序，体现"清晰性""易读性"及"实用性"。

在本系列教材策划、主编遴选及审定稿等过程中，得到了全国各高等医学院校的大力支持，在此致以衷心的感谢！让我们为成功打造中医药类本科精品教材共同努力！

全国高等医学院校中医药类教材专家指导委员会

2012 年 7 月

前　言

本教材系全国高等医学院中医药类系列教材之一，由全国高等医学院校中医药类系列教材专家指导委员会组织编写，供全国高等医学院校、综合性大学中医药类本科专业使用。

近年来，国家将中医药文化学纳入二级学科建设。《中医药文化学》是为了适应中医药高等教育新兴课程建设的新教材，是中医药类专业学习的必读之书。为了满足高等医学院校、综合性大学中医药类专业的培养要求与教学需求，本教材根据高等医学院校、综合性大学中医药类专业的教学特点，把握相关教学内容和课程体系的改革方向，在认真总结与学习全国高等中医药相关教材编写经验的基础上进行编写。目的在于使学生熟悉或掌握中医药的文化历程、文化理念、文化特色以及中西方医药学文化差异与中医药文化传承相关内容，培养学生对中医药文化的认识与把握能力，提高学生的中医药文化水平与临证实践思维能力。

本教材分绪论、正篇、附篇三部分，绪论部分主要介绍中医药文化特点、学科任务、研究与学习方法及其主要内容等。正篇是本教材的主要内容，包括第一章中医药文化的形成与发展、第二章中医药文化传统思维的渊源、第三章中医药文化的多学科影响因素、第四章传统文化孕育的中医药理念、第五章中医药目标与范式的文化、第六章中医药行为文化特色等。力图从中医药文化形成、成熟、发展、受挫、振兴等历史过程阐述中医药文化现象及其缘由；从与传统文化一脉相承、受历代多学科影响，最终形成中医药自身的文化理念与范式文化及行为文化特色的过程，让学习者感悟、理解、热爱中医药专业。附篇介绍中西方医药学文化差异与中医药文化的建设与传播，阐述中西方医药学反映在医学目标、医学对象、医学模式、医学模型上的异同与各自优势。同时，对中医药文化传播的需求与现状、物化建设与符号表达进行探索，期望中医药文化建设成果突出。

本教材采用主编负责、按章节分工编写的方法，绪论由洪蕾、陈建萍编写，第一章由徐强、冼华、杨艳梅编写，第二章由程守祯、洪蕾、王志红编写，第三章由陈建萍、程守祯、杨艳梅编写，第四章由洪蕾、程守祯、冼华编写，第五章由洪蕾、程守祯、张文昊编写，第六章由王志红、胡真、张梅编写，第七章由陈建萍、胡萍、杨艳梅编写，第八章由贺松其、庞杰、洪蕾编写。全书由洪蕾、陈建萍统稿并修改。由于《中医药文化学》是一门新兴课程，本教材为全国第一版统编教材，从课程体系建设、课程内容确定与表述等，存在差距与不足在所难免，敬请各位教师与学生在使用本教材过程中提出宝贵意见，以便修改提高。

前言

目　录

第三章 中医药文化的多学科影响因素 37

第四章 传统文化孕育的中医药理念 52

第五章 中医药学目标与范式的文化 64

第六章 中医药行为文化特色 81

附 篇

绪 论

文化，是指人类在一定地理区域内的社会生活中所形成的共同认识、理念和思想，所建立起的社会生活规则、规范和秩序。东西方有着不同的地理环境，因此建立起不同的人类活动行为规范，进而影响了东西方相关学科领域的价值观念形成。

中国传统文化是中华民族在中华大地上经历了几千年悠久历史，所形成的特有文化。五千年一脉相承，从未断代，从古至今规范和约束着中华民族社会生活的价值观，造就了自强不息、奋发向上的民族精神，引领着中华人民不断繁衍、壮大、走向昌盛。中医药文化与中国传统文化相依相伴，共衰共荣，在世界医药科学史上独具特色。

中医药文化是中华民族在几千年中医药活动中建立起的医学活动规则、规范和秩序。中医药文化学的学科任务就是研究和总结中医药活动中，影响中医人的思想文化基础、文化内涵和文化特色。

一、中医药学的文化特点

中医药学是植根于中国传统文化土壤中的一门生命学科，伴随着中华民族文化的成熟而奠定了理论基础，经历几千年的医药学实践与积累过程，其思维模式、文化内涵、文化特色及其表述形式等直接受到中国传统文化的极大影响。中医药文化与中国传统文化的密切关系，哲学向医药学渗透是其必然，以及中医药学科对生命维护的实用价值，决定了中医药学不是单纯的实用性医疗技术，而是中国传统文化“道器并重”的载体。中医药学科的成长历史，展示着其存在、发展与文化形成历程。

《黄帝内经》是中医药学奠基之作，她不仅奠定了中医药学理论基础，而且确立了中医药学科亘古不变的文化思想。因此，围绕《黄帝内经》的成书背景、文化思想、理论体系以及《黄帝内经》为代表的文献内容进行研究，才能更好的体会、学习和研究中医药文化，这也是本教材重要的切入点之一。

（一）传统文化“道器并重”的载体

中医药学是中华民族在几千年生活与生产实践中对生命救助研究所形成的学科。受中国传统文化“天人合一”思想影响，用大自然的客观规律对人体生命进行阐释，建立人体整体理论，以及人体与外在环境联系的认识论和方法论，形成了中华民族独具特色的人与自然一体化的生命学科文化体系。

中国传统文化是中医药学科文化发展的源头活水，中医药文化与中国传统文化一脉相承。形而上的“道”，承载着中国传统文化哲学思维，是指所有医药学活动行为都在秉承中国传统文化哲学思维的中医药理论指导下进行；形而下的“器”，是关于生命最直接的救助方式与术数。临证的每一个疾病机理（理）、每一个疾病处理方法（法）、每一个治病处方（方）、每一个治病药物（药）的选择，都是形而上的哲学思维、医药学策略与形而下的生命救助方式的体现。因此，中医药学科是中国传统文化“道器并重”的载体，“道”与“器”反映着对生命救助的战略思想与方式方法，以及对疾病控制的有效措施与手段。

在讨论中医药学与中国传统文化的关系时，有两个现象值得注意。其一，一百多年以来，随着西方医学逐渐昌盛，埃及、印度、阿拉伯等国的传统医学都相继衰落，成为绝学，唯独中国医药学在理论和实践上不但独立存在，而且仍然一如既往地继续向前发展；其二，古代中国在天文历法、地学、数学、农学、医学和人文科学许多领域，都作出过独特的贡献，而中医药学是至今唯一的继续发挥着功能、并仍旧产生着积极影响的中国学术。

在中医药文化的形成与发展历程中，古代哲学的“天人”思维、道家的“道德”思维、儒家的“中和”思维、“医易同源”思维、佛家的护生、遵生思维等所形成的价值观与科学观都对中医药产生了深刻的影响。“生生不息”“莫贵于人”“天人合一”“阴阳五行”“崇和尚中”“防患未然”“自强不息”“与时皆行”等中国传统文化思想不断影响着中医药学发展，并演化为中医药学科基本文化内涵。在此过程中，中医药学又不断丰富着中国传统文化思想，成为中国传统文化的重要组成部分。两者彼此相互渗透，相互影响。学习

笔记栏

中医药学，不能脱离中国传统文化，不懂中国传统文化就难以理解中医理论。同时，对中医药文化进行传播也是传播中国传统文化最直接、最让人受益的方法与手段。

（二）社会人文与自然科学互存并重

中医药学科并非是单纯的医学技术，哲学向医学渗透是其特点。中医药学科文化规范着中医药的临床行为，影响着临床思路与策略。一个简单的临证处理原则、方法、方案、手段、处方等，都直接体现出中医药学科的文化思维方式。

疾病，以症状形式显现于人体。中医药临证活动需要研究疾病每一个症状、每一个阶段证候群出现的缘由，就是解决疾病的变化之理，解决治疗疾病的立法、选方和用药，以期能够药到病除。中医药临证活动中理、法、方、药各个环节的指导思想，是受几千年来中医药活动中建立的学科行为文化的约束。中医药学的哲学思维方式，渗透于中医药活动策略中，直接影响着临证治疗行为与治疗效果。

中医药学的学科目的——生生不息、学科对象——莫贵于人、学科模式——人与天地相参、学科模型——四时阴阳五行藏象、学科行为规范——淳德全道、学科行为方式——颐养天年与"治未病"等，这些都是中国传统文化、哲学思想在中医药学中的直接体现。

（三）以《黄帝内经》为代表的中医药文化

《黄帝内经》建立的中医药理论体系，标志着中医药学科走向成熟。一是理论成熟，如人与天地相参、整体观念、辨证论治、藏象学说、阴阳五行学说、经络学说、诊法、治则治法、治未病、养生等，在《黄帝内经》中已经有了较为规范的体系；二是文化成熟，中医药理论成熟的同时，奠定了中医药文化思想基础，如"人与天地相参"不仅是将人体研究置于天地之中的学科模式，同时也表达了人类主动参照天地的文化思想；三是医学技术上成熟，如关于经络的记载，从西汉早期文帝十二年（公元前 168 年）长沙马王堆汉墓，出土医著所记载的"足臂十一经"经络结构，到《黄帝内经》中发展到的十四正经、奇经八脉、络脉、经别、经筋、十二皮部等结构系统，以及详细的经络走向描述，以及相关的诊断治疗理论记载。以《黄帝内经》为代表的中医药学科，已经脱离了原始先民直观感悟的经验总结与萌芽状态，走向理论与技术日趋完善、自成体系的崭新阶段，同时奠定了中医药文化思想基础。

古代哲学思维与古朴的辩证思维并不代表理论与文化的落后，只要人类对"生生"的向往没有变，人类生存空间依然是天地之间，天地仍然是寒暑往来阴阳多少的变化，解决生死问题的原则同样只能延缓而不能逆转……现代与古代宇宙万物演变的基本规律从未改变。系统完整而又成熟且亘古不变的中医药基础理论与文化体系，让中医药学科超越时空发展至今，以《黄帝内经》为代表的医学著作是其基础理论与文化体系的典范。

医学技术随着生产力水平提高而不断进步，医疗器械也可以不断精巧。大汶口人用砭石开颅，现代人用手术刀开颅；《黄帝内经》描述的"厚衣，坐于釜上，令汗出至足"的取汗方法，到张仲景的《伤寒杂病论》演绎成"后坐被上，又以一被绕腰以下，温令微汗"，至现代的蒸房取汗；华佗用"麻沸散"行麻醉术，现代选用"利多卡因"行麻醉术；孙思邈用葱管导尿，现代用橡皮管导尿；治疗骨折由"小夹板"固定发展为石膏固定、钢板固定……社会进步、技术先进、工具精巧，但宇宙间万物的基本规律不会改变。几千年来上古、中古、近代的疾病谱与死因谱的演变过程就是试金石，无论人为如何探想，实验如何设计、研究如何科学，工业化革命学科发展、技术先进也好，天地不变、寒暑往来不变、春生夏长秋收冬藏不变、白昼黑夜的规律不变，即"道"不变，与之适应的生存方式和生命救助方法就不会变。"大道至简"、"适者生存"均适用于对中国医学模式的认识。

《黄帝内经》用宇宙间亘古不变的最基本、最普遍的法则阐释人体生命现象，使其具有能够穿越时空而不朽的生命力，《黄帝内经》是中国医药学科发展的里程碑，不仅奠定了理论基础，同时也奠定了文化思想基础。

（四）医药文化科普性与专业性共存

中医药文化是研究中华民族生命的学科文化，是关于生存智慧、生存方式、生存态度、生命保护规律的讨论，解决的是每个生命体都关心、都重视的存活与质量问题，涉及的是每个生命体在日常生活中衣、食、住、行方方面面。生命本身并不专业，但解决问题需要专业研究态度，而生命存活与质量提高离不开科学知识普及，解决问题的方法可以渗透到日常生活中。人的生命维护不仅有专业的救治方法保证，也不脱离生命自然存在的日常状态，将专业研究、科学普及、日常生活相互交融，形成共同维系、平衡、延续

笔记栏

生命的学科文化特点。

中医药生命维护方式方法与手段具备日常普及化特点，但中医药学文化思想却涵盖上下五千年。在人类生命能够触及的每一个领域，中医药学科所具备的颐养天年、防患未然的生命调摄策略，可以让每个生命体都受益，其普适性超过任何一个学科。中医药文化不仅仅是中医药专业的文化，同时也是中华民族的长寿文化。学习中医药文化，就是学习符合生命规律的养护法则、方式与方法，就是让生命争取可持续发展机会的学习。如果每个生命体都可以掌握中华民族的长寿之道，中华民族文化素养与国民生命素质也会有很大的提高。

中医药防治手段具备简、便、廉、效的特点，即操作简单、使用方便、成本低廉、融入日常生活、却行之有效。但是，将不靠谱的每天一斤绿豆、生吞鱼鳅、喝尿、打鸡血等没有依据的方法与手段贴上中医标签，只能是欺世盗名。这也是中医药方法手段普适性广、生活化、日常化的特色所带来的必然空隙。其空隙往往出现在虚假利用疾病治愈率、药物功效、技术规范等方面较多。中医药方法虽然简、便、廉、效，但是，所有的术数都是在中医药理论指导下符合“自然之道”与“天理”的行为，行为规范就是“淳德全道”，“道”，就是其科学观与价值观。世间万事万物都有自身客观规律、都由矛盾组成，符合事物本然规律，寻找到矛盾双方平衡点就是成功保证。绿豆、鱼鳅、鸡血等等本身并没有错，但不符合“道理”地使用，那就不是中医药理论与文化。同样的物品，能用与不能用、会用与不会用、有效与无效之间考验着真中医。正所谓“人参杀人无过，大黄救人无功”，实践是检验真理的唯一标准，真理，一定符合“道之行为”。

二、中医药文化学的学科任务与现实意义

中医药文化学是研究中医药学科思维方式、行为规范、文化特点的专门学科。对学习了解中医药学科、传播中医药文化，乃至发展民族文化都有着深远的历史意义与现实意义。

（一）中医药文化学的学科任务

中医药文化学的主要任务是阐明中医药文化的价值观念与核心理念及其文化内涵与文化特色，探索以《黄帝内经》为代表的中医药典籍建立的中医药理论体系，尤其是在医学目标、医学对象、医学模式、医学模型、医学行为规范、医学行为方式与术数等方面的文化特色。同时研究在医学目标、对象、模式、模型、行为规范、行为方式与术数的中医药文化内涵及其逻辑关系，总结其文化特色，并利用有效文化符号，对其简明表达。

（二）中医药文化学的现实意义

关于中医药文化研究的现实意义在于：

其一，中医药文化的学习意义。有助于中医药学习者体会掌握中医药学科思维方式与行为规范；有助于中医药爱好者了解中医药学科思维。

其二，中医药文化的传播意义。有助于中医药文化传播者对中医药文化价值观、核心理念及其内涵的把握；有助于其他医学者与外民族客观了解中医药学文化特点。

其三，民族文化的发展意义。在实现中国梦、实现民族文化壮大的过程中，发挥中医药文化“道器并重”的特色，唤起国人对中国传统文化应有的敬畏与尊重；扩大文化的国际交流与传播。

其四，中医药文化的健康服务意义。发展中医药产业让中医药文化建设渗透到养生、养老、旅游、大中小学教育各个领域，普及中医药文化，提高我国公民中医养生保健素养与全民族健康水平。

几千年中医药发展的文化特点亟待总结、明确学科文化的价值观与核心理念及其内涵的现代表述，这是现代中医药人的责任与使命。

三、中医药文化学的研究与学习方法

中医药文化核心理念、文化内涵、文化特色、行为规范与方式及其相关术数等在中医药学基础理论奠定之时伴随着中华传统文化的成熟而成熟。学科的研究与学习，需要尊重历史客观现实并严谨对待，需要避免去主观臆断，规定古人的想法。历史文献和考古物证清晰证明着中华民族的生命观和价值观，《黄帝内经》记录着中医药学科理念。因此，中国传统文化相关历史文献记载与相关考古物证，以及《黄帝内

笔记栏

经》162篇是最直接的参考资料，也为研究与学习中医药文化提供令人信服的相关依据。历史文献、考古物证及《黄帝内经》链接着中医药文化研究与学习的路径。

（一）先秦相关哲学思想的学习

中医药文化伴随着中国传统文化的成熟而奠基，哲学向医学渗透是中医药文化的特点。因此先秦时期诸子百家文化思想，尤其是对生命文化的相关讨论，是学习研究中医药文化不可或缺的基本内容。

（二）围绕《黄帝内经》的学习

《黄帝内经》是中医药发展的里程碑，其成书历史时期的社会文化背景是研究中医药文化思想不可或缺的内容；《黄帝内经》本身表达的生命价值观念与理念，是传统文化向医药学科渗透最直接而不可替代的依据。《黄帝内经》奠定的不仅是中医药学理论基础，同时还奠定了中医药学文化基础。因此，《黄帝内经》成书时期的社会背景、思想背景、文化背景、生产力水平，以及《黄帝内经》的著作内容是研究、学习、体会中医药文化的重要依据。

（三）相关文化考古物证的参考

中华民族文化与中医药文化都经历了历史积淀，相关的考古文化物证，尤其是先秦至《黄帝内经》成书前后的汉代画像石就是研究与学习中医药文化的有效物证。

远古先民对生命的态度在“钻木取火”、“构木为巢”、“结网捕鱼”、“发明耒耜”、“神农尝百草”等文献记载中可以找到；先圣们对生命文化理解在诸子百家争鸣的言论中可以找到。道家炼丹、儒家修身、佛家护生、秦始皇下海寻仙、汉民族全民共仙等对生命文化探索都在正史诗词歌赋的记载中；而汉民族对生命的态度也刻印在历历在目的汉代画像石上。

历史上对中医药的抨击往往是在与西方医学对比中产生，将中医归属为“旧文化”。学科文化的学术研究需要客观对待。当新的文化、新的观点、新的技术出现，传统的不等于就是落后的“旧文化”。民族文化、民族医药学科的科学性与文化特色是以能否符合事物规律、自然之道，能否有可持续发展机会来判断。研究与学习《中医药文化学》的依据与立足点也应有所明确。

四、《中医药文化学》的主要内容

《中医药文化学》主要内容包括：中医药文化历程、中医药文化成熟、中医药文化特色、中医药文化进步等四个版块。涉及关于中医药文化的形成与发展、中医药文化的传统思维渊源、中医药文化的多学科影响因素、传统文化孕育的中医药理念、中医药文化的学科目标与范式、中医药行为文化特色、中西方医学文化差异、中医药文化的建设与传播等八个内容。

（一）中医药文化历程

主要介绍中医药文化的形成与发展，阐述中医药文化在各个历史阶段的文化特色与发展趋势。

第一章 中医药文化的形成与发展，是用以说明中医药文化由来与发展趋势的章节。通过中华民族生存经历与文化感悟升华到生命哲学理念，并向医药学科渗透所形成学科文化的经历与事实，让学习者了解中医药文化经历先秦萌芽阶段、秦汉奠基阶段、秦汉以降成熟阶段等各个历史阶段的文化特色以及发展的文化趋势。本章分中医药文化发展简史与中医药文化发展趋势等两节进行介绍。

（二）中医药文化成熟

主要介绍中医药文化的传统思维渊源、中医药文化的多学科影响因素、传统文化孕育的中医药理念。阐述中医药文化形成过程中民族文化传统思维与古代多学科文化对中医药文化形成的影响，以及传统文化与多学科思维孕育的主要中医药理念。

第二章 中医药文化的传统思维渊源，是用以说明中国古代哲学思想对中医药文化形成的影响。先秦诸子百家争鸣中的传统思维在中医药学成长与成熟过程中向其渗透，不仅奠定了民族文化思想基础，同时也奠定了生命文化思想基础，最终形成了民族思维影响下的中医药文化。本章分“天人思维”、“道德思维”、“中和思维”、“易学思维”、“兵法思维”等五节进行介绍。

第三章 中医药文化的多学科影响因素，是用以说明中医药文化形成所受的中国古代多学科成就的影响。中医药学在接受古代哲学思想渗透的同时，同样受到古代自然科学领域汉文字、天文地理、数学、物理、化学等多学科文化思想与成果的影响，为中医药文化打上伴随社会生产力水平发展的烙印。本章

笔记栏

分汉文字对中医药的影响，古代天文、地理、历法对中医药的影响，古代数理化科技对中医药的影响，金属冶炼启发的丹药运用等四节进行介绍。

第四章 传统文化孕育的中医药理念，是用以说明中医药文化在古代哲学思想与古代多学科文化思想与成果的影响下，最终孕育出影响奠定中医药基础理论的元气学说、正邪斗争、整体观念、阴阳学说、藏象学说、辨证施治等文化理念的章节。本章分"元气"与"正气"，"整体"与"人本"，"阴阳"与"全道"，"藏象"与"辨证"等四节进行介绍。

（三）中医药文化特色

主要介绍中医药文化的学科目标与范式，以及中医药行为文化特色，阐述中医药在发展成熟过程中所形成的理论与行为的文化特点。

第五章 中医药文化的学科目标与范式，是用以说明从事中医药活动中所共有的价值观念，影响到中医药学的学科目标、学科对象、学科模式、学科模型等相关内容。本章分中医药文化的学科目标——"生生不息"、中医药文化的学科对象——"莫贵于人"、中医药文化的学科模式——"天人合一"、中医药文化的学科模型——"阴阳五行"等四节进行讨论。

第六章 中医药行为文化特色，是用以说明中医药行为规范、中医药行为方式、中医药行为手段文化特色的章节。本章分淳德·全道、颐养·防患、调摄·术数等三节进行介绍。

（四）中医药文化进步

主要介绍中西方医学文化差异与中医药文化的建设与传播，阐述中西方医学文化带来医药学价值观念的客观差异，现代中医药建设的必要性与建设的内容及方法。

第七章 中西方医学文化差异，是用以说明中西方不同的自然地理条件限制产生了不同的民族文化，以及各自不同的工业社会与农业社会经历，对中西方医药学的生命救护方式与方法产生的影响。中西方医药学都在为人类健康探索与贡献，客观上存在差异，需要相互学习、合理并存。本章分不同地域的文化影响、中西方医学的文化差异、中西方医学合理并存等三节进行介绍。

第八章 中医药文化的建设与传播，是用以说明中医药文化在现代建设与传播中的意义与面临需要解决的问题。本章分中医药文化建设的现代需求、中医药文化传播、中医药文化物化表达建设工作、中医药文化理念的符号化等四节进行介绍。

笔记栏

第一章　中医药文化的形成与发展

导　学

本章主要讨论中医药经历萌芽、奠基、成熟阶段的文化简史，介绍中医药文化近代发展状况与趋势。本章学习目的在于掌握中医药文化在萌芽、奠基、成熟各阶段的发展特点，理解中医药文化在近现代发展中所遇到的问题与阻力，了解中医药文化的未来发展趋势。

第一节　中医药文化发展简史

中医药文化是伴随着中华民族生活与生产实践进程，在与疾病、死亡作斗争的过程中，受中华民族传统哲学思想影响逐渐形成并走向成熟的中医药人文思想。她经历了先秦时期文化萌芽、秦汉之际文化奠基、秦汉以降文化成熟的发展阶段。

一、先秦时期——中医药文化的萌芽阶段

在中华大地上人类文明有着十分漫长的历史。据考古学的发现，人类产生至今已有两三百万年的历史，早在170万年前我国西南地区就有了元谋人的存在，他们已经学会取火的技术，并且从事了渔猎和采集生活，产生了“构木为巢以避群害”、“钻燧取火以化腥臊”等传说，上古先民为生存努力而自强的直观感悟促进了人类生命保护意识与探索。

（一）早期原始医疗的萌芽

公元前5000年至公元前3000年出现的仰韶文化则标志着我国已经进入母系氏族社会，人们从事农业劳动和狩猎活动，原始文字已经产生，神农氏的传说大体反映了这一时期的情况。至公元前2800年至公元前1800年的龙山文化标志着我国进入了父系氏族社会，这一时期大致是人们常说的黄帝、尧、舜、禹的年代。以上是我国漫长的原始社会时期，人们学会了使用劳动工具从事农业、畜牧业和简单的手工活动。同时，有了对生命保护的基本意识，并积极探索、发明了生命养护方法与手段。

公元前21世纪我国原始社会逐步走向瓦解，奴隶社会日渐形成，即所谓的夏禹“私天下”的传说，我国社会经历了夏、商、周三个朝代。其中，夏朝时期的人们已经学会使用青铜器，手工业和物品交换也逐渐兴起和繁荣，这个时期的天文、历法、文字等都取得了很大发展。在社会中出现了一个特殊的群体，即是自称能与鬼神交流的“巫”，并发展成为维护统治阶级利益的工具。“巫医”也正是在这个时代的必然产物。春秋时期，铁器已经产生，人们对季节、历法的认识更加深入。此期的《周易》、《洪范》等书均提到了早期的阴阳五行观念，随着朴素唯物论的产生，对大自然异常现象有了阴阳失衡的解释，并开始了对宗教迷信的批判与摒弃，中医药文化是随着社会生产力以及经济的发展而发展的。生产力表现在人类的生产活动中，人的各种认识也是通过物质生产劳动逐步深化的，人们在劳动中逐渐了解自然、认识自然，对于大自然的规律、特征逐步进行揭示。医学知识是人们对疾病的产生过程及其治疗方式、方法的认识，其发展离不开人类物质生产劳动，取决于社会发展速度与生产力发展水平。此期中医药学开始接受早期哲学思想影响，与巫术之间展开了斗争，促使医学逐渐从巫术中摆脱出来，走上了新的发展道路。

关于中医药文化的发端，尽管尚缺乏翔实的资料，但从古书和传说中可以看出一些端倪。其中，《帝

笔记栏

王世纪》关于伏羲的记载提到："伏羲乃尝味百药而制九针，以拯夭枉焉"。《史记·补三皇本纪》中提到："神农氏以赭鞭鞭草木，始尝百草，始有医药。"相传伏羲"驯六畜充庖厨"发明畜牧业，神农尝百草发明农业，畜牧与农业作为原始社会最初的物质生产劳动，其促使医药发明的过程也说明医药文化的产生离不开生产劳动。

（二）早期医药文化的表现

早期医药文化的表现伴随着人类火的发明，大自然火山爆发、雷电都有可能产生引发周围草木着火，中华先民对于火的认识与使用则经历了相当长的历史时期。考古学家们在云南元谋人的遗址中发现了炭屑，在蓝田猿人遗址中也发现了炭粉末，在北京猿人遗址中，有四层厚厚的灰烬层，最后的一层厚达6米，可见在旧石器时代，先民们已经学会火的使用，只是并未发明人工取火，而是把外部的火源引到洞内，一代代地保存火种。伴随着火的发明与使用，早期的医疗意识开始萌芽。

在旧石器时代中期随着人们的生产劳动逐渐发展，加工石器时常常产生火花，从而得到启示，最终发明了人工取火方法。《礼纬·含文嘉》中记载，"燧人氏始钻木取火，炮生而熟，令人无腹疾"。恩格斯曾说，摩擦生火标志着人类第一次支配了一种自然力，从而最终把人与动物分开。人们学会用火以后，懂得了熟食对健康的必要性，认识到饮食与肠胃疾病的若干关系。火的使用，能够帮助人们用火御寒，减少人们因风寒而引起的外感疾病和长期住在黑暗潮湿地带导致的风湿病。火的使用，有助于人们防范野兽的攻击，减少了与野兽搏斗导致的外伤等疾病。

火的使用提高了人类的生活质量，提升了人类的身体素质，人们吃熟食不仅缩短了消化所需时间，更能促进对营养物质的吸收，推动人的进化和发育，延长了人的寿命。此外，火的发明，对于人们学会制作汤药、灸法等医学技术提供了必要的条件。

（三）早期传说中的医学人物

早期传说中的医学人物并非医药学专业人物，而是中华先民早期对医药认识的先驱者。医药学是人类活动对生命认识提升的产物，而非先人类活动固有的事物。

伏羲，又名宓羲、包牺、牺皇、皇牺，传说中，伏羲"师蜘蛛织网、教民捕鱼"、"驯六畜以充庖厨"开启了畜牧和渔猎。传说中伏羲还是八卦、制九针的始创者。"始画八卦"结束了中华民族结绳记事的历史。"制九针"帮助人们治疗疾病。

神农，一说即炎帝，传说中发明耒耜教人们从事农业生产，尝百草，发现治病救人的药材。《世本》记载道："神农和药济人。"神农尝百草的过程中，曾一日遇七十毒，最后都被化解了。后世将第一部本草著作托名为神农氏所著，即《神农本草经》。

黄帝，被称为中华民族的始祖。传说中在与其他部落作战的过程中击败了蚩尤和炎帝，实现了中华民族的统一。黄帝时期，大力发展生产，"始制衣冠"、建造舟车、发明指南车、并且创立了医学，在此期间产生了文字。

岐伯，据说是黄帝之臣，又是黄帝的太医。岐伯、黄帝被誉为医学始祖。后世托黄帝之名，以黄帝、岐伯、雷公的对话为形式，撰写了《黄帝内经》一书，该书分《灵枢》、《素问》两部分，成为中医药学的奠基之作。《黄帝内经》记载的上古时期医家除岐伯外还有雷公、鬼臾区、伯高等，都是中华医药的先驱者与贡献者。

（四）早期对疾病的认识与诊治

早期对疾病的认识与诊治，局限于疾病部位表现的客观认识与描述，并有了"汤液"、"醪醴"、"九针"的治疗手段。

从考古甲骨文可知，殷商时期，人们对于疾病基本上是按照身体部位粗略地进行命名，譬如，疾耳（耳病）、疾目（眼病）、疾身（腹病）等，但当时也已经有少部分疾病名称按照其特征加以命名，如疥、龋等，这说明我国奴隶社会时期人们对疾病已有了一定认识。西周时期，人们开始观察到随着季节的变化，人们会得不同的疾病，《周礼·天官》中记载："春时有痟首疾，夏时有痒疥疾，秋时有疟寒疾，冬时有嗽上气疾。"而且人们也逐渐认识到不同的气候会引起不同的疾病。疾病与时间的关系已经成为医药学实践关心的内容。

在疾病的治疗方面，虽然人们很早就开始用"汤液"、"醪醴"等治疗疾病，但这些可以食用的东西对于疾病的疗效并非十分明显，到了春秋时期，出现了专门治疗疾病的药物，但这些药很容易使人中毒，譬如

笔记栏

《礼记·曲礼》中记载:"君有疾饮药,臣先尝之;亲有疾饮药,子先尝之。医不二世,不服其药。"这些都反映了当时医药文化的状况。

关于针砭出现的时间,学界尚未有明确看法,其中有"伏羲制九针"的传说,但考古学家在北京山顶洞人的遗址中发现了骨针,因此,有学者根据甲骨文中的记载分析出,殷商时代我国已经广泛采用了针砭的治疗方法。《山海经·东山经》中提到:"高氏之山……其下多箴石。"从春秋时期针灸技术所取得的进步来看,早在殷商时期人们就掌握了针砭治疗部分疾病的技术。

（五）早期对医药学活动的认识

早期对医药学活动的认识,促使从事医药学活动专职人员的出现,生产力水平低下的殷商时期国家祭祀巫术盛行,巫医自生,周朝灭商取天下认定并非祭祀可以保国,苍天保佑有德之族,以德配天思想应运而生,医药学开始摆脱巫术束缚走向理性化发展。

在生产力水平低下的奴隶社会,对生命的专业维护需求,促成了"巫医"的出现。殷商时期甲骨文"疾小臣"是中国关于最早专职医生的记载,纳入了宫廷官臣之位。殷商时期"国之大事,在祀与戎",祭祀与战争是殷商时期的国家主流文化,即便是医学也必定打下巫的烙印。早期"毉"的繁写体也可见医巫不分的现象。"巫"字上一横为天,下一横为地,天地之中竖立起通天神器,两侧是扶着通天神器职业人的象形表达。巫医是一个既能交通天地,又兼及医药,双重身份而更专门于医药的人物。这个时代是生产力水平低下时期的必然与不可超越的状态。

周朝社会,《周礼》载周代专设太宰、太宗、太卜、太祝、太史、太士等官职。其中太宗、太卜、太祝、太士等四个官职均与宗庙、祭祀、占筮、神职相关,国家风尚仍与殷商文化相承。但是,《周礼》同时记载宫廷医学分食医、疾医、疡医、兽医等四科,并建立了医政管理组织与四科医生体系,还有医疗活动考核等级与制度,以及文案记载等。说明医药学与宗庙、祭祀、占筮、敬神文化已经截然划分,医巫分家成为明显趋势,为医药学科摆脱巫术影响,走向成熟奠定了基础。

早在远古时期,我们的祖先在与大自然及疾病的长期斗争中,探索出最初的医疗保健活动,并随着生产力特别是生产工具的发展而不断改进,原始社会的人们实施了一些可以治病的药物,初步掌握了一些诊疗方法。随着中国进入奴隶社会,占卜术盛行一时,医药活动被笼罩着迷信色彩,但在青铜器普遍应用后,随着生产力的发展,古代医学逐渐摆脱巫术,出现了早期的病名、病因学说以及疾病的诊断、治疗方法,殷商时期艾灸、针刺、药物、按摩等治疗方法和周代望诊、闻诊、脉诊的出现标志着中医诊断的出现。此外,最早的医事制度和专职医生也在奴隶社会后期产生。由此可见,我国医药文化在原始社会和奴隶社会的洗礼中逐渐产生,正在朝着完备的医药体系不断发展。

二、秦汉时期——中医药文化的奠基阶段

中华传统文化,在经历春秋战国诸子百家争鸣,最终形成以老子道德文化为本体,以儒家、庄子、墨子的思想、道家文化为主体的多元文化融通、和谐包容的实体。两汉一代在秦始皇统一中国奠定民族统一的社会基础上,汉承秦制、发扬光大,最终形成以儒学文化为主体,融入百家学说的汉文化思想体系(秦始皇虽然完成统一大业,然而仅仅统治中国十五年)。诸子百家文化思想大讨论形成中华民族文化"轴心期",不仅影响中华民族思维,同时促进生命文化进步,形成社会思想文化与生命文化相互促进、相互渗透的局面。中医药学奠基之作《黄帝内经》就是此期的产物,标志着中医药学已经摆脱巫术影响,奠定了文化与理论基础。

（一）先秦诸子百家与汉民族哲学思想

先秦诸子百家与汉民族哲学思想,是在先秦时期经过诸子百家"九流十家"不断争鸣、融合,伴随着中华民族统一与两汉一代崛起所形成的汉文化思想体系,直接影响到中医药思想文化的形成与发展。

"九流十家",是先秦至汉初学术思想派别的总称。西汉学者刘歆作《七略》,其中《诸子略》将其诸子学派分为十家,即:儒家、道家、墨家、法家、纵横家、杂家、名家、阴阳家、农家、小说家。其中"小说家",《汉书·艺文志》云:"小说家者流,盖出于稗官。街谈巷语,道听途说者之所造也。"孔子认为"虽小道,必有可观者焉。致远恐泥,是以君子弗为。"虽然民间技巧有值赞赏之处,然而传播有难度,被认为非君子所为而不入流。因此,虽有十家,只有九个流派。管子、老子、孔子、庄子、墨子、孟子、荀子等九个流派诸子,在先秦形成的"百家争鸣"是汉民族哲学思想形成与奠基阶段,对后世天文、数学、医学、农耕等领域产生

笔记栏

的影响，至今犹存。正如德国哲学家雅斯贝斯1949年在《历史的起源与目标》所提出“轴心时代”理论指出：“直至今日，人类一直靠轴心期所产生、思考和创造的一切而生存。每一次新的飞跃都回顾这一时期，并被它重燃火焰。”先秦诸子百家争鸣正是中国文化形成的“轴心期”，后世的学科文化都离不开此阶段的思想文化影响，中医药学也不例外。此期中华民族的宇宙观、人生观、价值观、“道”思维、“和”文化、汉民族生命观等都对中医药学发生巨大影响与相互渗透。中医药学是民族文化的重要组成部分与“道器并重”的载体，中医药思想文化就是先秦哲学思想在医药学实践中的思维运用。

（二）文化大融合的秦文化

秦始皇统一中国前，列国纷争，思想文化百家齐放。随着秦政权建立完成了中国历史上第一次立足于多元文化基础上的文化大融合与统一。而两汉一代的崛起最终为中华民族奠定了汉文化基础，形成了以汉字诞生地为中心的融合周边国家与民族的“汉文化圈”。

秦人因始祖伯益辅助大禹治水有功，帝舜赐“嬴”姓。秦文化的根源乃嬴秦文化，又称秦氏文化。秦起源于东夷，原是周朝的一个诸侯国，但一直是商王朝的忠实同盟者，伴随商朝人常与北方游牧民族打交道，不可避免地吸收了北狄文化。既精于畜牧与狩猎（草原文化）更甚于农耕（农耕文明），同样善于经商（商业文明），早期的秦文化是东夷文化与商文化的综合体。周王灭商朝，参与暴动的秦人大部被强行迁徙至陇上为周王室养马，同时起到屏蔽西羌作用，导致秦人地位骤降。然而，正因为养马有功，周孝王分封秦谷（甘肃省天水市西南面）。秦始得“邑之秦”，秦国有了自身发展的根据地；秦襄公因护送周平王东迁洛阳有功，因此顺利跻身诸侯之列，享有关中，并接受关中的周文化。秦与楚、秦与晋的联姻，加强其同盟关系，很少发生战争，保证了自身发展空间，受到楚文化、三晋文化的影响，也就不足为怪。秦人将商朝文化、周朝文化、楚文化、北狄文化兼容并蓄，并为其崛起服务。多元融合也正是杂家形成而《吕氏春秋》颁布于秦国的真正原因。

然而，秦人与西羌打交道留下的习俗，仍被傲视天下的东方诸侯固视为“戎狄”被排挤于正统之外，难以平等会盟。正因如此，秦人也最少受中原文化约束，商鞅从政治到经济，从文化到民风的改革，在秦国变法也最为彻底。到秦王嬴政时期，形成以法家为核心、统一诸子百家学说的治国思想，为秦统一六国奠定坚实的理论基础，完成中国历史上第一次立足于多元文化基础上的文化大融合。这种以统一为目的，配合中央集权政体及其一系列巩固统一的措施，对统一的多民族封建帝国的建立，起了决定性作用。

虽然，秦文化的整合尚未完全成熟，实施的时间也过于短暂，没有更多时间来得及进行更趋合理适度的调整。但是，秦王嬴政时期的许多举措，如车同轨、书同文、币同制等与长城、兵马俑，包括下海寻仙、炼制丹药等，为生命不息文化所做的努力，至今依然是值得中华民族记忆的文化符号。多元融合、统一发展，成为中华民族主流趋势，多元文化基础上的文化大融合与统一，为后世汉民族奠定了大一统文化基础。在历史发展的长河中，民族团结和国家统一成为主流，更成为国家繁荣富强的重要基础。随着两汉一代崛起，大一统的汉文化基础带来了汉民族在天文学、数学、医学、农学、地理学、文学等各个领域的繁荣富强。汉朝使者出使西域标志着中国自此走向世界，强盛的大汉王朝，才有了汉族称呼，有了汉字、汉语、汉服、汉礼、汉乐等中国符号。以文化圈概念，至今形成汉字诞生地中国以及周边的台湾、香港、越南、朝鲜、琉球、新加坡、韩国、日本、马来西亚等国家和地区的“汉文化圈”。

（三）秦汉时期文化辉煌与中医药奠基

秦汉之际，中医药理论与文化在大一统的社会基础与汉社会的盛世影响之下得到了质的飞跃。

汉承秦制，但汉文化并非秦文化的照搬。汉初为避免“秦之苛暴”曾用黄老之学来取代法家的主导地位，“文景之治”休养生息，恢复了百姓与国家的元气。国家靠养、农作物靠养，与农耕文明协调的颐养思维得到充分体现。虽然，随着经济的复苏与繁荣，汉初的黄老之学已明显地无法适应社会发展的需要，但经济的复苏与繁荣让汉民族有了全社会颐养天年的物质能力。从公元前141年至公元前48年，由汉武帝刘彻，汉昭帝刘弗陵，汉宣帝刘病已长达90多年的汉政权时期，史称“武昭宣盛世，大汉经济最繁荣，政治最稳固，文化最昌盛，科技最发达，疆域最辽阔，综合国力世界第一。”

社会发展、文化繁荣，神仙信仰的社会影响在武昭宣时期发展到顶峰，养生、延年、成仙等等不再仅仅是帝王的追求，呈现出全民化趋势。之前文帝时期的马王堆汉墓展示的导引图、以养生、服食、吐纳、房中为主要内容的竹简，随后汉武帝较秦始皇有过之而无不及的求仙与封禅祭祀活动等等，让汉民族对生命不息的追求达到史无前例的空前程度。《汉书·艺文志》载：“汉兴改秦之败，大收篇籍，广开献书之路。”

笔记栏

《黄帝内经》等医药学著作有了盛世修典的机会，带动了生命文化的一次飞跃式发展。东汉《伤寒杂病论》、《神农本草经》、华佗的"五禽戏""麻沸散""漆叶青黏散"、董奉杏林春暖等生命文化继《黄帝内经》之后得以传承与延续，形成了中医药理论与文化理念及其临床辨证体系，为中医药发展奠定了坚实的基础，在临证运用中带来中医药的第二次飞跃。

春秋时期一些经典著作中含有大量医药文化的记载，如《诗经》、《山海经》、《礼记》、《周礼》等著作中古代疾病的病名和证候，列举了一些药物的功效和产地，古代医学从西周时期起就逐渐摆脱了巫术的羁绊，走上了独立发展的道路。到了秦汉之际，尤其是战国年代，封建社会在中国开始萌芽，奴隶主阶级所有制逐渐被新兴的地主阶级所有制代替，生产力得到进一步发展。医药领域取得了长足进步，产生了中医药理论奠基与临床理论及实践的两次飞跃。

1. 先秦两汉时期的医药学代表著作及其思想　《黄帝内经》是先秦时期最具代表性的医学著作，是我国现存较为全面阐述中医基本理论的巨著，是医巫的分水岭，促进了中医药学的第一次飞跃式发展。全书分《素问》和《灵枢》两部分，共 18 卷，162 篇，该书的具体成书年代尚难以考证，有的认为是春秋时期或战国时期，有的则认为秦汉之间、西汉时期等，这些观点分歧较大。然而《黄帝内经》并非黄帝本人或黄帝时期所著，是后人以黄帝冠名编撰而成，这是学界较为一致的观点。《黄帝内经》首次强调了医药学的整体观念，使得中医诊断通过观察人的外部特征就能了解脏腑的病变，为中医药学的发展奠定了重要基础。《黄帝内经》还强调阴阳平衡、邪正斗争等理论，认为在尚未得病时就要注重身体"正气"的培养，避免邪气的侵入，从而产生了最早的"治未病"理论。关于阴阳五行学说、藏象经络学说、病因病机学说等，《黄帝内经》中均进行了较为深入的探讨。这一时期产生的《难经》以解释和阐明《黄帝内经》为要旨，涉及了病理、生理、诊疗等方面，提出了 81 个问题进行深入讨论。而《神农本草经》的出现则标志着我国药物学著作的问世，亦是后人以神农冠名编撰而成。该书对于从战国至东汉时期的用药经验和药理知识进行了系统全面的总结，系统阐释了君、臣、佐、使的主次配伍原则。该书所记载的东汉以前的医药学家和民间的用药经验，直到今天仍然发挥着一定的指导作用，因此具有重要的学术价值。

2. 先秦两汉时期的医药学代表人物及其观点　扁鹊，战国时期最著名的医家，《战国策》、《韩非子》、《新语》等书中也对扁鹊的生平事迹有所记载，一说扁鹊姓秦，名越人，齐国卢邑（今山东济南）人，也有人认为扁鹊是渤海郡郑人。扁鹊出生于约公元前五世纪，曾追随医术高明的长桑君，学有所成，并常年在民间行医，足迹遍布列国并根据各列国喜好，术有专攻为小儿医、带下医等。因其精深的医术受到秦国太医令的嫉妒而被杀害。扁鹊在诊疗方式上精通望、闻、问、切，其脉诊和望诊达到了相当的高度，《史记》曾记载扁鹊见齐桓侯，并根据所观察到的气色状况，断定齐桓侯"有疾"，"不治将深"，虽多次提醒，但未被齐桓侯认可，最终齐桓侯抱病身亡。相传扁鹊医德高尚，虽医术高明，却从不炫耀。人们称颂扁鹊为"活死人"，意为能将死人医活，而扁鹊强调："越人非能生死人，此自当生者，越人能使之起耳。"扁鹊这种谦虚、严谨的作风为后人津津乐道，同时也表明当时社会对医学活动的认识，就是帮助病人利用自身生命力战胜疾病延缓衰老的过程。

淳于意，临淄（今山东淄博东北）人，是西汉初期的著名医家，因做过太仓长，故又被称为"太仓公"或"仓公"。曾多次为齐王、淄川王、济北王等诸侯治疗疾病，但却一生潦倒，司马迁在《史记・扁鹊仓公列传》中记载了他的生平及其《诊籍》中的 25 例病案。《诊籍》是淳于意治病时的病例记录，也是古代医案集的典范。不仅保存了汉代以前的一些医学资料，并且如实记录了淳于意治病的成败经验。淳于意十分重视脉诊，认为病人脉顺者可治，脉逆者不可治。《诊籍》中记载了淳于意对齐御史成的诊断，在为其脉诊后，淳于意判断其病极为严重，认为该病起于酒色过度，而且患有痈在肠胃之间，断定其在五日后发展为痈肿，八日后呕脓而死，果然被淳于意言中。同时也表明当时医家对生活方式与疾病关系的认识，酒色过度已经纳入疾病起因。

张仲景，南郡涅阳（今南阳）人，传说中曾举孝廉，并当过长沙太守。张仲景从小踏实好学，跟从同郡张伯祖学医，多年后，张仲景声名大振，成为中国医学史上杰出的临证医学家，被人们称为"医宗之圣"。著成《伤寒杂病论》奠定了临床辨证基础，记载方剂 263 首，完成了中医药理论到实践的过渡。之后，正值战事，该书不久便被散落各处，后经其弟子王叔和的整理才得以流传于世。张仲景医术高明，在各种文献中均有记载，譬如《何颙别传》、《甲乙经・序》中均有他对建安诗人王仲宣之病的诊断记载，"君有病，二十年后要落眉而死"，其后果不其然得以应验。张仲景医德高尚，在《伤寒杂病论・自序》中鄙视与批评"当

笔记栏

今居世之士，曾不留神医药，精究方术，上以疗君亲之疾，下以救贫贱之厄，中以保身长全，以养其生，但竞逐荣势，企踵权豪，孜孜汲汲，唯名利是务，崇饰其末，忽弃其本，华其外而悴其内。皮之不存。毛将安附焉？”体现的是医者仁心的责任与医者品德。

华佗，字元化，沛国（今安徽亳州）人。是东汉年间杰出的医学家，年轻时游学徐州，后长期在民间行医，足迹遍布皖、苏、鲁、豫等地，深为地方百姓爱戴。传说，华佗晚年时被曹操征召治疗头风病，华佗不愿作为其附庸侍医，数次拒绝为曹操诊病，最终为其所害。狱中的华佗临死前曾将所著医书交予狱吏，但狱吏未敢接受，华佗只能用火将医书焚烧，故而其著作未能传世。华佗精通内、外、妇、儿针灸等科，尤其在外科领域开创了新的领域，当华佗成功应用麻沸散对病人进行腹部外科手术时，世界其他国家的外科麻醉尚在摸索阶段。华佗对于养生之术尤为重视，《后汉书·华佗传》曾记载其对弟子说：“人体欲得劳动，但不当极耳。动摇则谷气得消，血脉流通，病不得生，譬如户枢，终不朽也。”华佗仿鹿、熊、虎、猿、鸟的动作创“五禽戏”，对养生功法的发展起到重要推动作用。

董奉，字君异，侯官（今福建长乐）人。少时治医学，医术高明，与南阳张机、谯郡华佗齐名，并称“建安三神医”。董奉对当时交州刺史吴士燮病危的急救与治愈病人不取钱财只需栽种杏树，日久郁然成林，为医界流传了“杏林”的别称。建安时期医德理论虽未成形，但医德实践已经成为大国医的行为体现。

三、秦汉以降——中医药文化的成熟阶段

中医药文化，经过先秦诸子百家大讨论与秦汉时期奠定的基础，在魏晋、南北朝时期中医药理论体系建立趋于完善；隋唐五代时期，中医药学在《黄帝内经》基础上深化发展，临证各科开始向专科化发展，世界医药学教育先驱、世界第一部药典、医药著作走向世界都在这一时期出现，标志着中医药学科与文化趋于成熟；宋金元时期，随着自然科学技术进步医药学也得到极大促进，尤其是金元四大家学术争鸣丰富了中国医药理论体系；明清时期，新的经济发展模式有力推动了社会进步，更加促进医药学发展，尤其是江南温病学派形成完成了中医药发展历程上第三次飞跃。

（一）魏晋南北朝时期临床分科发展趋势

三国、两晋、南北朝时期，佛教和道教在我国日渐流行，两汉时期的“独尊儒术”局面发生了一定变化，尤其因统治者基于维护社会安定的需要，在东晋以后儒、释、道三家均取得较快地发展，呈现出鼎立的局面。此期的医家思想受到儒、释、道各派的影响，具有鲜明的宗教烙印。三国、两晋、南北朝时期，著名医家辈出，所著医药作品繁多，就其影响力而言，王叔和、葛洪、皇甫谧等人的医家方论对后世影响颇为重要，医家著作中对于伤寒、瘟疫、内外科等方面有较大的成就。

主要代表人物及观点：

王叔和，名熙，西晋时期高平人（今山东境内），曾做过晋太医令，现存《伤寒论》与《金匮要略》即是由王叔和编辑成书。其对医药领域最大贡献莫过于撰写了《脉经》。《脉经》全面总结了历来的脉象诊断研究成果，并提出许多创见，被认为是中医脉象诊断学的奠基之作。王叔和在《脉经》中将前人描述的多种脉象概括为浮、芤、洪、滑、数、促、弦、紧、沉、伏、革、实、微、涩、细、软、弱、虚、散、缓、迟、结、代、动 24 种，书中准确描述了各种脉象的指感特征，并确立了各种脉象的指感标准，成为后世医家诊脉的重要规范。标志着在扁鹊望、闻、问、切诊疗方式与张仲景脉证结合的脏腑辨证基础上，脉诊趋向体系化，形成了中医脉象诊断学。

皇甫谧，字士安，三国、两晋、南北朝时期，安定郡朝那人（今甘肃境内）。其对医药领域最大贡献莫过于撰写了第一部针灸学专著《黄帝三部针灸甲乙经》，成为后世针灸学发展的理论基础。《晋书》记载，皇甫谧因患病，20 岁以后发奋学习医学，精通当时的医学理论并在针灸方面造诣深厚。但皇甫谧亦受到当时社会上流行的“服石”风气的影响，自己炼服五石散，导致身重剧毒，几成废人。诸多经历更加增强了皇甫谧在医学方面研究的信心。除了《黄帝三部针灸甲乙经》外，皇甫谧还著有《帝王世纪》、《玄晏春秋》、《列女》、《年历》等传。《黄帝三部针灸甲乙经》出现标志着中医经络学说与实践从上古砭石运用到《黄帝内经》经络理论形成，开始呈现专科化发展趋势，图文并茂的展示经络形象，为后期经络图示表达方法与针灸铜人的铸造打下基础。

笔记栏

葛洪，字稚川，自号抱朴子，世称小仙翁，丹阳句容人，是我国晋代著名思想家和科学家，一生著述颇多，医学著作有《抱朴子内外篇》、《服食方》、《玉函煎方》、《金匮药方》等。他继承了《黄帝内经》中关于治

未病的思想，重视预防医学，其著作《肘后备急方》中包括十余种预防瘴气、瘟毒等疾病的药房。对于古代的养生方法，明确"养生以不伤为本、积伤至尽则早亡"的思路，兼收并蓄，主张动静结合，两者不可偏废。认为气是人之本，提出"宝精爱气，最其急也"。葛洪，还有道教学者、著名炼丹家之称，世人用"葛洪炼丹"的典故，喻避世养生之意。

这一时期的医学发展呈现出来的重要特点是对医药学的各个方面进行系统总结，其中，阴阳五行学说得以确立，元气被划分为阳气和阴气，两者交流化生万物，使得中医学基本理论体系逐渐丰富。

（二）隋唐时期首创医学教育

隋唐时期，是经历了五胡乱华和南北朝漫长时期后的两个大一统皇朝。隋唐两朝在政治、军事、文化、经济、科技各个领域得到了前所未有的发展，迎来盛世中华走向世界的机遇。隋唐时期在治国政策上较为开明，影响了周边诸国向中国朝贡与学习。

隋、唐、五代时期，我国医学理论、医学教育、临证各科均取得较大发展，尤为突出的是统治者直接参与对医学事业的组织和协调，出台了许多促进医学发展的方针政策。唐代官方开办的太医署不仅成为政府的医药学人才库，同时使中医药学教育走在世界医药学教育的前列。唐朝官方编写的《新修本草》，这是政府颁布的第一部药典，同时也是世界上最早的药典。临证各科均有了较大发展，外科、妇科、儿科、伤科都已成长为独立的专科。此外，医药文化的国际交流非常活跃，我国不断有医书传至朝鲜、日本、印度、波斯、大食等国家和地区。主要代表人物及观点如下。

巢元方，隋朝京兆华阴(今陕西境内)人，大业年间被授予太医博士，后被任命为太医令。巢元方精通医学理论，特别是对病因病理研究颇深。公元 610 年奉朝廷之命主持编写了《诸病源候论》，全书共五十卷，分 67 门，1 720 论，是中国第一部论述疾病病因和证候的专书。对内、外、妇、儿、五官、皮肤等科疾病发生原因进行了深入剖析，其中，对于内科的论述最为详细。《诸病源候论》在病因学方面的记载除了根据《黄帝内经》的理论进行阐释外，还结合临床实践，突破了前人的局限，具有较大的创新。该书被后世作为从事医生的必读书籍，在国际上也有较大影响，朝鲜、日本均曾将其视作必读的医学经典。

孙思邈，京兆华原(今陕西境内)人，孙思邈在我国医学史上具有极为重要的地位，"大医精诚"这一思想就是他在《备急千金要方》中提出来的，全面论述了作为医生必须遵守的职业道德规范。其对唐朝以前的医学资料进行汇总研究，结合临床实践，旁征博引，集萃众长，撰写名著《备急千金要方》、《千金翼方》等，载方五千余首，千金二字凸显了孙思邈"生命至重有贵千金"的医德思维。81 首方公诸于世，将宫廷美容引向社会化，孙思邈在养生、伤寒、内伤杂病、方剂学、针灸等方面均卓有建树，发明"阿是穴"、创"同身寸"、创疾病分段研究未病、欲病、已病理论、创导尿术、创养生十三法等并身体力行活到百岁以上。

王焘，唐郿县(今陕西境内)人，王焘所著《外台秘要》是一部综合性医学巨著，内容涵盖各科，共 40 卷。该书对伤寒、内科、杂病、五官、外科、二阴、中恶、金疮、大风、丸散、妇科、幼科、乳石、明堂、灸法、虫兽伤等门类进行了深入研究，各门类研究之前冠以前人的医学理论，后载录诸家医方，因此，该书保存了我国唐代以前许多医家的成就，又提出了新的研究观点，具有极大的医学价值。

这一时期的医学发展呈现出来的重要特点是：一是在三国、两晋、南北朝时期医学基础理论丰富的基础上，对医学文献的整理编撰方面，有杨上善的《黄帝内经太素》，这是对《黄帝内经》较早的注释，也是对《黄帝内经》进行全面分类的开创之作。唐代中期的王冰，融合《素问》，撰写了《次注黄帝内经素问》，结合临床经验，阐释了对各种病症、方剂的观点，成为中医传世经典；二是在三国、两晋、南北朝时期对医药学的各个方面进行系统总结基础上，外科、妇科、儿科、伤科都已成长为独立的专科；三是政府直接协调卫生教育与事业发展与开放政策，伴随着盛世唐朝医药学取得医学教育与药典两个世界第一的成功，提供了医药学文化向周边诸国交流的机会。

（三）宋金元时期各科蓬勃发展学术争鸣

从宋代至元代共四百余年，这是我国封建社会由极盛转向衰落的阶段，期间，少数民族兴起，如契丹族、党项族、蒙古族等，纷纷建立政权，在战争与经济、文化往来中，与汉族实现了全方位交流，有利于促进统一的多民族国家的形成与巩固。这一时期我国科学技术继续快速发展，如科学家沈括提倡新历法，极为适合在农业生产中应用，其著作《梦溪笔谈》更是全面反映了当时各学科领域取得的成就。郭守敬的《授时历》确定一年的时间为 365.242 5 日，已达到相当精准的水平。著名纺织家王道婆对纺织工具进行改革，大大提升了劳动生产率。中国古代四大发明中的火药、指南针、活字印刷术等三项，均在这个时期

笔记栏

出现。正是在科学技术取得巨大成就的基础上，我国医药科学也获得了较大发展。

宋、金、元时期我国科学技术尤其是印刷术的发展，大大推动了医药文化的传播，宋代官方设立翰林医官院、安济坊、御药院、尚药局、福田院等医药机构，金元时期政府也设有太医院，且政府高度重视医学教育，伴随着印刷术普及推动医学文献的传播。这一时期对于《伤寒论》的研究颇为盛行，出现了大量关于该书的注解。在解剖学上出现了《欧希范五脏图》、《存真图》等，在诊断学上有《诊家枢要》、《脉诀》等名著，在病因学说上出现了陈言的“三因说”，在儿科、针灸等方面也著述颇丰。北宋政府铸成世界上第一具医学教具——天圣针灸铜人、官修《太平惠民和剂局方》、世界上第一部系统的法医学著作《洗冤集录》也在此期出现。可见，这一时期我国医学不断丰富发展，成为中医药学历史上的重要发展阶段。主要代表人物及观点如下。

唐慎微，字审元，宋代蜀州晋原（今四川崇庆）人，医术高超，尤擅长运用经方。他根据《嘉佑本草》、《本草图经》等著作，编写了《证类本草》32 卷，总结了北宋以前历代药物发展成果，全书内容丰富，收录 1 558种药，载有方论、药图等。唐慎微首创了方药对照的编写方法，自刊印后，官方多次对其进行增补，成为国家药典，并流传了 500 余年。

钱乙，字仲阳，宋代东平（今浙江杭州）人，是我国宋代著名的儿科医家。初先以《颅囟方》行医儿科，曾治愈皇亲国戚的小儿疾病，声誉卓著，被授予翰林医学士。曾任太医院丞，在多年的行医过程中，钱乙积累了丰富的临床经验，撰写的《小儿药证直诀》后人视之为儿科的经典，是我国现存的第一部儿科专著。第一次系统地总结了小儿的辨证施治法，使儿科自此发展成为独立的一门学科。

陈自明，字良甫，临川（今属江西）人，南宋医学家。三世业医，曾任建康府明、医书院医谕。因认为前代妇科诸书过于简略，曾遍行东南各地，访求医学文献。“采摭诸家之善，附以家传经验方”，他编撰了历史上最早的一部妇产科专著《妇人大全良方》24 卷，使妇产科自此发展成为独立的一门学科。

陈无择，名言，原籍宋青田鹤溪（今景宁县鹤溪镇）人。长期居住温州，行医济世，自《诸病源候论》问世后，陈言结合《黄帝内经》中“五志太过致病”的学说，在《金匮要略》三因论的基础上，著《三因极一病证方论》明确了病因分类方法。

危亦林，字达斋，祖籍抚州，后迁南丰（今江西南丰县），元代著名医学家。其出身于世医之家，自幼好学，弱冠而继承祖业，学有渊源，博览医经，深通医术，精通各科。“刻苦凡十稔”，他总结家族五世行医经验，著《世医得效方》首创“悬吊复位法”治疗脊柱骨折，开启骨科独立发展之路。

忽思慧，一译和斯辉，回回人，元代医家。被选充饮膳太医一职，利用元政府海纳天下奇珍膳食之便，编撰成《饮膳正要》一书，成为我国第一部古代营养学专著。

“金元四家”，是指刘完素、张从正、李杲、朱震亨四位医学家。他们有着不同的学术主张，大大推动了我国医学理论的发展。其中，刘完素以“火热论”著称，他长期研究火热致病，大力提倡“寒凉”的解决方案。张从正创立了“攻邪论”，强调以汗、吐、下三种方法治疗疾病，对于我国医学驱邪学说的发展起到推动作用。李杲作为张元素的学生，青出于蓝而胜于蓝，创立的“脾胃论”，强调升发的作用，在治疗疾病上重视温补脾胃，益气升阳。朱震亨看到当时社会上“嗜补之习盛行”，提出“阳有余而阴不足”，认为人的自然界的一些事物都以动为主，认为人一般情况下“动易而静难”，“凡动皆属火”，常常阳有余而阴不足，故而擅长使用大补阴丸等进行滋阴降火，被称为“滋阴派”的代表人物。

这一时期的医学发展呈现出来的重要特点是：伴随社会生产力水平提高尤其是北宋的盛世中国时期，针灸教具、和剂方书等得到政府的参与。医学各科在前期的基础上研究更加深入，尤其是伤寒论研究盛行，推动了学术争鸣，“金元四家”以其不同的学术主张形成了风格迥异的学术流派，促进了医学之间的学术交流，加之临床各科的蓬勃发展，对于中医理论的充实提高起到较大作用。

（四）明清时期温病学派与汇通思潮兴起

明清时期是中医辨治疫病的关键时期，疫病学确立阶段，温病学派蓬勃发展。郑和下西洋打开了中国的开放之门，开启了包括医学在内的中西文化主动交流。随后，清朝政府的主权丧失，列强侵入，伴随“西学东渐”西方文化与西方医学潮水般进入中国，医药学上形成了“中西汇通”思潮，但也带来对中医药文化的冲击与中医药行业的打击。

明代资本主义萌芽开始出现，江南的工商业空前繁荣，如景德镇的陶瓷业，佛山的铸铁业，苏州盛泽的丝织业，松江的棉织业等影响较大，在一些行业中出现了雇佣者和被雇佣者，这种新的经济发展模式有力推动了社会进步。科学技术在这一时期进一步发展，如造船和航海技术方面，郑和曾七次率领庞大的

笔记栏

船队远赴“西洋”，促进了包括医学在内的中西文化交流。科学技术、商业、手工业、哲学等方面的发展推动了医学的进步，明代的药物学、温病学、临证各科都取得了较大发展，各领域医学人才辈出。

吴有性，字又可，江苏吴县人，他生活的年代处于明代中后期，贫富分化严重，百姓生活极度贫困，连年发生瘟疫。吴有性面对当时发生的疫情，深感“守古法不合今病”，对温热性疾病进行了深入研究，经过理论和实践探索，著成《瘟疫论》，创立“戾气”学说，认为疫病是由“戾气”引起的，“夫瘟疫之病，非风、非寒、非暑、非湿”，提出传播途径源自“天受”的观点，表明中医对传染病的认识。虽然戾气“无形可求，无象可见”，但戾气是客观存在的物质，是通过口鼻侵入人体的，人体感染戾气后，是否致病源于戾气的量、毒性及人体的抵抗力，提出了“客邪贵乎早逐”的治疗疫病基本原则。

由于金元时期刘河间的“主火论”，朱震亨的“相火论”相继问世，对当时盛行的滥用温燥辛热的弊病进行了纠正。但自此以后，后世不善学者，往往不察证候之标本，不究寒热虚实便进行寒凉攻伐，贻害与人，造成了滥用寒苦之剂的新时弊。可见，当时的临床医学从一个极端滑向另一个极端，陷入了极为片面、狭隘的境地。此时，各种理论纷争相当激烈，尤其是张景岳从理论上对此进行抨击，他的“大宝论”、“君火相火论”等向当时的寒凉时弊发起了挑战。在疾病治疗方面，张景岳强调在补其真阴的基础上，温养阳气，已达到“阴阳互济”的状态，从而进一步发展完善了温补之法。

明代医学的重要特点是产生了多种意义重大的医学创造和发明，《本草纲目》成为世界自然科学与医药学的巨著，吴有性的《瘟疫论》对于传染病病因学的研究十分深入，引发了后世对温热性疾病的研究增多，为温病学形成打下基础。临证各科在明代均有所发展，尤其是从晋代葛洪记载天花临证表现、唐代孙思邈用天花患者口疮中的脓液进行人工免疫、到以后康熙大力推广人痘接种术预防天花，引起世界的瞩目与周边国家的学习。同时中医望诊、问诊、脉诊内容不断充实，辨证纲领逐步完善。在内伤杂病方面的论治也颇有建树，如虚劳、中风、血证等病证，在理论和临床方药运用方面日益完善。可见，明代在我国医学史上，是医学理论和临床实践日趋系统和全面的时期。

清代，医学学术在临床医学方面进步很大，清代医学对《内经》、《难经》、《神农本草经》、《伤寒论》、《金匮要略》等中医经典理论进行了进一步丰富和发展，许多医家提出了自己的观点。特别是温病学术趋于鼎盛，成就了温病学派。到了晚清，由于外来医学的输入，尤其是鸦片战争后，西方开始派出大量传道士和医生来到中国，1840年后的半个世纪的时间里，全国建立教会医院166所，诊所241所，许多城市开设医学堂，吸引留学生赴西洋学医，从而中西医汇通的思潮日渐显现。

江南医家叶桂、吴鞠通、薛生白、王孟英、戴天章等人继承了前人治疗热性病经验，通过大量临床实践总结了防治热性病和疫病的经验，叶桂著《温热论》、吴鞠通著《温病条辨》、薛生白著《湿热病篇》、王孟英《温热经纬》、戴天章著《广瘟疫论》，又名《广温热论》等在江南一带形成“温病四大家”，促使温病学派形成，成为温病学的奠基人，对后世医学产生极大影响。“温病四大家”，是指叶桂、吴鞠通、薛生白、王孟英四位医学家。他们有着不同的学术主张，大大推动了我国医学理论的发展。其中，叶桂创立了温病学卫气营血辨证。他的胃阴学说较有特点，其论治胃阴不足的方法，在医案中较为常见，认为胃气为本是《黄帝内经》的重要理论，治胃阴，用甘寒毓养，用“甘平或甘凉濡润以养胃阴”是津液来复而胃腑得以通降。叶桂还重视肝脏的生理和病理变化，论述了常见的“阳化内风”与肝脏的密切关系，“阳化内风”是指“身中阳气之动变”而导致“内风动越”的病理表现，即肝阳化风。各科病症都可能与此有关，因而发展了中医学的内风病机说；薛生白在温热性疾病上下功夫成就了《湿热病篇》系统和完整论述外感湿热病辨证治疗的专著；吴鞠通在叶桂论述了三焦所属脏腑病机变化及其治疗方法与薛生白倡导湿热三焦辨证基础上，创立温病学三焦辨证；王孟英专注“夏暑之际，天暑下逼，地湿上蒸，暑与湿最多相兼，人易感其气而病暑湿”王氏清暑益气汤等。温病学派在明清时期达鼎盛阶段，并在相当长的时期内，居世界科技领先的地位。

喻昌，字嘉言，江西人，其主要医学著作有《寓意草》、《尚论篇》、《医门法律》等，集中体现了他的医学思想，其中《寓意草》是以笔记文体写成的医案集，《尚论篇》是他对《伤寒论》的见解，《医门法律》是他对六气和杂病的理解。

笔记栏

傅山，字青主，陕西阳曲人，他精通脉理，重视民间的医疗经验，著有《傅青主女科》、《傅青主男科》、《傅青主儿科》等医书，其内容较通俗，方药较为实用。傅山主张学医要从经典入手，需要有经验的老中医指点，方能较快成才。

徐大椿，字灵胎，江苏吴江人，从事医学研究及临床50余年，他极力推崇《内经》、《难经》、《伤寒论》、

《神农本草经》等经典著作，贬低宋元之后的医学著作，他被称为清代医学评论家，其不少主张颇有见地，如反对归经学说和运气学说，反对滥用温补，主张治病求其本，每病必有主方、主药等。其著作《医学源流论》、《洄溪医案》等富含学术思想，丰富了医学理论体系。

从金元学术争鸣到明清温病学派形成，中医药学向专业细化方向发展，丰富与繁荣了中医药理论与文化，更加理智对待“医圣”，出现了学术争鸣名医大家辈出的局面，其中不乏具有较高学术影响的人物。

中西医汇通学派是受西方医学影响而出现的融合中、西两种医学的流派，出现在传统中医中药一统天下的格局被打破的时代。如早期毕拱辰、金正希等接受“记忆在脑”的学说，王宏翰认为西方水、风、火、土四元素说与中国五行学说相似，将其与中医的太极阴阳加以汇通，还以胎生学阐发命门学说。唐容川受当时日渐盛行的西洋医学影响，主张“好古而不迷信古人，博学而能取长舍短”。成为中国早期用西医解剖学解释中医科学性的代表人物。前期汇通学派是中国医学面对西方医学进入后的接纳态度，表现在对新兴事物的模仿与学习。清末民初医家张锡纯是我国医学史上一位捍卫与发扬中医学的杰出人物，生逢西医全面东渐，倡导“取西医之所长，以补中医之所短”、“合中西医融贯为一”，从生理到病理，从理论到临床，从诊断到用药，都进行了全面的衷中参西的尝试，著《医学衷中参西录》达到了极高的水平。这种主张中西沟通当以中医为主，吸取西说发扬中医的思想至今都有现实意义。

第二节　中医药文化发展趋势

近现代伴随着“西学东渐”开始，中医药几经波折，存废之争一直不休，文化冲击一直延续不断。最终她以几千年连续不断、客观存在的事实，以及与民族传统文化一脉相承的特色，越砺越坚，迎来中华民族文化伟大复兴“中国梦”所带来的发展机遇，正在东方传统文化哲学思想影响下走向未来。

一、近现代中医药的文化状况

随着近现代科学技术发展，西方医学与西方医学管理模式进入中国，传统的中医药文化遭到猛烈的冲击，知识界质疑中医药的科学性，中医学界围绕中医科学化这一问题进行了长期的争论。自1879年俞樾先生在《废医论》中首次明确建议废除中医开始，随后1931年北洋政府将中医教育“漏列”与1929年国民政府“废止旧医”之举，加之抗日战争期间被边缘化的状态，严重影响中医药事业发展。中医废存之争、科学化之争延续至今。中医药发展文化取向呈现出“回归传统中医”、“中西医结合”和“中医现代化”三个主要流派。

（一）中医药在抗争中前行

1835～1911年间，鸦片战争后伴随着“西学东渐”，西方传教士办教会医院，清政府在缺乏近代文化资源的情况下的实用主义态度，采取支持和利用教会医疗事业，客观上放弃对医疗卫生方面的国家权利，也使西方教会医疗事业成为中国半殖民地化的产物，教会医院为中国的医药卫生事业打上了殖民主义的烙印。

1. 西方医学卫生机构文化进入　18世纪后，西方医学开始大规模传入我国，西方教会医院遍地开花，西方医学文化在我国得以迅速扩张，西式诊所和医院的设立、西医院校的设立，成为列强实施侵华活动的重要工具与文化传播的基地。19世纪中叶，随着一系列不平等条约的签订，中国被迫开放了大量通商口岸，传教士在中国最早建立的教会医院是1828年澳门的眼科诊所和广州的伯驾医院，伯驾医院后改称博济医院，历时121年，存在至1949年，是时间最久的教会医院。最早的教会医学校建于1866年的博济医学校，孙中山先生曾在此就读。至1848年广州、厦门、福州、宁波、上海5个通商口岸全部设立了教会医院或诊所。20世纪教会医院在中国发展迅速，总体而言，西医院校在进入20世纪后取得了跨越式的发展，特别是1901年《辛丑条约》签订后，教会医学校快速增加，至1915年，西医院校已多达23所，护士学校36所。其中不乏著名院校，如1906年由英国圣公会、伦敦教会等机构联合创办的北京协和医学校，后改为协和医学院，被公认为当时全国最大的教会医学校。

毫无疑问，西方医学院校和医院的设立形成了特有的教会医院文化。一方面是帝国主义列强侵略中国的基地与必要工具，同时，另一方面一些医院收治了大量中国病人，培养了一些医药技术人员，客观上对我国人民的生命健康起到积极作用。这个过程中西方医药学被国民自然接纳，中医药学则自然萎缩。

笔记栏

清末民国初年，医院的概念已深入人心，中医界学习西方医药学的医疗形式开始试图创设中医医院。而最早设立的中医医院即1870年设立香港东华医院，该医院以中医为主，同时承担殓葬等社会责任。1871年澳门成立了镜湖医院，1899年成立的广州城西方便所，这些都是以中医为主的医院，但同时也承担慈善机构的部分职能。在西方卫生机构医院文化影响下中国的医院雏形已经形成，中国新兴的医院文化初见端倪。

进入20世纪后，全国各地陆续出现了公立性的中医医院，如设立于1900年，位于山东省的中西医院，分设中医和西医两部，清末新政后，于京师设立了内城官医院和外城官医院，分别由内外城巡警总厅进行管理，成为全国最重要的管理医院，该医院在医疗方面中西医并重，由于起初西医医生较少，该医院一度被认为是一所官办中医医院。就总体而言，这一时期的官方对于中医和西医基本一视同仁，虽未形成规范化的医院管理制度，但官办医院多持有中西医共同发展的态度。

2. 中医卫生机构的艰难发展　中医药文化在近现代发展中面临的问题，主要是外来西方医药学文化的冲击与国内质疑中医药科学性及其废止、取缔中医药的文化浪潮。主要表现在西方医学卫生机构文化进入与中医药事业顽强生存。中医药事业在且争且行中发展至今，中医药文化在发展中延续至今。

西方医学文化在中国的快速发展引起了中医药界的高度重视，面对西方医学的传入，中国传统医学文化与之发生了激烈的碰撞。其中全盘西化的理论思潮一度占据强势，典型事件莫过于北洋政府教育体系只提倡西方医学，有意漏列“中医”与国民政府“废止旧医”的事件。1912年北洋政府以中西医“致难兼采”为由，颁布新学制及各类学校条例，有意“漏列”中医药专业而只提倡医学专门学校（西医）。史无前例从政府层面无视中国传统医学的存在，推行西洋医学，有意把中医药完全排斥在医学教育系统之外，制造近代史上著名的“教育系统漏列中医案”。官立中医医院更无从谈起，当时激起中医药的强烈抗议，较为突出的事件是由神州医药总会等机构组织的“医药救亡请愿团”，该请愿团向政府提出的其中一个要求是“开设医院以资实验”，虽然请愿无果而终，但社会各界一直在努力兴办中医院校。至1915年国民政府期间丁甘仁成功设立的上海中医学校，并多次上书请求设立附属医院，受到教育部嘉许得以获批。其后国民政府伴随“新文化运动”开始了将中医纳入“旧文化”、“旧医”之列进行废除。1929年2月，国民政府召开第一届中央卫生委员会议，通过了曾留学日本学习西医的余云岫等提出的“废止旧医（中医）以扫除医药卫生之障碍案”，另拟“请明令废止旧医学校案”呈教育部，并规定了6项消灭中医的具体办法。依照此提案，中医基本上将被彻底消灭，消息一出，全国中医界群情激愤，3月17日于上海召开了全国医药团体代表大会，大会由来自全国各地的132个团体，262位代表参加，共同商议对策，大会组织赴京请愿团，迫于舆论压力，南京政府不得不暂缓执行“废止中医案”，从此3月17日被定为中医中药团结斗争纪念日，史称“国医节”。

当时，国民政府卫生部公布《管理医院规则》，认为“凡以治疗为目的设置病床收容病人者为医院”，要求所有医院进行登记，但中医医院被排除在外，认为没有设立中医医院的必要，并将当时上海市制定的《管理中医院暂行规则及注册规则》中的中医医院改为中医医室，这一明显带有歧视色彩的做法再次遭到抗议。直到抗战期间，适逢国民党内部派系斗争中同情中医的某些政要掌权，中医最终才争取到“医院”的权利。1944年，国民政府在重庆成立了首个国立中医医院——陪都中医院。重庆解放后，该院于1950年1月由重庆市军事管制委员会派军代表接管。

虽然中医药界一直为中西方医学不同的境遇抗争，但从北洋政府1921年到国民政府再加上抗日战争国破家亡“皮之不存、毛将安附”的遭遇，至1949年中华人民共和国建立，38年间，从政府层面采取种种消灭中医的政策，直到中华人民共和国成立前夕全国没有一所公立中医院校，散居在各地的约50万中医，绝大部分已无法继续开业。更谈不上学术研究，中医书籍出版尤其困难。中药生产听其自生自灭，质量得不到保障，药店纷纷倒闭。

（二）中西医的结合与矛盾

西方医学伴随国门洞开以教会医院形式进入中国并延续至今，一度引起中西汇通学派的困惑，再加上北洋政府与国民政府的态度，中西医的结合与矛盾成为了一直延续至今的话题。早在1931年，毛泽东就曾在延安《讲堂录》笔记中写道：“医道中西，各有所长……李鼎铭说：中西医各有所长，只有团结起来才能取得进步。”中医药在抗日战争与革命根据地井冈山被敌人封锁围剿中的缺医少药情况下仍然顽强做出了贡献。边缘化中医药的状态客观存在，三四十年代卫生部门官员薛笃弼称其为“被边缘化的中医和主流化的西医分歧”，建国初期，卫生管理部门仍然存在边缘化中医药行为。1949年9月第一届卫生行政会议中确定了全国卫生工作四大方针：面向工农兵、预防为主、团结中西医、卫生工作与群众运动相

笔记栏

结合。毛泽东的一系列讲话和批示，为中医药学的发展指明了方向，以后几代领导人一直秉承这一方针政策。

中西医同时客观存在，关于西医与中医的争论、处理中西方医学矛盾是个长期的话题。中华人民共和国成立后，中央政府实施了正确的中医政策，中医药事业发展的春天才真正到来。随着历史的前行，采用科学的眼光审视中医，高度重视并发展中医是较为普遍的看法。

（三）中医药科学化的主张

以科学的态度对待中医、梳理中医，促进中医更好地发展。这在当时称为中医界的主流观点，主张以科学方式梳理中医的人士，认为中医与西医相比，在确切性和严格实证性上不占优势，因此需要利用近现代科学技术丰富研究中医的手段。譬如1934年“中央国医馆整理国医学术标准大纲”中就曾指出：“以我国固有之医药学说，择其不背于近世学理者，用科学方式解释之”，“其方术确有效者，而理欠明者，则采用近世学理以证明之”。

另如丁福保于1939年为《国药新声》题写发刊词时曾指出：“所谓科学化者非仅徒托空言，必求之实际。即医说必循生理、病理之正规，方剂须循理化学、生物学之原则……至少限度，吾新中医界在理论方面应接纳传染病学说、内分泌说、维他命说，在治疗方面应采取各种特效疗法。”1940年，时逸人撰文指出：中医应“学说系统化、科学化”，“经验集中化、实验化”，“药物生理化、化学化”等主张。然而受制于当时的历史条件，上述所提诸多观点很难实现其初衷。

此外，在中医学术界引起较大反响的一类观点认为，中医经验虽可贵，但理论不科学，其主要代表人物为谭次仲和陆渊雷。这种观点认为中医理论知识基本无可取之处，只不过其经验尚存价值，只用中医的治疗方法而不以西医的理论作指导，中医只能算作一门技术。譬如陆渊雷对于《黄帝内经》持基本否定态度，认为该书不仅不能作为入门课程，且不应作为正常科目，对于《伤寒论》中的病因说则全盘否定，认为应完全利用当时西医的细菌学说。近代中医科学化成为中医界热衷探讨的话题，然而实际上中医的经验是有效的，虽然其理论带有很强的传统色彩，但究竟怎样去梳理，取其精华、去其糟粕，这是一个仍待研究的问题。

（四）中医药文化发展取向

现代中医学术界对于中医发展流派通常划分为“回归传统中医”、“中西医结合”和“中医现代化”三个主要流派，三者从不同的角度研究和发展中医，并在相互碰撞中共同促进了中医药事业的发展。

1. 主张回归传统的“纯中医”　回归传统的中医流派主张全面继承中医的传统特色，严格遵照中医药学自身的发生、发展规律，保持中医药的基本特点。该流派认为中医学自身的特点决定了“继承”的重要性，并以一大批名老中医为代表，常常专注于中医古代文献的整理和研究，注重总结名老中医的经验，强调使用传统的治疗方法进行辨证论治，认为任何科学都是在前人的基础上向前发展的，中医更是如此。这一理论流派拥有大量名师，如任应秋教授五十余年，穷治医经，对整理和发扬中医传统精华做出了重要贡献。

就目前而言，回归传统的“纯中医”流派在继承中医学遗产方面成就较大，采用纯中医诊疗技术的人数众多，这对于保持中医药的特色至关重要，然而，继承虽然是基础，但并非主要目的，继承的目的更多的在于发展，对中医理论发扬光大。

2. 主张中医现代化，与西医相结合　在近代史上，当西医传入中国后，到西方国家留学的大批西医相继回国，西医逐渐完全控制了中国卫生行政管理权，国内医学院校毕业生大量涌入西医行列，社会舆论也倒向西医，中医药则长期被认为落后、伪科学。为了使中医实现西医所要求的“科学性”，中西医结合流派应运而生，这一流派的根本特点是通过研究，千方百计证明中医符合西医的理论和技术要求，中医也是科学的。较为极端的观点认为，西医的标准必然是科学的，只要中医能够被证明符合这些西医标准，那么中医也能成为先进的科学。中西医结合流派在寻求中医发展的新途径方面有着积极地作用，该流派多主张中医药吸收新知，借鉴西医中的优秀理论方法，以求得中医的发展，虽然在该流派中又存在不同主张，但多以肯定中医为前提。

然而，中西医结合流派的出发点虽好，但其结合的方法往往是用西医理论学说来解释中医的作用原理，因而在实际上沦为如何证明中医符合西医的要求，中医为什么不落后，甚至成为将中医与西医进行简单的对号入座，这就在本质上忽视了中医的整体性优势。在这种流派的影响下，国内出现了大量中西医

笔记栏

结合医院，在诊治过程中，一些医院由中医的望闻问切、辨证论治逐渐过渡到以西医的诊疗模式为主，诊断出疾病后，常常忽视阴阳虚实寒热表里之八纲辨证、三焦辨证、气血辨证、六经辨证等中医的精华内容。

可见中西医结合流派虽然为中医的发展创造出新的路径，但在实际操作中又难以运用现代科学充分论证中医的实质，是这一流派面临的棘手问题。

3. 主张从生命科学角度审视中医，推动中医走向现代化 在科学技术突飞猛进的今天，如何面对中医，成为备受瞩目的问题。中医现代化流派认为，在保持和发扬中医药所独具的特点和优势的同时，用现代科学的先进技术，特别是运用生命科学的理念和研究方法重新审视中医，给古老的中医学提供现代生命科学的依据，并用现代生命科学的知识来解释中医理论和技术，从而促进中医药事业的发展。

上述三种流派分别从不同角度探讨中医发展的道路，各具特点和优势，历史的发展告诉我们，中医发展缓慢在某些方面归因于过于注重本仅限学科内的研究，从而造成与现代自然科学相脱节，未能彻底吸收现代科学的精华提升中医自身的时代性。然而，中医各流派之间的争鸣对于中医自身的发展是有益的，不同流派之间思想的碰撞有利于丰富中医理论体系，有利于中医学术的发展，并使中医更好地适应人们对健康更高的要求。

二、中医药文化发展趋势

中医药文化发展趋势，在建国初期面对“西学东渐”在医药学上的文化影响与西方医院大量存在的客观事实、中华人民共和国政府制定了“团结新老中西医的政策”，由此确定了中华人民共和国中医药的地位；然而“文化大革命”再度造成了对中医药文化的冲击；改革开放以来随着全社会思想文化的“拨乱反正”中医药文化获得新生，伴随着伟大民族复兴的“中国梦”中医药文化迎来了共复兴、共梦想、共辉煌的新时期。

（一）建国初期中医药文化的发展

新中国成立后，在党中央的关怀下，中医药事业重新振作，确定中西医结合策略，我国中医药事业取得迅猛发展，从高等院校、医院、研究院以及个体行医各个方面得到了长足的进步。

1. 百废待兴与中西医结合策略 中华人民共和国成立之初，国家千疮百孔、百业待兴，在医药卫生领域，民众面临着看病难、缺医少药的困难局面。尽管西方医药学在中国已经取得了极大地发展，但当时全国从事西医工作的正式医生仅有2万余名，根本无法承担起4.5亿中国人的医疗卫生工作。而从事中医药工作者境况亦不乐观，之前由于受到汪伪政权和余云岫等民族虚无主义政策的影响，中医药工作者数量锐减，中医学术受到严重摧残，抢救中医药事业成了摆在新政府面前的重要任务之一。

以毛泽东为代表的党的第一代领导集体，高度重视中医药事业的发展。毛泽东在1949年9月接见出席全国卫生行政会议代表时指出：“必须很好地团结中医，提高技术，搞好中医工作，发挥中医力量，才能负担起几亿人口的艰巨的卫生工作任务。”鉴于当时卫生界西医与中医并存的局面，毛泽东在1950年为第一届全国卫生会议题词“团结新老中西各部分医药卫生工作人员，组成巩固的统一战线，为开展伟大的人民卫生工作而奋斗！”确定了中西医结合的卫生工作发展策略。1952年国家在卫生部医政局局内设立了管理中医的机构中医科，1954年卫生部设立了中医司，由卫生部副部长主管中医工作，同时还聘请了多位名老中医作为卫生部顾问。各省市区卫生厅（局）也相应设立了中医处，地市卫生局层面则设立了中医科，甚至有些县区卫生局设立了中医股。总之，建国初期，党中央的团结中西医与各项扶持中医的政策大大促进了中医药事业的恢复和发展，这充分体现在当时的中医教育和中医医院文化发展上。

2. 中医药教育文化的发展 1956年，国家以东、南、西、北地域划分各建一所中医类本科院校，北京、上海、广州、成都设立了全国首批中医学院，随后在全国各地成立了中等和高等中医院校。同时，在中西医结合思想指导下，一股在全国范围内学习中医的浪潮被掀起，大批西医院校将中医课程列为必修课，中医教育在近现代史上首次真正被纳入国家的教育系统，中医药教育也正式被纳入国家高等教育的轨道，这标志着中医药教育历史上的新纪元到来。

笔记栏

众多中医药教学机构创建初期条件较差，经费、师资、校舍、教材乃至管理人员都极为缺乏，在党的坚强领导下，各高校师生克服困难，在极为简陋的情况下坚持办学，并快速确立了中医学院的学制，制订了学校培养目标、教学大纲、专业设置等重要规范，各中医院校组织编写了相关教材，建立了稳定的教学、行政、后勤团队，这有利于当时教学秩序的确立。

高等中医院校从1956年创办以来，经历了从无到有，从小到大的发展过程，到1966年全国中医学院发展到21所，在校生达到10 155人，建设了一支2 327人的教师队伍，各中医院校开设有中医学、中药学、针灸推拿学等专业，并开办了各类进修班、研究班和西医学习中医班，在校人数达到1万余人。同时，全国范围内中医院校建立了一支2 300余人的教师团队，其中有专职教师1 200余人。中医学院附属医院有病床5 657张，此外还有一大批供学生教学实习用的医院，从1956年起的10年间，各高等中医院校为国家培养了约7 100余名本科高级中医药人才。还有两千余名西医学习中医的高级医师。可见，中医药高等教育在教学、师资等方面已初步形成了独具中医文化特色的高等教育体系。

3. 中医药卫生机构的发展　建国以后，党和国家十分重视发展中医药卫生事业，并确立了“团结中西医、继承发扬祖国医药学”的指导理念，从20世纪50年代初期开始，中医药从业人员先后由分散的个体组向联合诊所转变，随后又兴办起中医门诊部和中医医院，当时的中医医院分为全民和集体两种所有制形式。设立中医医院，受益最大的当属人民群众，因而得到广泛的支持和拥护，截至1960年，全国中医医院数量已达330所，中医院的病床数量更是多达14 199张。到了六十年代初期，国家卫生部门根据中央提出的“调整、巩固、充实、提高”的总方针，对全国卫生机构进行了必要整顿，其中包括对一些中医医院的撤并，但后来随着我国经济的发展，中医医院的数量进一步增加。

1954年，随着卫生部成立中医司，国家中医工作逐渐由部长级领导来主管，全国各地也成立了相应的中医行政机构，全国工商业改造结束后，中医药领域出现了数万个联合诊所，并产生了一大批全民和集体所有的中医医院。同时，各级综合性医院纷纷设立中医科，国家相关部门将全国28万余分散在社会上的中医药从业人员进行了组织安排，从而在根本上改变了中医药不能进医院的问题。

中医医院、诊所、综合性医院中医科成为中医药事业发展的重要基地，中医药从业人员得到政府的肯定与补充。在此基础上，国家创办了一批直属于卫生部或省卫生厅的中医医院，如中国中医研究院附属广安门医院、西苑医院、上海中医学院附属曙光医院、龙华医院、北京中医学院附属东直门医院、广州中医学院附属医院、北京市中医院、江苏省中医院等，上述医院无论在门诊量还是科研实力上均称为中医医院的骨干力量，大量中医医院的设立为中医药事业的发展打下了良好的基础。

（二）“文革”时期中医药文化的发展

“文革”期间中医药事业处于低潮时期，正当我国中医药教育、医疗、科研等工作在国家中医政策指引下健康发展时，中国发生了“文化大革命”。中医被列为封建迷信的“四旧”文化之列，医院被撤销、学校被停招、队伍被拆散。中医药事业遭到严重摧残，中医药文化受到严重冲击。

1. 医院机构被撤销与人员萎缩带来的文化冲击　“文革”期间，许多中医机构被撤销，中医医院有三分之二被撤销，数量由当时的330多所减少至129所，尤其是大批集体所有制的中医医院所受打击更为严重，医院从业人员被下放，设备、房屋、资金被分光，从业人员数量减少了约三分之一。所剩无几的中医医院由于受到人员结构变化和“左”的思想干扰，其办院方向也基本上偏离正轨。

2. 医学院校被停课与师资萎缩带来的文化冲击　“文革”期间，许多中医院校的中医师资队伍被人为拆散，大量中医学术界权威和中医药教师惨遭迫害，有的被迫离开教师队伍，中医药事业面临着“后继无人”“后继乏术”的困难局面。在中断了多年的教学活动后，虽然1977年再次进行招生，但中医院校大多伤痕累累，短时间难以恢复到原来的样子，学校的设备、图书、校舍等也难以迅速得到补充，造成中医药的极大损失。

（三）改革开放以来的中医药文化发展

党的十一届三中全会以后，党中央在各领域进行“拨乱反正”，再次重申了党的中医政策，在教育部门、卫生部门对“左”的思想加以肃清后，中医药从管理地位、医药学教育、卫生事业取得恢复性发展。

1. 中医药管理机构独立　1986年7月20日国务院下达的《关于成立国家中医管理机构的通知》，1986年12月20日，国家中医管理局正式对外办公。国家中医药管理局，从卫生部中医司独立出来，自成立以来，成为迄今为止全国中医药名义上的最高行政管理机构。随后各地成立了省市级中医药管理局，从组织机构建设上进行完善，取得新的进步。

2. 中医药教育文化再次发展　到1985年底全国高等中医院校发展到25所，基本恢复到“文革”前的水平，同时在十余所西医院校中开设了中医和中药专业，此外还设立了一所内蒙古民族医学院，1985年高等中医教育在校生28 450人，是1957年在校生的27.9倍。其招生规模也在逐年扩大，达到了7 000

笔记栏

余人。在专业设置方面除了保持原有的专业外，还增设了骨伤、中医古籍整理、中医管理等新专业，正是在这一时期，中医院校培养了我国第一批中医药医学硕士，1982 年以后，更有一批学科和专业被批准招收博士研究生。如今，我国中医药高等教育已经形成了一整套具有中医药特色的教育体系，具备了大专、本科、硕士、博士和博士后的人才培养链。值得一提的是，1986 年国务院批准建立了国家中医管理局，并由卫生部副部长兼任该局局长，这使得中医工作有了相对独立的地位，也为中医药高等教育事业的发展及振兴创造了更为有利的条件。

中华人民共和国成立以来，中医院校逐步形成了具有中医特色的学科群和课程体系，建立了一支具有相当水平的专业教师队伍，教学方法和手段也不断更新，中医药高等教育已经形成了较为成熟的办学体系，并成为我国高等教育的重要组成部分，中医药高等教育取得长足的发展。据国家中医药管理局的统计，截至 2012 年，我国现有 45 所高等中医药院校，分别为大学 15 所，学院 10 所，独立学院 9 所，高等专科学校 9 所，高等职业学校 1 所，分校、大专班 1 所，全国高等中医药院校在校人数(含研究生、本科、专科)已突破 52 万人。当前，全国大多数省市均拥有独立建制的中医药类高校，这在培养运用祖国传统医药技术和提高人民健康水平上具有重要的意义。

自从 20 世纪 50 年代新中国中医高等教育开始设立以来，经历了一个极为曲折的发展道路，经历过三次修改教学计划和教学大纲，各中医院校先后五次编订和修改了全国通用的教材，最终才形成较为完整的教育体系。各中医院校所培养的数万名高级中医药人才多数已成为我国中医药事业发展的骨干，然而面对新的国内外环境，中医药高等教育中仍存在一些棘手的问题。

“文革”以来由于“左”的思想尚未完全清除，各方对于中医药高等教育的重视程度尚未达到应有状态，近年来虽然各中医院校已得到一定发展，但仍存在规模过小、校舍不足、经费短缺、设备简陋、学生临床实习资源不足等问题，这些因素制约了中医院校的长远发展。此外，由于中医药高等教育的存在历史较短，各中医院校在教学、科研等方面还不够完善，一些专业设置、培养目标、课程安排等方面的问题依然突出。

此外，目前我国中医高等教育在很大程度上照搬了西医的教育模式，在此过程中也出现了一些违背中医教育规律的现象，譬如规范化的教学培养往往造就一批流水线式生产出来的缺乏个性特点和专业特长的中医学生，甚至有可能导致学生重中医药理论，轻中医药实践。在当前中医高等教育过程中，规模化培养学生日益明显，教师对于单个学生的关注度日益降低，临床教学效果难以确保实现，同时由于对专业知识的强化，中国传统文化和跨学科的知识缺乏，从而进一步造成中医类大学生知识面偏窄，文化底蕴不足，继承和创新能力不够等问题。

尤其需要强调指出的是，近百年来，随着我国传统文化遭到批判、摧残，传统的人文教育始终没能得到足够的加强，这同样表现在中医药高等教育中，人文教育弱化，关于科学的教育常常被割裂在人文教育之外，这在深层次上严重地影响了中医学的发展。当前，科学技术高度发达，专业分工日益显著，中医药学与其他学科之间的交叉融合越来越普遍，但中医药高等教育仅仅固守单科教育模式，这不仅阻碍了各学科的交融，更使中医药高等教育面临严峻的挑战。因此，中医药高等教育是否应当把这种单科性、封闭性强的办学模式保持下去，这仍是一个亟待商榷的问题。

3. 中医药卫生事业大发展　1978 年，中共中央 56 号文件的下发在全国范围内掀起了振兴中医的浪潮，国家每年增拨一亿元专款用于发展中医药事业。1980 年，卫生部召开全国中医、中西医结合工作会议，做出重要决定：“要有计划、有重点地建设和加强一批中医医院”。此后，全国各地积极响应中央号召，对中医医院的建设进行资金上的支持和政策上的保证，这使中医医院得到了迅速恢复和发展，20 世纪 80 年代全国的中医医院数量从 1976 年的 171 所猛增至 2 000 余所，几乎达到了县县都有中医医院的状态，全国中医医院工作出现了大好形势。

然而随着中医医院数量的过快增加，中医药事业也出现不少问题，譬如社会上对于中医医院办院方向一度不够明确，未能充分体现中医药特色，甚至在部分中医院的人员队伍构成中，中医药人员未能占据多数，在医院科室设置上也缺乏中医特色，在中医医院的管理上也基本上沿袭综合医院的管理体制，不少医院面临着规模小、经费少、基础弱的困难局面，这在一定程度上影响了中医医疗水平的发展。针对这一现象，1982 年 4 月召开的衡阳会议讨论制定出了《全国中医医院工作条例》，对中医医院的建设提出原则和要求，从而使之有规可依，更进一步促进了中医事业的大规模发展。国家原卫生部发出文件要求各地中医医院需保持中医特色，适应广大人民群众对于中医药卫生保健的需求。为此，中医医院需要在诊断、治疗、用药、科室构成等方面突出中医特点，在诊治病人过程中充分运用中医的理论体系，发掘中医药宝库中蕴含的丰富经验，在此基础上使用现代科学的技术方法，配备现代化的诊疗仪器，以便配合中医药治疗取得更好的效果。

1983年9月，国家卫生部又发出了《关于加强中医专科建设的意见》，各地中医医院陆续开设中医专科门诊或创办专科医院，当时较为知名的如中医研究院眼科医院和北京针灸骨伤学员附属医院等。随着改革开放的深入，为使中医医院建设朝着更为健康的方向发展，原卫生部和国家中医药管理局不断调整和改进中医医院的管理体制，并在20世纪90年代初先后召开两次全国中医医院分级管理工作会议，各中医医院根据不同区域的卫生服务要求，确立中医医院的相应级别，如对其设备、功能、人员配备、服务质量、发展规模等提出相应要求，使得中医医院的管理体制朝着科学化、现代化的方向转变。

此外，国家原卫生部门为加强示范中医医院的建设，制订了“杏林计划”，建设了一批省、市、县的示范医院，使这些中医医院的达到同级甲等甚至更高状态，从而使这些中医医院真正成为中医特色突出、疗效显著、人员合理、管理先进的示范医院。20世纪90年代中期，中医医院管理体制改革全面铺开，各地中医院按照标准化、规范化进行建设，不断提高中医院的综合服务效能，多所医院获得“示范中医医院”的证书。截止21世纪初，全国中医医院已发展到2 600余所，各地中医医院按照等级标准要求，不断加强和完善医院的内涵建设，发挥中医特色，努力提高医疗水平，全国中医医院事业的发展蒸蒸日上。

（四）伴随民族文化复兴的共辉煌

近年来中医药整体规模不断扩大，发展水平与服务能力逐步提高，初步形成了医疗、保健、科研、教育、产业、文化整体发展新格局，对经济社会发展贡献度明显提升。中医机构、床位、执业人数、诊疗人次、药厂及其总产值都有了大的发展与进步，在常见病、多发病、慢性病及疑难病、重大疾病防治中作用进一步彰显，并得到国际社会广泛认可，中医药事业蓬勃发展已经传播到183个国家地区。

中医药作为中华民族的瑰宝，蕴涵着丰富的哲学思想和人文精神，是我国文化软实力的重要体现。近年来，伴随着中华民族伟大复兴的“中国梦”，带来了中医药学发展的新机遇。国务院发布的《中医药健康服务发展规划（2015—2020年）的通知》与《中医药发展战略规划纲要（2016—2030年）》充分表明了中央高度重视和大力支持中医药的鲜明态度。中医药定位为“我国独特的卫生资源、潜力巨大的经济资源、具有原创优势的科技资源、优秀的文化资源和重要的生态资源”，涵盖中医医疗服务、中医养生保健、中医药继承与创新、中医药产业发展、中医药文化、中医药海外发展各个方面。强调“传承和弘扬中华优秀传统文化，迫切需要进一步普及和宣传中医药文化知识”应高度重视中医药文化建设，立足中医药文化资源优势，加大中医药文化知识普及与推广力度。

发展中医药事业关系中华民族文化传承、人民群众健康水平提高、绿色生态医药学建设、经济社会发展、一带一路背景下国际合作交流的国家战略。“十三五”规划收官之际，我们将迎来中国共产党成立一百周年、“中国梦”的第一个一百年，机遇与挑战并存，展示着未来中医药发展的前景。

笔记栏

第二章　中医药文化传统思维的渊源

导　学

本章主要讨论先秦时期关于宇宙与人类起源的天人思维、关于宇宙万物规范的道德思维、关于世间万物相处的中和思维、关于世间万物变与不变规律的易学思维、关于处理矛盾策略的兵法思维等，有助于我们理解中医药学的传统思维渊源，更好地把握传统文化思想对中医药学科发展的影响。本章学习目的在于了解先秦诸子百家文化思想对中国传统文化，尤其是对中医药文化的影响，掌握天人思维、道德思维、中和思维、易学思维、兵法思维的文化理论内涵与相关的价值观念，及其对中医药学的渗透作用。

中医药学是在民族文化影响下成长与成熟的学科，学科的文化超越不了民族的文化。先秦时期，诸子百家争鸣形成了民族传统文化的“轴心期”，奠定了中华民族文化的思想基础，后世几乎所有的学科文化都受到了这一时期思想文化的影响。“轴心期”阶段形成的关于宇宙与人类起源的“天人”思维、关于宇宙万物规范的“道德”思维、关于世间万物相处的“中和”思维、关于世间万物变与不变规律的“易学”思维、关于处理矛盾策略的“兵法”思维等，影响着中华民族的宇宙观、人生观、价值观、生命观等，对中医药学产生了巨大的影响。

第一节　“天　人”思　维

中华民族传统文化历来关注“天”、“人”、“天人”之间关系，注重人类本身与生存环境的研究。先秦时期关于宇宙与人类由来及其相互关系的讨论，促进了宇宙生命“与天合拍”思想的萌芽。

一、宇宙概念与人类起源

人类的出现，是地球生命发展史上的重大事件。人类对自身的起源与演化，以及所处的时空环境，均充满好奇。随着人类社会的发展与科技进步，驱动着人类努力追寻祖先的足迹，积极探索生存的时空环境。我国在殷墟出土的甲骨文中，已经有关于日食、月食和星辰的记载，这可能是世界上最早有文字可考的天文学资料，反映了中华先民对宇宙的关注趋向与程度。

（一）宇宙概念与模式

先秦战国时期已经有“四方上下曰宇，往古来今曰宙”的宇宙概念。《庄子·杂篇·庚桑楚》对宇宙定义为：“有实而无乎处者，宇也；有长而无本剽者，宙也”。即空间有实体而无边际，称“宇”；时间有长短而无起始，称“宙”。换言之宇宙即时空，空间为“宇”，时间为“宙”。天时影响下的地貌物象变化构成生命生存环境，无始无终的“天时”为易学表述为“天行健”，指的是天的变化是时间的变化，没有外动力而始终健运。无边无际的“地貌”为易学表述为“地势坤”，指的是大地的变化是在天时作用下的物貌变化，即是大地以万象更新的物貌呈现与展示上天时间的变化。

先秦宇宙、天地的观念，直接影响着对宇宙构成要素、宇宙模式的认识。关于宇宙模式，在古代天文学上曾有“盖天说”、“浑天说”、“宣夜说”等三种不同的学说。其中“盖天说”是中国古代最早的“天圆地方”宇宙结构学说，东汉《张衡浑仪注》的“浑天说”认为地球如鸡黄回旋浮动于“天球”（天体）之中，“宣夜说”是后期“盖天说”与“浑天说”结合的产物。中医药学奠基于战国至西汉时期，对其产生直接影响作用的是东汉以前的“天圆如张盖，地方如棋局”的“盖天说”。《黄帝内经》中“天覆地载”，即天如盖、地承载，

笔记栏

就是先秦“盖天说”在中医药学中产生影响的印证之一。

古人将天地未开辟以前的宇宙，想象为一团模糊的状态。西汉淮南王刘安《淮南子·诠言》解释为：“洞同天地，浑沌为朴。未造而为物，谓之太一。”“太一”亦“太极”，最早见于《易·系辞上》曰：“易有太极”。东汉王充《论衡·谈天》指出：“说《易》者曰：‘元气未分，浑沌为一’。”浑沌成为天地未分之前的“一”。道教将其称为“元气状态”。《易经》用“无极生太极，太极生两仪，两仪生四象，四象生八卦，八卦化万物”阐述宇宙与万物由来。集上古大成的医药学专著《黄帝内经》将太极所生阴阳两仪视为天体与万物由来的动力，在《素问》大论“阴阳应象”，将天之阳东升与地之水西降、左右逢源之势，比拟为：“左右者，阴阳之道路也”。秦汉时期先哲们对宇宙的结构、形态、功能、生命力都进行了较为清晰的阐释，从而对后世的思想文化产生深远影响，并且直接渗透、运用到中医药文化之中。

（二）人类起源与形神

先秦时期，诸子百家不仅关注宇宙中生命的起源，而且对人类自身的由来也非常关注。被誉为“法家先驱”代表的管子在《管子·内业》篇中提到：“凡人之生也，天出其精，地出其形，合此以为人。”老子在孔子问道时提及：“人生天地之间，乃与天地一体也。”《庄子·知北游》有“人生天地之间，如白驹过隙，忽然而已”的感叹，《墨子·兼爱下》也有相同的提法：“人之生乎地上之无几何也，譬之犹驷驰而过隙也。”诸子对生命由来的认识有着共同趋向，认为人类是天地产物。诸子百家的讨论影响着当时的哲学思维，西汉淮南王刘安在《淮南子·精神》篇解释为：“古未有大地之时，惟像无形，窈窈冥冥，有（阴阳）二神混生，经天营地…… 于是乃别为阴阳，离为八极；刚柔相成，万物乃形。烦（浊）气为虫，精气为人。”直接将人类解释为天地之精气所化生，而天地浊气则化生为动物。《素问·宝命全形论》指出：“人以天地之气生，四时之法成”；“人生于地，悬命于天，天地合气，命之曰人。”《灵枢·本神》指出：“天之在我者德也，地之在我者气也，德流气薄而生者也。”关于人类由来的诸多讨论，反映着民族思维的一致性，即天地合气为人，人为大自然天地的产物。

人有形，神相随。《荀子·天论》中明确：“天职既立，天功既成，形具而神生。”《灵枢》也有相似描述：“故生之来谓之精，两精相搏谓之神。随神往来者谓之魂，并精而出入者谓之魄。”强调了神随形生，即人有形体结构的同时，也有生命能力，确立了人体不仅是生命结构体、更是生命功能体的“形神俱备”观点。这种观点的直接影响就是：中医药学始终保持从形体修复与心神调适两个方面对人体进行管理。

人类起源于天地，天地精华化为人，天地浊气化为虫（动物）、形神合一等观点，是先秦时期的共同认识，是哲学思想与生命学科文化相互渗透的结果。三国时期盘古开天地的神话传说对天人一体化的描述，也是诸子百家生命文化讨论对后世影响的结果。先秦诸子不仅讨论治国安邦大计，也讨论宇宙、自然、生命，如先秦“杂家”代表作《吕氏春秋》是先秦讨论治国安邦的著作，全书160篇，其中就有许多篇章专门讨论养生。《黄帝内经》等医学著作主论养生修性，也谈治国安邦之道。如此促成了修身养性、齐家治国、安邦平天下并重，哲学思想文化与生命文化相互渗透、相互促进的局面。

二、观天察时与化成天下

宇宙运行以时空表达，人类活动以人文展示。人类所有活动都是发生在时空之下，因此人文与天文存在着客观密切联系，自然而然形成了中华民族天人合一的思想萌芽。

（一）人文与天时

大地万物变化都是在天时影响下发生，上天时间变化，大地物貌才会变化。上天寒暑往来、阴阳多少有变化，人间才有春夏秋冬气象万千，大地才有植物发芽、成长、成熟的变化。农业大国的农耕者，看自然在春天萌生、夏天养长、秋天收获、冬天储藏，才有春生、夏长、秋收、冬藏的规律总结。《易·贲卦·彖传》有言：“刚柔交错，天文也；文明以止，人文也。观乎天文，以察时变，观乎人文，以化成天下。”“刚柔交错”，是天体阳刚阴柔交流变化的天之象。观天时，是对大自然天体日月星辰活动轨迹的观测，以确定四时八节气候的周而复始变化；“文明以止”，是人类注重人事伦理道德的社会实践之象。观人文，是对人类社会活动思想轨迹的观测，以制定政策教化、统治百姓、治理国家。

“关乎天文”，是观察时间变化要素，“关乎人文”，是观察时间变化下教化人类的文明要素，这是中华民族关于人文最早的解释。其一，中华人文与天文相提并论，确立了人类活动离不开天时影响的思想；其

笔记栏

二，时变与教化相提并论，说明不同时间节点，就有不同的地理物貌影响人体不同的生存状态等，从而带来不同的人文活动举止。任何社会的人文都需要符合当前的社会情形，社会道德标准也随着不同时期的人类活动轨迹而变化。这种思维影响下的中国传统文化，形成了人文与天时密不可分的特点，同时也更注重人文活动的时效性。

（二）天人合一的文化萌芽

天是时间的变化，地是天时影响下的物貌展示，人是天地化生的万物之一。这种天人思维在《易经》"天、地、人"宇宙"三才"概念中展示，因此为中华民族在天地之中找到头顶上天、脚踏大地的定位，确定了人类生存于天地之间、任何人文活动离不开天文地貌的思路。

钻木取火，是受啄木鸟啄树起火启发；构木为巢，是受鸟做窝巢启发；结网捕鱼，是受蜘蛛织网启发；发明耒耜，是受野猪拱地启发……中华先民在大自然中学会生存。文字符号，是受大自然鸟行雪地纹路轨迹启发；音乐，是受天地声音和谐启发；图画，是师大自然造化，画像中所想；气象物候，是总结天气对大地物象样子的变化……中华人文都是向大自然学习的结果。人类活动离不开天体影响，与天合拍才能获取生存机会，这些经验积累促使中华民族"人与天合"思想文化的萌芽。

《易・系辞下》载："古者包牺氏之王天下也，仰则观象于天，俯则观法于地；观鸟兽之文与地之宜，近取诸身，远取诸物，于是始作八卦，以通神明之德，以类万物之情。"八卦的产生，表明远古时期的中华先民将注意力与观察力放在探究人与大自然的关系上，强调人与大自然之间紧密相连、不可分割。说明中华原文化一开始就是崇尚天地、崇尚自然的文化。八卦研究，至今仍有许多不解之谜，但其客观存在几千年，标志着面对浩渺的宇宙、未知的大自然，尚在萌芽状态的远古社会，中华先民就已经开始注重整体思维，"天人合一"的世界观正在逐渐形成，大大减少了人类面对大自然的盲目性行为。

（三）天人合一的文化贡献

中华先民在确立人文之初就敏锐地发现了问题的实质，自伏羲氏画八卦开始，"天人合一"思想就已处于萌芽状态，通过《易经》把无字天书用文字记载下来，将其发展传承。《易传・文言》曰："与天地合其德，与日月合其明，与四时合其序，与鬼神合其凶"。"合"有符合、合拍、合适、和合、吻合等意思。与天地自然规律合拍就是天道，有德行；与日月变化合拍就能采光，有明亮；与四时季节变化合拍就能生长化收藏，有次序；与冥冥之中鬼神合拍就是不吉祥，有凶险。正像《象辞传》所谓："顺乎天而应乎人"。《易经》的这种"天人合一"的宇宙思维模式，表明中华先民在思维方式上充分注重了从整体的角度去认识世界和把握世界，把人与自然看做是一个互相感应的有机整体。

中华先民直观感悟了"天人相应"是生存的法则，先秦诸子有关"天人相应"的讨论构建了"推天道以明人事"的思想体系。西汉的董仲舒上承先秦，下启魏晋予以明确，在《春秋繁露・阴阳义》指出："以类合之，天人一也"。同时在《春秋繁露・深察名号》中强调："天人之际，合而为一"确立了"天人合一"观念，并由此构建了中华传统文化的主体。后经宋代的理学家张载对"天人合一"的理念进一步阐释，直溯中华民族文化的源头，展示了中华民族人与自然和谐相处的生存智慧。"天人合一"的中华民族思维框架，经历上下五千年的历史考验，一脉相承、从不断代，发展至今，显示出强大的可持续发展能力。

宇宙中天与人之间存在固有规律，"天人合一"只是由中华先民发现、总结与遵守的法则。这是全人类的生存法则和社会活动规则，应该贡献于人类。国学大师钱穆在晚年著作《中国文化对人类未来可有的贡献》中"彻悟"天人合一观"实是整个中国传统文化思想之归宿处"，并"深信中国文化对世界人类未来求生存之贡献，主要亦即在此"，认为"此下世界文化之归结，恐必将以中国传统文化为宗主"，这"是中国文化对人类最大的贡献"。在中西文化冲撞及比较研究中，"天人合一"思想越来越凸显出解决现代科技发展与人类生存自然环境之间矛盾的优势。中国人心中的"天"是至高无上的自然之道，人类只是大自然中一员，所有行为都应该规范在尊重自然、维护自然、效法自然的前提下，才可能获得可持续发展的能力。"天人合一"把中华文化的力量深深熔铸在民族的生命力、创造力和凝聚力之中。

笔记栏

第二节　"道德"思维

"道"是事物客观规律，遵道、合道、守道即是"德"。先秦诸子讨论建立了"道"思维，明确了阴阳为道，树立起遵道有德的价值观念。

一、“道”思维建立与“德”文化

“道”，是中国哲学史中非常重要的范畴，老子作为道家学派的创始人，在中国思想史上第一次用“道”来说明世界万物产生的根源及其运动变化规律，提出了关于“道”的学说，开创了中国哲学发展的新阶段。

“道”即规律，独立不改，“德”是道的心理轨迹，“得道”即是“德”。

（一）“道”思维起源

“道”思维，首先受周朝文化影响。位居商朝诸侯国的周朝在灭商取得政权过程中《左传·文公四年》有记载：“诸侯敌王所忾，而献其功。”《尚书·武成》有记载：“前徒倒戈，攻于后以北。”“同仇”激起公愤和“反戈”矛头调转，说明周朝取代商朝是“得道”行为，成就了“同仇敌忾”与“反戈一击”两个著名的典故。《周易》针对商汤取代夏桀、周武王取代商纣王的行为，评价与总结为“汤（商汤）武（周武王）革命，顺乎天而应乎人。”周朝人从取得政权过程中认识到，并非像殷商人只敬重鬼神就可以得天下。合道、遵道、守道而为，则“天自佑之”，即符合天道的作为才能得到上天庇佑。“道”才是影响成败的关键，“得道多助、失道寡助”成为自周朝以来影响中华民族三千年来的价值观。

（二）“德”字的演绎

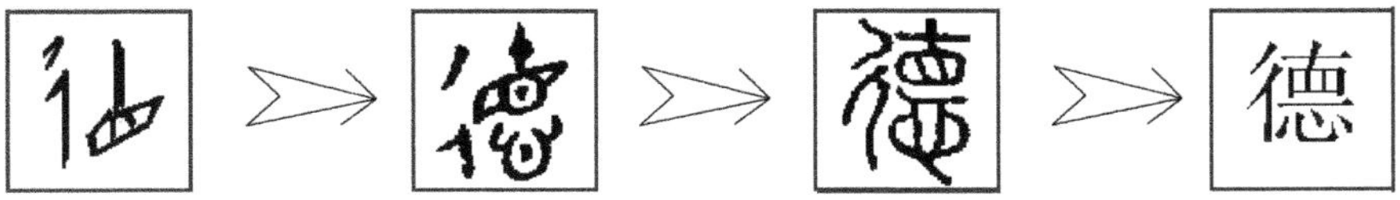

A 德字的甲骨文　B 德字的金文　C 德字的篆书　D 现行的德字

德 字 的 演 变 过 程 图

图 2-1　德字由甲骨文到现代字的演变

“德”字属于会意字，字形的演变寓示人们在进行评价时的侧重点的不同。在甲骨文中，“德”字的左边是表示道路，或行动的“彳”（chì）形符号，其右边是一只眼睛，眼睛之上是一条垂直线，表示目光直射，寓意“目不斜视”端正不受干扰。即行为端正，所谓“德以直表”，就是做事做人符合规律。所以中国人心中的“德”就是尊崇规律，合乎于“道”，就是“德”。在金文中“德”的会意内容含义进一步增加与强化，“目”字下增加了“心”字，表达“目正”还要“心正”才是“德”；在小篆中，其右上方表达目不斜视的垂直线变成了“直”，“直心”为“德”，均强调“德”是“道”的心理轨迹。守道为德，最终写定今天的“德”字的字形，由“心”、“彳”、“直”三个部件组成。“心”表示与情态、心境有关；“彳”表示与行走、行为有关；“直”，“值”之本字，相遇相当之义。仍是道路、目不斜视、一心一意寓意的体现。思想与品行端庄得当，能够正确履行自己职责的一种品质，就是德（图 2-1）。在老子文化中“独立而不改”的“道”，是独立存在不受外界干扰的事物内在规律，是抽象的道；“周行而不殆”的“道”，是永恒不息的周期性运动路线，是具体的“道”。

“道”昭示着一切，但“道”无形，看不见、听不到、摸不着，只能通过思维意识去认识和感知它，以行为来表达展示。“德”承载了“道”对人类行为进行规范的内涵。老子《道德经》指出：“是以万物莫不遵道而贵德。”德，成为道的载体、道的体现，是能够看得到的心理活动轨迹，是通过感知后进行的行为活动。《韩非子·解老》指出：“行端直则思虑熟，思虑熟则得事理”。德行天下，简而言之，德，就是符合规律、符合事理的作为。

（三）老庄之“道”与孔孟之“道”

以先秦诸子百家争鸣为奠基的中国传统文化，是一个多元的动态的文化体系，其中渗透最深、流传最久的无疑是道家与儒家思想。一般认为中国传统文化中儒道互补，这一点在“道”与“德”的文化思维上也是如此。

老子、庄子的道学被后人称为老庄之道，儒家思想以孔子与孟子为代表，称为“孔孟之道”。在“道”思维建立过程中，老子首先从抽象的哲学意义将“道”规定为万物的本体、本源。庄子继承发挥老子思想，将

笔记栏

"道"视为宇宙的本体、本源，从物之道升华至宇宙之道。《易传》发掘"道"的本质，明确"道"的实体，以阴阳为名，即"一阴一阳之谓道"。法家学说集大成者韩非子在《韩非子·解老》中将老子之"道"化为"理"，即具体事物的道理，指出"行端直，则思虑熟；思虑熟，则得事理。行端直，则无祸害；无祸害，则尽天年。得事理则必成功，尽天年则全而寿。必成功则富与贵，全寿富贵之谓福。"将行端直、得事理与成功、全寿、富贵的有福结果划上等号，建立起遵道即有福的价值观念。"道"思维经过诸子百家讨论，完成了"道"与"理"的概念转化，建立起以阴阳为道的理论体系。

二、"道"与"德"确定的价值观

事物本身规律是自然之道，符合"道"的人类作为，才是德。道德主体"人"的觉醒，使在周朝立国以后的三千年历史中，中国人一直注重"德"的培养，中华先圣更是崇尚道德，重视人的节操和修养，追求人格的完美。遵"道"守"德"不仅是"得天下"的保证，也是健康长寿的基础。

（一）合天道·讲道理

"道大，天大，地大，人亦大。域中有四大，而人居其一焉"。老子眼中"道"与宇宙间天、地、人同样分量。"人法地、地法天、天法道、道法自然"，"道法自然"强调凡事注重自然客观规律。春秋时代，正是中国社会由奴隶制开始向封建社会过渡的大转变时期，礼乐治国受到冲击，诸侯各自为政的矛盾冲突明显。孔子指出："天下有道，则礼乐征伐自天子出；天下无道，则礼乐征伐自诸侯出。自诸侯出，盖十世希不失矣；自大夫出，五世希不失矣；陪臣执国命，三世希不失矣。"即天下有道，政令由天子发布；天下无道，政令或从诸侯出，或从大夫出，或从臣子出，执政时期显然不长久，不过十代或五代甚或三代。认为"道"是维护礼乐制度、国家次序，保证政权稳定的治国安邦依据。

"道"为天地万物运动变化的基本规律，对中国古代哲学发展产生了重大的影响，在中国人心里建立起以做事合天道、做人讲道理的价值观念。中国医药学活动就是以阴阳变化之道，辨疾病变化之理，据理施以治疗的过程。合天理、讲道理也是中医药治病的理论基础。《黄帝内经》强调"谨道如法，万举万全，气血正平，长有天命"，指出"其知道者，法于阴阳、合于术数……故以形与神俱，而尽终其天年，度百岁乃去"。认为"道"是尽天年、度百岁的修身养性依据。

（二）有德者·得天下

中国上古传说中能够称王者，均为有德之人。苍天与人，无亲疏远近，辅助的是有德之人。有巢氏构木为巢、燧人氏钻木取火、伏羲氏驯六畜充煲厨、神农尝百草、黄帝蒸饭煮粥、大禹治水等，能为天下"王"者，是因为其顺应天理，发明创造，造福百姓，体现出王道之德，被后世称为"皇"。"民悦之"就是称王天下的基础，也是标准。《白虎通义》解释："皇，君也，美也，大也。天人之总，美大之称也。"就是指有重大发明，功大德美、泽惠天下者。有帝王思维，愿意教民，有君主行为，能够为民服务，发明创造，符合天道规范，这就是中华民族眼中的圣人、君主、皇、帝、王。所以在中国历史传说中将能够配得上"皇"、"帝"之称的八人，合称为"三皇五帝"。最早仅仅是"天皇"、"地皇"、"人皇"代表着合道天地人三才的称谓。后世鉴于三皇对中华民族发展的贡献，有了具体人的指向。普遍认为"三皇"是伏羲、女娲、神农；"五帝"则是轩辕黄帝取代神农氏开创新纪元，以轩辕黄帝为首，极具贡献的五个帝王被称为"五帝"。轩辕氏时期的帝王远不止五位，所以五帝之说也各有不同，根据《史记》等史书记载，只是取向不同而已。关键在于对中华民族发展的贡献，《春秋繁露》强调："德侔天地者，称皇帝。"

夏朝因大禹治水有功德而立，因夏桀荒淫无德而亡；商朝因成汤"舍身桑林祈雨"有功德而立，因商纣王荒淫无德而亡。周朝人讨伐商王的行为是"恭行天罚（替天行道）"，利用人心向周，导致商军弃暗投明，掉转戈矛，成就了周朝以少胜多的"牧野之战"，继而建立延续800年历史的周朝，强化、褒扬、倡导的是"德"文化。《尚书》明确指出："皇天无亲，惟德是辅。"周朝代替了商朝，周人认为是自己的"德"起了决定作用。"得道多助，失道寡助"有"德"则民心大顺，事半功倍。如果说大禹之前"有德王天下"是"天命"、"天意"、"天注定"。殷商至高无上的祭祀行为，在《左传·成公十三年》描述为："国之大事，在祀与戎"。表达了不违天命的思想。周人礼乐文化与道德观念，不仅继承了殷商帝神崇拜和祖先崇拜为主要内容的宗教观念，而且强化了殷商之际政治变迁的忧患意识，意识到统治的兴衰与转换并不是天定的，而是因为自己的"德行"是否符合"天命"的要求。《荀子·天论》指出："天行有常，不为尧（帝）存，不为（夏）桀亡。

笔记栏

应之以治，则吉，应之以乱，则凶。”国家有德，就能够得到上天的眷顾，成为“受命之族”、“受命之国”，帝王有德才能成为“受命之人”而“奉天承运”。周人认为殷亡于无德，天命转移到有德的周人身上，只有敬德、守德、遵德，才能维持国家长治久安。虽然在形式上仍然是对“天”与“帝”的崇拜，但通过“修德”这个纽带，自我完善“反身修性”，人的自我“主宰性”与修德意识开始显现。周人明确“皇天无亲，惟德是辅”，《易经·系辞上传》指出：“自天佑之，吉无不利。”周朝社会生活中，道德主体“人”的觉醒，逐渐取代了殷商时期“天”与鬼神的决定性力量，降低了对“天”与鬼神的盲从心理，使周人意识到单纯只敬奉鬼神不足以得民心而治天下，有德才能得道、得天下，由此“以德配天”、“敬德保民”的思想便应运而生。有德而得天下，以德而治理天下，固化了中华民族从周朝以来三千年的“德”文化，影响了整体民族思维的形成，“得道”就是中华先民心中至高无上的大德。

（三）德养性·德润身

事物本身规律是自然之道，人类符合“道”的行为，就是德。天下有德，万事万物就有规律、有纪律、有次序。上古皇帝以德服人，遵德重道。老子主张“少私念，去贪心”。认为“祸莫大于不知足，咎莫大于欲得”，强调“淡然无为神气自满”。孔子提出：“德润身”“大德必得其寿”“仁者寿”“修以道、修道以仁”“杀身以成仁”；孟子指出：“爱生而不苟生”“舍身以取义”“富贵不能淫，贫贱不能移，威武不能屈”，把道德和节操看得比生命还重要。元代曾世荣的《修德诗》指出：“正心德是本，修身善为先。德显济世心，跳于方书间。百姓感其恩，忘死救圣贤。正心修身论，从此万古传。施善则神安，神安则寿延，行恶则心恐，心恐则损寿。”认为道德和智能完善的人就是圣贤，也是长寿之人。

孔子将统治者的道德觉醒与道德追求，通过“有教无类”的教育理念，把“德”逐渐扩展为全社会都应遵循的行为准则，开教育先河。同时明确“德”可以修炼而来，道德高尚之人就是圣人。圣贤之人不是天生，只要经过认真修养和锤炼，“人人皆可以为尧舜”。孔子所谓：君君臣臣、父父子子、夫夫妇妇……君有君德、臣有臣德、父有父德、子有子德、夫有夫德、妇有妇德……即是做人做事都有自身的规矩，按照规矩就会展示出该有的“德行”，才能维持人类社会的正常秩序。换言之，符合天地人自然规律就是“得道”，符合事物发生发展必然规律就是“得道”。所谓“得道多助，失道寡助”其实是公众认可的道德理念，才会转变为全民族、全社会共同接受、遵守的思想观点。对道德的关切成为孔学以及整个儒学最鲜明的特征，道德可以修炼，以道德教育代替宗教，是中国传统文化的特色。

道法自然，道德本身绝不是人类社会中人为的框架，而是顺应自然的产物。“道”不是制度学说，而是自然的关系法则。道德也不应有古今、中外的界限。人行道，心有所得，则生智慧，身有所得，则健康长寿。不能不佩服古圣先贤齐家、治国、平天下，修生、养性、益寿命，随顺自然的大智慧。如果我们都能遵道做有德之人，许多个人问题、家庭问题、社会问题就会迎刃而解，天下太平。公众认可的道德理念，才会为社会接受。世界卫生组织强调的心理健康标准，也是符合社会道德水平的。

第三节　“中　和”思　维

世界是矛盾的，矛盾是双方面构成，“和”是解决矛盾的有效途径。“中”是保证矛盾双方能够和平共处、和而不同的基础。

一、“和”思维建立与“中”文化

“和”文化，即和谐文化，是以和谐内涵为理论基础的文化体系。“和”文化贯穿了中华民族几千年的历史，涵盖了政治、经济、文化、社会、生态等诸多方面。中华民族传统文化经历诸子“百家争鸣”，逐渐“融合”形成儒、道两大显学，并且在两汉之际接纳佛教文化整合发展。文化成熟过程本身就是和谐、和合的结果。“和”理念为儒、释、道三家共识、通用，并成为儒家自身文化宗旨的核心概念，同时也被其他文化流派的思想家普遍接受并广泛运用，最终形成以儒家文化为代表的多元文化体。“和”的过程中守“中”与取“中”是矛盾双方和谐相处的基本法则。

笔记栏

（一）“和”思维建立

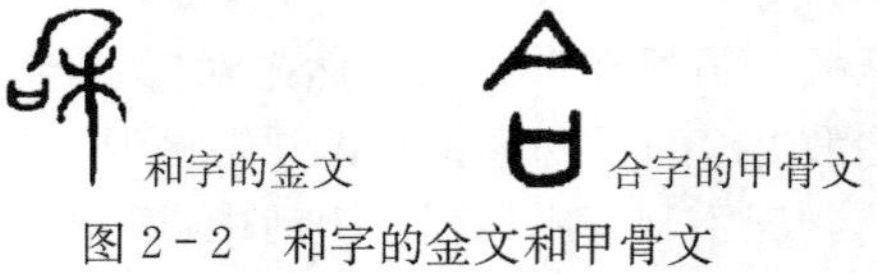

图 2－2 和字的金文和甲骨文

1. “和”的文字 和、合二字见于甲骨文和金文(图 2－2)。和的初义是声音相应和谐；合的本义是上下唇的合拢。“和”是事物最佳状态的描述，“合”是双方相互合拍、合作的形式。可以理解为以合拍、合作的方式达到凡事追求和谐的最佳状态。

2. “和”的历史 中国的历史，合久必分，由原始社会的部落战争，经过夏、商、周，秦始皇统一中国，再经历西汉、东汉、三国鼎立、魏晋南北朝到大唐统一，再经宋元明清、民国，再到中华人民共和国统一。分分合合数千年，虽然天下战争不断，合久必分不可避免。但矛盾终究要解决，分久必合是主流。“和”就是矛盾双方相辅相成、相反相成、互助合作、互利互惠、互促互补、共同发展的关系。大自然和谐，则风和日丽，没有极端天气，没有灾害气象；社会和谐，则可以共同建设，减少了恶性事件；家庭和谐，则可以万事兴旺，人强马壮；经商和谐，则可以财源滚滚；人体和谐，则可以功能协调。在中国文化中，“和”总与美好、发展、协调相关联。世界是一个整体，事物都有矛盾双方，互相都有需要，能找出共同点、共同利益所在，营造你中有我、我中有你的一体关系，求同存异、和而不同，才会取得存在与向前发展的机会。

3. “和”的思维 “和”的思想源于儒家，和的对象是阴阳，阴阳是万物基本矛盾。《周易》的基本思想是阴阳，所谓“易以道阴阳”，即“一阴一阳之谓道。”阴阳之间的关系在于合与和，即合拍与适合，天地和合，而后有万物生长；男女和合，而后有子孙延繁；寒热和合，而后有清平世界。《周易》强调阴阳调和，指出：“阴阳合德，而刚柔有体。”所以“和”就是保证矛盾双方平衡的有效方法，“和谐”二字简洁而生动，朴实无华地反映了中华民族心灵深处对于人与人之间、人与社会之间、人与自然之间各种相互关系最深刻的理解和最佳状态的把握，是对中国文化和中国哲学精神最精辟的诠释。

和谐思想在中国思想文化中影响甚大，北京故宫的三大主殿分别为太和殿、中和殿、保和殿，其名就来自《易经》的“保合大和，乃利贞”，可见在封建时代的君主们就已经意识到“合和”思想在政治上的重要性。“保合大和”是“和”思维追求的最高理想目标，《易经》突出“保合大和”，就是希望构建国泰民安的和谐社会。历史上，大凡社会和谐则国家统一，人民安居乐业；反之，矛盾尖锐，两极分化，必然导致战争，人民苦不堪言。北京 2008 年奥运会提出“同一个世界，同一个梦想”的口号就是和谐社会、和谐世界的体现，是人类文明的体现。

（二）“中”的文化内涵

矛盾双方需要和谐，孰多孰少就成为双方关注的焦点，取“中”就变为矛盾双方守候的底线标准。如果人的认识与天地自然的客观规律相符合，人的行为又能根据所认识的客观规律掌握得恰到好处，这就是“中”。所谓“中”，可谓是一种标准或一种原则。作为哲学范畴，主要是指人的主观认识和行为与事物的客观实际相符合，含有合乎客观规律的“真理”之意。掌握了“中”的法则并具体应用，谓之“执中”。

1. 守中 “和”文化内涵在于“允执其中”，即行不偏不倚、符合中正之道；“过犹不及”即“过头”与“不及”都未必与事相符。“允执其中”出自于《尚书》，“过犹不及”出自于《论语》，这成为儒家“贵和尚中”思想的重要依据。然而“允执其中”与“过犹不及”的守中思维，并不是儒家特有。早在老子《道德经》就有“多言数穷，不如守中”之说。“守中”“执其中”都是事物达到“和谐”状态的手段与保证。其一，“和”取“中”为标准。“中”并非两个数字的中间值，而是事物动态管理的最佳状态、和谐状态、调和折中的最“合适”状态。其二，《论语・子路》强调“君子和而不同”。“和”并非绝对一致，而是具备可以存异的兼容性特点。

2. “中”的标准 事实上任何矛盾的解决都在追求“和”，“和为贵”是矛盾双方的共同需要，在“和”的操作过程中。取“中”作为把控标准，“中”在中国文化体系中可以是“中间值”，可以是“中的”的表达。“适合的才是最好的”强调了可以是数字化的“中间值”，更重要的是“中的”。而“适合”必然含有权衡、度量、调整带有变数的涵义。“中的”始终则是矛盾双方守候的底线标准，是宇宙万物不变的“道”！

笔记栏

（三）中庸之道

最“合适”的状态，被称为中庸之道，或称“中(zhòng)道”、“中和之道”。反对事物极端化，以“中庸”作为事物最佳、最高、最理想状态。《论语·庸也》指出："中庸之为德也，其至矣乎！"孔子后裔子思在《礼记》中专篇论《中庸》，至宋代以二程（程颢、程颐两兄弟）与朱熹为代表的理学家们对中庸思想推崇备至，《中庸》独立成章，与《大学》、《论语》、《孟子》并列为"四书"。中庸之道是中华民族为人处事的方法论，成为普遍的文化心理与社会心理的核心构成要素。

"执中""守中"是中国文化历朝历代的最高理想。最典型的莫过于北京紫禁城建筑自午门到神武门之间960米长的南北中轴线，明清两代皇城均是依此而起，就是与皇城中轴线与北京城的中轴线重合，此中轴线继续延伸则是地球子午线，截取地球子午线做皇城中轴线的巧妙思维，表达着皇宫里"正""中"之位置。皇帝主寝宫——乾清宫与皇帝登基与举行大典和颁布政令的明堂——太和殿，均修建于此，寓意替天行道的是"中正之人"，颁布的是"中正之令"。清代太和殿在明代修建之初明代永乐年称奉天殿、清嘉庆年间改称皇极殿，均表达的是"中央之国""中正之国""受命之国""天朝"等含义。

二、"中和"思维的价值观念

"和"的精神，是一种认同，一种理解，一种接受，一种尊重，一种感恩，一种圆融。"和"的基础，是和而不同，互相包容，求同存异，共生共长。"贵和尚中"成为中华民族整体认同的善恶标准，和共同追求的境界，成为中国文化的核心竞争力。这从孔子所谓"礼之用，和为贵"到孟子所说的"天时不如地利，地利不如人和"的思想，可得到明确印证。

（一）"中和"思维的自然观

宇宙万事万物皆由阴阳、五行之气和合而成，自然和合的"和"，指和谐、和平、和顺、祥和；和合的"合"，指结合、融合、合作、合拍。"和"是地上礼之和、天上乐之和。"乐者天地之和也；礼者，天地之序也。和，故百物皆化；序，故群物皆别。"天地和谐状态，在周朝以礼乐形式固化。礼乐制度，是周朝社会生活的支撑。随着生产力水平的提高，周朝礼乐文化取代了殷商巫术宗教文化，标志着自西周开始中国进入了以"礼乐"为标志的理性文明阶段。"礼"是人类社会次序稳定、行有规矩的表现。"乐"是社会生活方式，"乐"是上天和谐、万物化生的美妙呈现，"礼"泛指人类社会的典章制度和道德规范，是人类活动需要遵守的准则。《论语·学而》指出："礼之用，和为贵"。"和为贵"强调所有的"礼"，即制度、规范，"适合"或"合适"才最好。《荀子·王制》中"刑政平，百姓和，国俗节……三者体此而天下服"用"刑政""百姓""国俗"三者的"平""和""节"状态阐明国家存亡"天下服"的条件。"和"就是周文化展现的事物自然本源状态，影响中华民族的处事方式。

（二）"中和"思维的社会观

"和"融入中华民族的宇宙观、国际观、社会观、道德观之中，是中华民族血脉中固有的文化基因。习近平指出："中华文化崇尚和谐，中国'和'文化源远流长，蕴涵着天人合一的宇宙观、协和万邦的国际观、和而不同的社会观、人心和善的道德观"。

中国文化不论无字天书的八卦，还是几千年的社会实践都证明了"和为贵"是大自然与人类社会的必然法则。"和"的思想反映了事物的普遍规律，因而能够随着时代的变迁和社会的发展而不断变化、丰富其内容。今天的"和"包括了和谐、和睦、和平、和善、祥和、中和、平和等含义，"和谐共建"蕴含着和睦相处、和衷共济、政通人和、内和外顺等深刻的处世哲学和人生理念。凡事求平衡成为中国文化起始至今永远不变的宗旨。"贵和"成为民族文化的烙印。

（三）"中和"思维的医学观

中医药学临证治病，方法因辨证而确立，处方是治疗疾病的方法体现，所谓"法随证立，方从法出"。医药学活动中，每一个处方所体现的目标都是"以平为期"，表现为与天时季节、地域条件和人体生命现状的和谐合拍。在生与死、生与病、生与伤、生与灾等各种生存矛盾中，维持生命的最和谐状态，就为生命争取了可延续生存的最佳机会。和谐，不仅是中华民族的处事方式，更是生存的基本条件。

笔记栏

第四节　"易　学"思　维

《易经》，经历了伏羲始作八卦，周文王演绎成《周易》，孔子率弟子修订《易传》三个历史阶段。东汉末年经学大师，易学大家郑玄著《周易干凿度》谓：“垂皇策者羲（伏羲），益卦德者文（周文王），成名者孔（孔子）也。”唐朝经学家孔颖达（公元574—648年）在《周易正义》云：“伏羲制卦，文王卦辞，周公爻辞，孔十翼也”。《汉书·艺文志》称其“人更三圣，世历三古”。儒家遵其为“群经之首”，道家崇其为“三玄之冠”，佛教传入中国后，儒、释、道三家虽不同，但尊崇《易经》都相同。

八卦，是易学基础。最早是伏羲画八卦，根据司马迁《史记》记载“文王拘而演周易”，即周文王被商王囚禁期间在狱中将八卦演绎成六十四卦，成就《周易》。无字卦书《周易》随着时代演变，含义已多不为世人所理解，《周易》的内容在春秋战国时便已不易读懂。为此孔子及其门生专门撰写了《易传》以解读《周易》。《易传》分为：《彖》上下、《象》上下、《文言》、《系辞》上下、《说卦》、《序卦》、《杂卦》等十篇，故也称“十翼”。其中《系辞》上下两部分是《易传》思想的主要代表作，简称《系辞传》，也称《易传·系辞》或《周易·系辞》。因此，今天我们所说的“周易”或“易经”是包括“经”和“传”两部分，通常指《易经》和《易传》两者的结合。

所有的“易”都是在伏羲八卦的基本原理之上，为适用于不同的自然条件和历史阶段，逐渐演化出来以解释“无字天书”。八卦之外在形象、阴阳变数及其内在的道理，体现着八卦的象、数、理。

西方文明有《圣经》，东方文明有《易经》。易文化，是中华文化发展的根本与源头，对中国历代的政治、经济、文化等诸多方面都产生了巨大且深远的影响。在古代，易学是帝王之学，是政治家、军事家、商家、建筑家、算术家、兵家、医药学家的必修之术。中国的建筑、医学、音乐、绘画、日常生活等，无不与《易经》有着千丝万缕的联系，乃至影响到中国人的民族性格与民族精神。

中医药学，几千年来直接秉承和印证着易学的思想文化，集中体现了本民族对生命的态度与价值观。明代医家张景岳在《医易义》中明确阐述医易关系指出：“医易同源者，同此变化也。岂非医易相通，理无二致，可以医而不知易乎?”强调为医者的行为是合拍于天地之理的人为努力，治病乃调整阴阳之举，阴阳之理都在易学变化掌控之中。医易相通，不知《易》，难明医理，行医知易是上工与大医的标准。

一、易学“三才”与中医

易学之《易经》产生于伏羲八卦，八卦以三划表达。三划代表天、地、人三个因素，视为构成万物之“三才”。最关键是为人类在天地中找到定位，人类头顶上天，脚踩大地，顶天立地于天地之间。中华文化谈天必说地，谈古必论今，论说人事必与天地联系，从而用“天人合一”的理念，确定了中华民族的生存方式。“上知天文，下知地理，中知人事”成为当时的社会思潮。中医药学研究人体生命，其由来与存活都离不开与天地客观存在的必然联系。用“人与天地相参”的理念，确定了中华医药学科模式。

（一）易学“三才”

天、地、人三个因素视为构成万物“三才”，周文王“兼三才而两之”，以天有阴与阳、地有刚与柔、人有仁与义，将三划演绎为天有阴阳、地有阴阳、人有阴阳的六画卦（图2-3）；孔子带领门生在六画卦基础上，为后世完成关于六十四卦的文字画像描述与理论阐释，成就了《易经》。

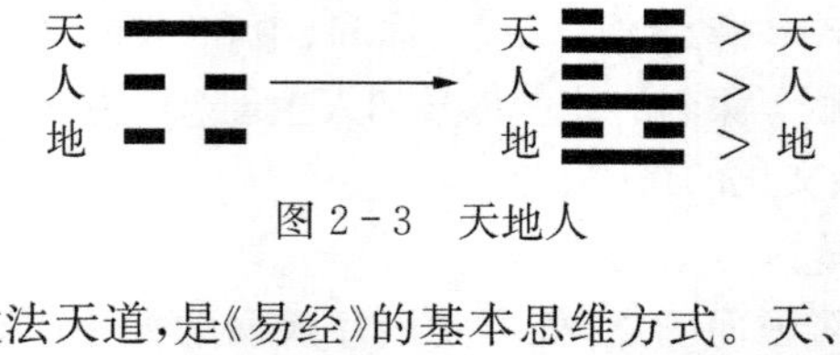

图2-3　天地人

以天道推演人道，以人道效法天道，是《易经》的基本思维方式。天、地、人“三才”思维确定了人在天地之间的定位，促使中华民族将人事的研究与人体的研究都摆放在天地之中。研究天地对人类的影响、也必然涉及人对天地的态度，奠定了中华民族天人一体化的整体思维方式，传统文化中称之为“天人合一”，确立了中华民族的生存模式；中医药中称为“人与天地相参”，确立了中医药的学科模式。

（二）易学“三才”与中医整体观

笔记栏

《易经》“三才”是影响全民族的思维，“三才”思维渗透于中医药学，人在天地中，季节（时）、地理（地）、体质（人）必然会对人体生理、病理状态产生影响，从而启发中医药学因时、因地、因人的“三因治宜”思维。

人在天地中，必然考虑天体运行规律对人体生命节律影响，才会有与天地共阴阳、同节律的思维；天地中存在人类赖以生存的物质条件，影响到人们对物质资源供给与索取的态度以及人对天体态度，比如

"天食人以五气、地食人以五味"与采天地之灵气，避天地之浊气的思维，比如"趋利避害"的原则等，都是以"天人合一"为生存模式的集中体现。中医药学以"人与天地相参"为原则，无非是将中华民族的生存模式医学化，以此作为医学模式，在医学活动中融入天人一体化的整体观念。

二、易学"三易"与中医

《易经》这本书客观存在了几千年，历代研究了几千年，同时也成就了几千年的易学文化。概括起来其核心即"不易"、"变易"、"简易"，谓之易学"三易"。"道"不易，适应不易的"道"却又必须不断变易，中国人的"简易"就是在"不易"的规律(道)与为适应规律不断"变易"之间找到平衡。天地万物变化之道是阴阳多少的变化，道不会变，为适应天地不变之道而不断变易，简单到在变与不变之间把握阴阳动态平衡。

人体生理所谓"阴平阳秘"，医药学活动不外乎就是"以平为期"。达到阴阳动态平衡的不变，而平衡阴阳的方法、手段、技术等却可以不断变化。因此，中医药学的至简之"大道"，就是在变与不变之间平衡阴阳。

（一）易学之"变易"与中医

天地之间万事万物永远处于不断变化之中，"变易"是事物的必然特性，中华民族在天地变动中生存，中华民族的文化是动态的文化。受易学天、地、人三才思维影响的中国医药学，把对人体的研究放在万变的天地之中，随天时之变、地利之变、人体之变，发展出因时、因地、因人制宜的"三因制宜"理论。

天之变无法控制，而人体之变化必须符合天地阴阳变化。以"适事为故"为度量，"以平为期"为调整目标，将人体置于天地阴阳动态变化之中去求得相对平衡，衍生出以"辨证"为前提，与时间和空间合拍，根据季节、地域、人体体质特点、病势的强弱、缓急等不同变化状态施以治疗的总则。在易学"唯变所适"、"与时皆行"的原则指导下，中医药行为通过变化来适应天地规律，而且所有变化都要与时间相符合。中医辨证的目的就是在不同时间节点，对人体做出符合天地阴阳规律的调整，施以恰当的生命救治方法。

（二）易学之"不易"与中医

万事万物处于不断变化之中，但并不是捉摸不定的，它们都有自身永远不变的内在规律，这就是易学之"不易"。中华民族的科学观就是遵循事物本身的内在规律，把握住事态的关键，从而获得可持续发展的机会。受其影响的中医药学在看病、治病、调养方面都是依据人体不同状态，以所呈现出的疾病变化之征(象)，推测机体阴阳变化之数(数)，得出的机体阴阳变化的内在之机(制)——病机，并以此为依据，辨证施治。

疾病临床表现千变万化，都是阴阳的在发生变化，但"理"不变、"证"不变。立足于"证"，创造出"辨证施治"的体系。掌握变与不变之理，才会有"同病异治、异病同治"的灵活运用，即病相同证不同时，治法就相异；而病不同证相同时，治法就相同。

（三）易学之"简易"与中医

《易经》之"变易"与"不易"看似玄奥，其实简单。"变易"，是事态的必然趋向，事物永远处在"变易"之中；"不易"，是事物固有的内在规律；"简易"，是指宇宙万事万物都在"变易"与"不易"之间生存与求得平衡。中华先民对不变的规律，以万变之举，不断做出适应性调整，在变与不变之间找到生存策略。所有"变易"，都是阴阳的变易。所有阴阳变易，都是多少的改变。阴阳多少，是反映事物不同状态的根本。阴阳多少之间动态平衡，是维持宇宙所有事物正常状态永远"不易"的原则。

《易经》在变易与不易之间，着眼于宇宙天地，立足于人类自身，以"一阴一阳之谓道"立论，认为宇宙万物都具有阴阳、动静、刚柔等相反属性，提出"刚柔相推而生变化"，"生生之谓易"的观点。肯定相反事物之间"相感(感应)"、"相荡(激荡)"、"相推(推移)"的相互作用是事物变化的普遍规律，是万物化生的源泉。在认识宇宙运动变化规律中，探讨生命的奥秘，从而懂得生与死的缘由和规律。

受其影响的中医药学透过万变之现象(症状)，究其不变之本质(证型)，以阴阳为纲解释生命的生理与病理状态，如"阴盛则阳病，阳胜则阴病"，提纲挈领，持简驭繁，成就了"调整阴阳，以平为期"之最简单的健康与调养目标。

三、易学"生生"与中医

《易・系辞》解释"生生之谓易"。突出"易"就是事物的变易规律，"易"就是日往月来，阴阳交替，万物

笔记栏

化生，就是“生生”。宋代周敦颐《太极图说》：“二气交感，化生万物，万物生生，而变化无穷焉”。“生生”，第一个“生”为动词，发生、产生、生长、生殖、生活、生养、培育、发展、滋润、壮大……之意，代表生命的趋向、生命的本能、生命的功能，就是求生；第二个“生”为名词，指生命本体。生生重叠指生养性命，使生命得到活力。清代戴震所著《孟子字义疏证·道》曰：“在天地，则气化流行，生生不息。”在传统文化中，天地就是大的生命体，“生生”是天意，世间万物都是遵道而“生”，“向生”是世间万物的秉性。医药学也只是人类遵道而为、效仿自然的“生生之道”的实践。中医药学最终目的立足于“生”，即为了生命体“生生不息”而努力。

（一）易学卦形象的“生生”表达

《易经》不仅是从思想内涵上论述“上天有好生之德”，而且将“生生”理念以卦的形式展示。其一，《易经》用乾为父，坤为母，代表天地阴阳，阴阳交合乃生万物。其余六卦皆乾坤所生，震为长，坎为中，艮为少，共长、中、少三男；巽为长，离为中，兑为少，共长、中、少三女（图 2-4）。天道乾坤与社会秩序、家庭秩序相通，表达乾坤父母带子女生天地万物，建立起“整体观念”；其二，《易经》否卦与泰卦卦象，展示出阴阳是否交流，决定万物是否有生机，并成为事物“否”与“泰”的标准（图 2-5、图 2-6）；其三，《易经》共六十四卦，第六十三卦，水火既济，表达事物成功，大功告成（图 2-7）。而第六十四卦，却是水火未济，提示尚未成功，仍需努力。以此提示六十四卦循环往复、周而复始，生生不息。父母乾坤、否泰标准、以未济之卦结尾，均为“生生不息”的表达。

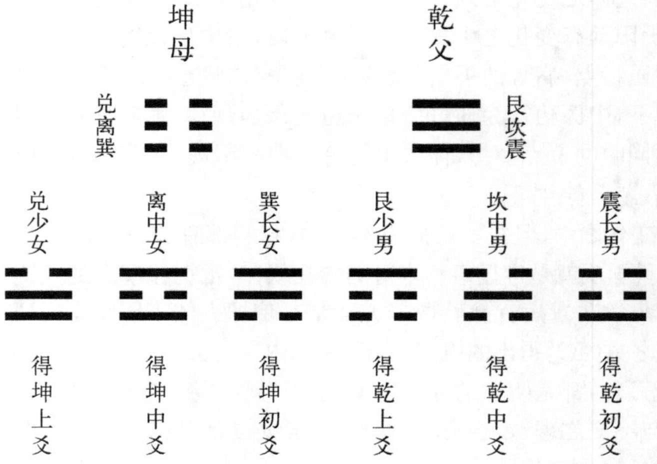

图 2-4 乾父坤母与三男三女

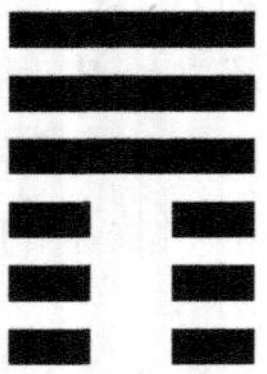

图 2-5 否卦

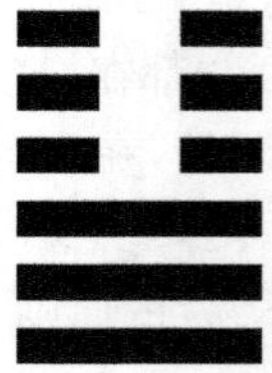

图 2-6 泰卦

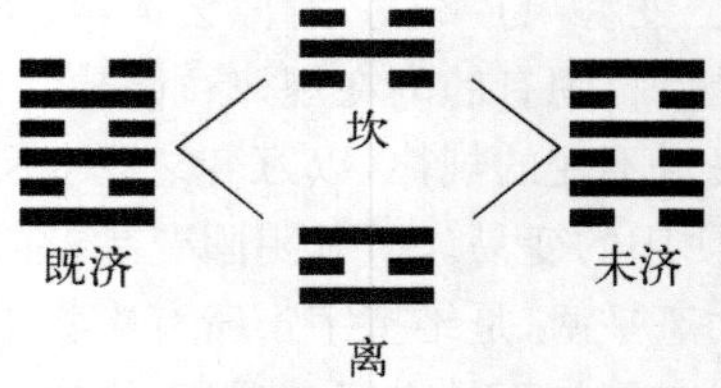

图 2-7 63 卦水火既济与 64 卦水火未济

（二）中医药学的“生生”化体现

从易学“天之大德曰生”开始，中华人文尊重生命的意识蓬勃兴起，并向中医药学渗透。中医药学是中华民族专门针对生命而建设的学术，必然将“生”作为其研究与努力的目标，其中“生生”化体现，明确表达了医药学活动的方向。

中医药学是中华民族的生命学科，以天道推演人道，中华民族的文化成果自然渗透其中。以人道效法天道，中华民族的生命理念，也会在安邦治国中体现。“生生”是中华主流文化，中医药学作为民族的生命学科，必然以民族向往为己任，担当生生重任。中医药学将民族“生生”文化予以实践与实现，以“生生”为学科目标，解决了生生的对象、模式、方法、手段、技术等相关问题。中华民族的医药学就是专业化解决“生生”问题的学科。

笔记栏

四、易学“阴阳”与中医

阴阳，是天道中对每件事物所存在的两个典型状态的表述，也是概括事物属性和表达事物根源的一对矛盾。五行，是天上抽象的阴阳落在大地五方（东西南北中）的形象表述，也是阐述五方万物关联的规律。五行与阴阳如影相随，阴阳在天成像，五行在地成形。五行仅仅是天上抽象的阴阳在地上形象化表达。《易经》以阴阳表达万物，万物变化皆因阴阳量变与质变，历代学者以阴阳研究《易经》促使阴阳学说成熟。中医药学借阴阳学说阐释关于人体的一切变化，完成医学研究模型建立。

（一）天体自然阴阳与表达

阴阳，是大自然固有存在的现象。宇宙以天地成像，空间以上下、左右、内外呈现；时间以日月推移，寒暑往来显象；人间以男女、老幼、生死对应；世事以动静、强弱、升降、大小、多少、刚柔、曲直、通塞……表达。实际上，在伏羲画八卦以前，天地、水火、山泽、风雷、男女、左右、日月、昼夜、明暗……阴阳现象客观存在，万物属性划分自然而现。即便是人类本身也是大自然的产物。阴阳的人文符号，首先来自伏羲八卦的形象，就是“⚊”和“⚋”两种符号，代表了万事万物来源。宋代高承编撰的《事物纪原·天地生植·阴阳》记载“《春秋内事》曰：‘伏羲氏定天地，分阴阳。’”自伏羲画出八卦无字天书，中华文明就从“一画开天地”的阳爻“⚊”这一画发端。客观存在决定了主观意识，伏羲只是集上古之大成，通过对大自然固有事物的观察，将阴阳的四时消长、昼夜明暗、五方分布、上下凸凹、快慢缓急、寒温冷热，八个时间变化节点的思维，用抽象的人文八卦符号将其表达出来而已。事物和现象本身呈现出阴阳的特性，中华民族对此归类总结为：凡是活动的、外在的、上升的、温热的、明亮的、广阔的、粗壮的……统属于阳的范畴；凡是静止的、内在的、下降的、寒冷的、暗沉的、狭窄的、细弱的……统属于阴的范畴。阴阳概念、阴爻与阳爻象形图示，表达了其基本特性。因此，天地阴阳是中华民族自古以来根深蒂固的宇宙天地思维。

（二）中华人文中的阴阳与气

西周初期，阴阳的概念于《诗经·大雅·公刘》引出：“相其阴阳，观其流泉。”公刘带领周人迁徙，时常观察日影，以阴阳确定南北方向。西周末期，阴阳概念与气的概念融合，有了阴气与阳气的概念。《国语·周语上》记载虢文公引用古代太史的话：“自今至于吉日，阳气俱蒸，土膏其动。弗震弗渝，脉其满眚，谷乃不殖。”指出立春前后阳气上升，及时耕作疏松土地，让阳气得以宣发，以免土地板结，不长谷物。《国语·周语上》还记载比虢文公稍晚的伯阳父，在周幽王二年发生地震时说，“周将亡矣！夫天地之气，不失其序。若过其序，民乱之也。阳伏而不能出，阴迫而不能蒸，于是有地震”。用地震代表天地失序预言周朝的灭亡，以阴阳二气失调解释地震现象。阴阳，从自然出发，由最初抽象的八卦符号发展演绎出文字和图形，并被地上文献和地下文物所记载，上升成为中国哲学思维的展现。

（三）阴阳五行的学说

阴阳，成为宇宙矛盾的概念。在天成像、在地成形，五行与阴阳如影相随，是天体阴阳的大地展现与载体，是大地阴阳的表达。阴阳五行，能够成为学说渗透到中华民族文化理念，主要取决于战国末期齐国稷下学宫的“稷下诸子之首”阴阳家邹衍创立阴阳五行学派，尤其是以五行生克次序解释朝代更替得到秦始皇的采纳，为阴阳五行学说传承客观上起到推动作用，促使此后对易学研究以阴阳五行观念立论。

历代易学家运用阴阳五行对《易经》进行研究，客观上成为阴阳五行学说的主要阐发者，从而推动了阴阳五行学说的发展。董仲舒将邹衍的阴阳五行学说与儒学相结合，开汉代儒学阴阳五行化的先河。在“罢黜百家，独尊儒术”的汉武帝—董仲舒时代，阴阳五行成为学说思想，自然而然影响了中华民族几千年的思想文化。

（四）易学的阴阳与中医

历代易学家运用阴阳五行对《易经》进行研究，经过汉武帝—董仲舒时代变为阐释卦象变化之理的主流。现代社会科技发展迅猛，遮掩了许多事物的本质。阴阳五行概念抽象、概括，被定义为中国古代朴素的唯物论和自发的辨证法思想。阴阳是中华民族对客观世界中矛盾双方最一般规律的直觉反映；五行是组成客观世界物质及事物之间关系的自然法则。阴阳五行也是关于人类社会发展一般规律的科学。阴阳与五行，并非中国医药文化所特有，而是中华民族的原生根文化在中医药学领域的运用和继承。

《易经》的“道”思维，首先明确“一阴一阳谓之道”，强调所有卦的外象改变都原自内在阴阳数量多少

笔记栏

变化。《易经》六十四卦384爻以阴阳多少的变化，代表了万物的不同状态、由于事物内在阴阳变化才会有外象改变，阴阳数量变化是万事万物发展变化的内在缘由。《易经》的“和”思维强调阴阳当位，执“中”而协同，是维持事物正常状态的保证。中医药学引用阴阳五行学说，以阴阳五行将人体与天体建立联系，从人体脏腑外象变化追究内在阴阳数量变化，以求和执中思想指导脏腑阴阳调整，以平为期。中医药学成为《周易》文化最直接、最直观、最完全的载体，因而有“医易同源”的说法。

五、易学象数理与中医

立圭观影、圭影成象，用影象说明阴阳多少“数”的变化。春分、秋分、夏至、冬至，圭影长短各不同，春分、秋分圭影等长，昼夜时间相等；夏至圭影最短，白昼全年最长；冬至圭影最长，黑夜全年最长。象，可表达阴阳变化多少，反映事物变化之理，观象可以表意。以事物之外象判断事物内在阴阳多少之数量，推测事物变化之机理，成为中华民族观察世界的方法。

（一）易学象数理概念

六十四卦384爻皆有各自之象，每卦虽象同，但由于爻位不同，即便是同一卦象，处事策略也不同。八卦之“象”指卦象、爻象，即卦爻所象之事物及其时位关系。犹如乾卦整体显现是龙象，但有潜龙、现龙、惕龙、跃龙、飞龙、亢龙六条不同时间阶段的龙象，所谓“时乘六龙以御天”。时间不同、阶段不同、六条龙所处位置不同，就有“潜龙勿用”、“现龙在田”、“惕龙乾乾”、“跃龙在渊”、“飞龙在天”、“亢龙有悔”、“群龙无首”等不同状态与策略。

八卦之象的“数”指阴阳之数、爻数。卦的空间形式与卦的阴阳数量结合才能准确描述事件。即便是数量相同，事物的性质不尽一致。如卦象震“☳”、坎“☵”、艮“☶”阴阳之数都是两个阴爻、一个阳爻。但因震、坎、艮三个卦的阴爻、阳爻空间形式不同，导致卦模型与卦理完全不同。如同年龄、同体重、同身高、同病种，虽然有着相同的数量变化，但天时季节、地域物貌、人的体质不同，未必有同样的疾病变化机理，因此中医有同病异治与异病同治的策略。

（二）易学象数理与中医药辨证

万物有“物象”，人体脏腑有“藏象”。知外揣内，中医辨证活动就是观察人体外在象貌，通过察阴阳数量之多少，分析内在变化之道理，寻找人体阴阳变化结果的过程。

《易经》卦象所在卦爻位置指向事物时间阶段，决定处事策略。同理，疾病所在证型阶段决定施治策略。证型阶段与卦爻位置相似，决定当下时间阶段的处事方法。辨时下机体情形，随机应变。中医药学没有采用卦模式看病，却用了“卦”思维辨证。

第五节　“兵法”思维

兵法，指用兵作战的方法。兵家代表人物孙膑，是春秋时期著名的军事家、政治家，所著的《孙子兵法》是中国现存最早的兵书，也是世界上最早的军事著作，被誉为“兵学圣典”。后人尊称其为“百世兵家之师”“东方兵学的鼻祖”。

《孙子兵法》内涵深远，处处体现了道家与兵家的哲学。决非仅仅是一套兵法，它代表的是一种文化，一种思想，以至于影响到中医药学的治疗思想与选方用药。兵法与医法相互渗透，良将用兵，若良医疗病；良医疗病，若良将用兵。

一、兵之设以除暴

笔记栏

清代医家徐大椿将医学活动与兵法相提并论，专著《医学源流论》设“用药如用兵论”篇所谓：“兵之设也以除暴，不得已而后兴。药之设也以攻疾，亦不得已而后用，其道同也。”明确了兵家之设立是安良除暴之举，医药之设立是攻疾疗伤之举，同为不得已之举。养兵防患、适可而止成为用兵与行医的指导思想，审时度势、调兵遣将成为战争与治病的战略战术。

（一）临渊履冰与防患未然

临渊履冰出自《诗经·小雅·小旻》所谓："战战兢兢，如临深渊，如履薄冰。"两者可合为"临渊履冰"一词，形容谨慎的、担忧的、小心翼翼的状态。《易经》在坤卦阐释"履霜，坚冰至"，以气象提示了下霜后预示坚冰出现的必然。圣人之举在于将忧患意识转化为积极的防御行为，同时体现在兵家的"养兵千日用兵一时"与中医"治未病"的防患未然理念，也体现在兵家之"轻敌乃兵家大忌"与"神无营于众物"的临战不轻敌思维。

《素问·宝命全形论》形容医者施术时说："如临深渊，手如握虎，神无营于众物。"临证如临深渊，手如把握兵家"虎符"，心无旁骛、聚精会神，这也是唐代医家孙思邈所提倡的"大医精诚"精神。

（二）以平为期与适事为故

临证犹如上战场，"辨证"在于把握战场局势，"处方"如同确定作战方案，选药如同调兵遣将。战场上战争双方势力进行较量，胜败乃兵家常事，胜败之间最终仍然是以保证可持续存在与发展机会者为赢家。犹如西方的战争理论更强调竞争，西方的医学更侧重"杀毒""灭菌""切除"的征服思维；而《孙子兵法》更强调保存自己，保护实力，以利再战，中医学临证犹如上战场，目的在于维持人体的动态平衡状态，争取可持续发展的机会。

临证具体治疗方法上，《素问·至真要大论》指出："寒者热之，热者寒之，微者逆之，甚者从之，坚者削之，客者除之，劳者温之，结者散之，留者攻之，燥者濡之，急者缓之，散者收之，损者温之，逸者行之，惊者平之，上之下之，摩之浴之，薄之劫之，开之发之，适事为故。"战场与疾病态势万变，兵法与治法也必须适应瞬息万变的战争与疾病局势。一是治病犹如打仗需要培养把控全局的大将风度，二是兵法与治法均是以灵活应变、选择最适合的方案为原则，这也是中医药治病须因天时、地利、人体、病证等而异，没有标准化的固定治疗方法的缘由。

二、用药如用兵

临证犹如上战场，用药如用兵，即处方选药如同调兵遣将，所有的战略战术体现在中医的处方之中。正邪强弱之间、标本缓急之间、疾病新旧之间、部位远近之间等都是需要分析与定夺的因素。

审时度势，重在掌握当下矛盾双方的态势。因势利导，重在把控当下态势，进行有利引导，追求事半功倍、最大利益化的效果。治好病如同打好仗，培养的是大将风度、把握局势，利用饮食、经络、药物的兵器手段，瞬息之间就可见分晓，充分体现了医者临证的智慧。

（一）正邪与强弱之间

战争与疾病都在于矛盾双方力量的较量，中医称之为"正邪斗争"或正胜邪却，或邪盛正衰，或势均力敌。强弱之间需要有应对策略。《孙子兵法》提到："无邀正正之旗，无击堂堂之阵，此治变者也。"《黄帝内经》在《灵枢·逆顺》指出："兵法曰：无迎蓬蓬之气，无击堂堂之阵。刺法曰：无刺熇熇之热，无刺漉漉之汗，无刺浑浑之脉，无刺病与脉相逆者。"《素问·阴阳应象大论》云："病之始起也，可刺而已，其盛，可待衰而已。"都是避敌军锐气、敌进我退保存实力的战略战术体现。

中医在正邪势力之间，有扶正与驱邪两大原则，临证时需区分实施先扶正后驱邪、先驱邪后扶正或扶正与驱邪并用的策略。

（二）标本与缓急之间

临证就是解决矛盾，次要矛盾为标、主要矛盾为本。医药学活动中"病为本，工为标"。《素问·汤液醪醴论》指出："病为本，工为标，标本不得，邪气不服。"强调病人的疾病与正气状态为矛盾的主要方面，医生的治疗是通过病人的机体发挥作用，注重调动病人机体积极生存能力，而非单纯依赖治疗之"工"力。

标本之间矛盾的主次关系可以转化，如病势有缓急"小大不利"、大出血、休克等危及生存状态的情况发生，就会采取"急则治其标"的策略，而病势缓和则会采取"缓则治其本"的策略。《黄帝内经》专列《素问·标本病传论》讨论各种情况下的标本问题处理，即便是新病与痼疾也有先后主次不同的策略。医圣张仲景在《金匮要略》指出："夫病痼疾加以卒病，当先治其卒病，后乃治其痼疾也。"可见明确主次矛盾在疾病治疗中的重要性。

中医在标本矛盾之间，有标本先后的大原则，临证时需区分实施先标后本、先本后标或标本同治的

笔记栏

策略。

（三）远近与部位之间

疾病总有局部外在表现与内在整体联系的必然，中医治病更注重“整体观念”，并非头痛医头、脚痛医脚。兵法策略更注重全局思维，战略战术更需要整体意识。

“釜底抽薪”通大便可以治疗咳嗽，是因为肺与大肠有经络联系；利小便泻心火可以治疗口舌生疮，是因为心与小肠有经络联系等。这种“有生理上联系，才会造成病理上影响”的逻辑思维，使中医选择了远近结合、上下结合、左右结合、前后结合的调摄治疗方法。

中医整体观念是在针灸经络运用上更为直观。“经脉所过”指的是：无论选穴所属脏腑，只要经过了此部位，就会对相应局部起到调摄作用；“主治所在”指的是：无论穴位选择距离远近，只要是该脏腑的经络，就会对相应脏腑功能起调摄作用。这种局部与内在联系的结合，上病下治、下病上治的上下结合，充分体现在选穴的远近距离上。除此以外，还有背部俞穴与腹部募穴前后结合的“俞募相配”、左病右治、右病左治的左右结合“缪刺”方法等。

笔记栏

第三章　中医药文化的多学科影响因素

导　学

本章主要讨论古代汉文字、天文、地理、历法、数理、化学科技等多学科文化与术数对中医药学形成与发展过程中思维的影响。本章学习目的在于理解古代汉文字、天文、地理、历法、数理、化学等科技思维与术数在中医药学中的作用与运用。

中医药学在发展成熟的过程中，不仅受到中国古代哲学思想的渗透，还受到其他如汉字、天文、地理、历法、数理、化学等多学科文化与术数的影响。多学科文化与术数丰富了中医药学的文化思想与学术内容，使中医药文化成为根植于中华民族传统文化、不断汲取多学科文化与术数，成为几千年来，至今唯一继续发挥作用的中华民族传统学术。

第一节　汉文字对中医药的影响

文字，是一种文化现象，是人类进行思维和传递信息的工具，是人类保存认知成果的载体，是最重要的交际工具。文字起源于人类活动与信息交换的创造，是人类社会形成的重要标志，文字是记录传承人类的知识与文化的载体。

汉文字方块结构形式启发着中医药临证象形思维，记录着中医药文化成果，诠释着中医药文化理念，对中医药文化的传承与发扬做出巨大贡献。

一、汉文字符号与中医药渊源

汉文字结构形式源于古代以画代字表意的象形文字，象形思维确定了中华造字的思维逻辑，至周朝晚期以六种汉文字构造的条例的“六书”加以明确，奠定了中华民族文字文化基础。中医药的临证思维、中医药理论、中医药实践、中医药文化传承都离不开汉文字。

（一）仓颉造字与象形

人类最早的三种文字——苏美尔的楔形文字、埃及的象形文字、中国的甲骨文，都是以画代字。苏美尔文字与埃及文字早已被拼音文字所取代，至今唯有中国象形文字的汉字依然存在。汉文字，是世界上罕见的具有象形表意功能的语言符号。

文字是人类特有用以记录语言的符号系统，唐代孔颖达《周易正义》引《虞郑九家易》“古者无文字，其有约誓之事，事大大结其绳，事小小结其绳，结之多少，随物众寡，各执以相考，亦足以相治也。”《易传·系辞下》记载：“上古结绳而治，后世圣人易之以书契。百官以治，万民以察”。如四川合江民间流传的《敬惜字纸文》说“千里之遥，付数言可以相通；万古产业，皆赖字迹为据”。汉文字起源结束了结绳记事的历史，是人类社会发展的必然，担负起记载、记录历史的重任。汉文字，内涵丰富多彩，含有深厚的文化底蕴。凝聚着中华民族五千年的文化积淀成果，闪耀着华夏子孙业已形成的传统心理思维信息。

传说仓颉为轩辕黄帝的史官，汉代许慎著《说文解字》曰：“黄帝之史仓颉，见鸟兽路蹄运之迹，知分理之，可相别异也，初造书契。”皇甫谧在《帝王世纪》记载：黄帝“其史仓颉，又取象鸟迹，始作文字，史官之作，盖自此始。”《通鉴外纪》记载：“仓颉见鸟兽之迹，依类象形而制字。”现代考古学家陈全方曾把相当于黄帝时代前后出土的60多种陶文或符号列成简表进行了分类整理，经过认真研究在《从考古资料谈黄帝

笔记栏

之功绩》中指出："史书中传说黄帝命仓颉造字，绝不是无中生有，而是有其根源的。"不能断言仓颉是汉字的创造者，但至少仓颉是汉字重要的整理者，或许是前人基础上汉字的集大成者。在中国文字产生之前，曾有几个过渡阶段，直到甲骨文的产生汉字形成了固定不变的方块结构。甲骨文是世界公认的中国最古老的文字，也是中国最古老的文献实体，更是见证中国殷商文明的重要文献实物。中华民族自此有了相对规则的书写次序和规律。表明汉字创造之初就已经确定了汉文字的结构形式"依类象形"的思维逻辑。

（二）"六书"思路与象形

象形、指事、会意、形声、转注、假借在汉文字学上被称为"六书"，是周代晚期到汉民族分析汉文字的构造方法归纳出来的六种汉文字构造的条例。按"六书"思维发展规律，象形是基础。其次是会意，进而形声，指事只是象形与会意之间的过渡形式，转注和假借只是文字使用方法，"六书"象形思维基础不变。虽然汉字经过数千年的演变，已跟原始形象相去甚远，属于表意文字，但是伏羲仿自然景观画八卦、仿蜘蛛结网罟教民渔猎，神农仿野猪拱地制耒耜，仓颉仿鸟迹造文字，思维模式都是象形比类，从远古奠定基础发展而来的中华民族医药学不可能脱离当时的时代背景与社会生产力水平，后世华佗仿鸟兽而创"五禽戏"、太极拳以拳形仿天地阴阳左右升降之交流态势等，甚至当今仿荷叶不吸水的叶片结构制造防水布料、仿鸭脚结构做成潜水用具，都是象形比类思维的成果。至今房屋不论建筑成怎样，仍旧是遮风避雨的窝巢，是构木为巢仿生思维的延续。即便是先进的飞行器也无不是模仿鸟类翅膀的结果，仿生象形思路，未必不能看作是人类最直接感知自然世界的科学思维方式。中医药受其影响，思维形式呈现出与汉文字结构形式的一致性，奠定了"取类比象"的思维方式。

字形，是汉文字的灵魂。汉文字的形体结构本身，包含着无比丰富的信息量。复旦大学中文系教授申小龙先生认为："汉字是一个以形达意、与思维直接联系的独立的表意系统。因而，汉文字的结构系统体现出汉民族看待世界的样式。这种样式不把客观世界与思维主体对立起来，而是从内在的主体意识出发，按照主体意识的评价和取向，赋予世界以某种意义。"如此把汉文字的形与思维的关系明确地加以强调，以整体观念为基调，以摄形取意为特点，以辨证统一为本质，追求天、地、人的和谐。这种思维模式在中医药学中演化成为阴阳五行、整体观念、辨证施治等理论文化，只有懂得汉文字的人，才具备研究与学习中医药学的优势。

二、汉文字对中医药文化的贡献

伏羲画八卦、神农尝百草，从口口相传到《神农本草经》、中医奠基之作《黄帝内经》、历代医家对中医药讨论等流传至今，都在钟鼎、竹简、帛书、纸张上留下汉文字符号，汉文字超越时间和空间的能力功不可没。

汉文字，由汉民族所创造，其历史悠久。汉语汉字伴随着中华民族的成长与发展，是中华传统文化的有机组成部分，是中华文明的重要载体，也是中医药文化的重要载体。

（一）汉文字记录着中医药文化成果

汉文字，记录着几千年来的中医药文化成果。由于甲骨文字已经被学术界认定是相当成熟的文字体系，从最早成批量的文字资料——商代甲骨文字算起，可以推断汉字的发生一定远在 3 600 年以前。中药铺里"龙骨"上的简单线条，让光绪年间进士王懿荣带领我们发现"殷墟文字"（甲骨文）；北宋王惟一铸造世界上最早的教学模型——针灸铜人，著写《铜人腧穴针灸图经》，并将全书内容石刻为壁，以实物和图文并茂的石刻传诸于世。尤其是有《神农本草经》对神农尝百草结果的记载，才会有《唐本草》成为世界上第一部由国家政府颁布的药典，才能有十六世纪李时珍《本草纲目》巨著对科技发展的贡献，才可能有应用至今的《中华人民共和国药典》的不断完善。在两千余年的历史发展过程中，由于汉字的普及、造纸术和印刷术的发明，先圣们留下了数量巨大的中医文献古籍，据《中国丛书总录》要目、《四库》著录及存目书、《贩书偶记》正续篇三者所载书目合计，经部 9 906 种，史部 14 523 种，子部 17 044 种，集部 22 380 种，四部古籍总计 63 853 种。其中医类属子部之列，共有 2 255 种，占全部古籍的 3.53%。而据《全国中医图书联合目录》统计，国内现存民国以前的 10 万余种古籍中，中医药古籍达 12 124 种，占全部古籍的 10%以上。此外，在民间和海外还流传有大量的古籍抄本、孤本。除了历史上留存下来的书籍资料，还有大量记载了中医药的出土文物，如殷墟的甲骨文卜辞、马王堆汉墓帛书、甘肃武威医简、龙门石窟医方、敦煌写

笔记栏

卷等等。这些用汉文字记录的典籍成为后世人们探索中医药理论知识，传承中医药文化的最重要的依据，汉文字必然成为学习研究中医药的重要工具。

（二）汉文字诠释着中医药文化理念

汉文字是生命的符号。中医药以生命感悟的形式，通过汉文字符号解释人体，把对自然、社会和人体的整体认识凝聚在人的生命进程之中，承载着由象及理的取象思路，蕴涵着中医符号学的智慧与价值取向。

远古医巫难分，巫字象形，巫上下两横代表天地，“巫”意指能够沟通天地之人。人间万物天地造就，存活在天地之间的人，无法回避在天地之间遇到的所有问题，知晓人事者，就必然应该通晓天地之情，否则无法治国，也无法治人。这是“天人合一”传统文化影响下不可避免的结果。从汉文字结构上看，医最初写作醫、毉。医者是针对因箭伤而疾的取箭者，右侧“殳”，是医者手中长柄打击工具，下方“酉”字是用于箭伤消毒的酒，“巫”字，巫的原本意义就在于指上知天文，下知地理，中晓人事专门职业的人。人类认识大自然和生命现象的能力并非与生俱来，是在生活实践中不断积累发展起来，而后才会有专门从事救治性命的职业人——医生。“巫”之初是人类感应天地的体验和努力，后世被利用成为装神弄鬼的巫术。巫术，是以巫的通天形式改变了巫原本的通天地初衷，并不代表“巫”之初是邪术邪教。《说文・酉部》指出：“医，治病工也……古者巫彭初作医。”汉字记载表明医巫原本同源，强调为医者和有治病能力的人应是具备天人合一整体观念，能感悟大自然变化而调治人体的职业人。中医药学与大自然紧密联系的观点是与西方医学思维最大不同，医药学研究是天地之间人的存活愿望的实践。即便是现代中医人，如若不具备“天时地利人和”的文化，不通晓“三因制宜”的原则，同样也难为“上工”。

甲骨文时代“医”=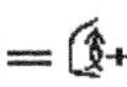，即是“匚”，象形筐子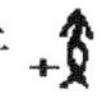即是“矢”，象形箭只，即是“殳”像手形持长柄击打工具；甲骨文“医”成为手持长柄击打工具的取箭者。“酉”为药酒。篆文承续金文字形，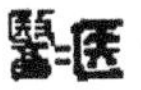（医，箭筐）（殳，持械攻击）（酉，药酒）。箭伤代表疾病，的造字本义就是用器械、药酒，治疗箭伤；另造“翳”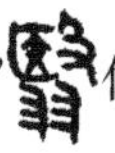代替“酉”，也是用“羽”描述箭翎而已。六书通篆文用“巫”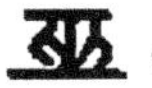，甲骨文“巫”为通天地之人，代替“酉”，表明了古代医巫同源。

从中药的“药”、脏腑的“藏”等字而言，其构形之义更是清晰可见。“藥”字与樂通，《说文》曰：“治病艸，从艸，乐声。”其释“乐”曰：“五音八声总名。象鼓鞞。”乐，有四音四义：一读为 yuè，义为音乐，乐器，乐工，唱，奏及声；二读为 lè，义为喜乐，乐于，安乐，笑，声色；三读为 yào，好也，欲也，爱好也，如“智者乐水，仁者乐山”；四读为 liào，治疗也。由此可见古代箴医治病，也用乐器、唱颂方法来治疗，音乐与药物自古都是治病工具。

藏(cáng)：形声，臧声。本义指将谷物保藏起来，因而有储积、收藏之意。《墨子・三辩》云：“农夫春耕夏耘，秋敛冬藏。”藏(zàng)指收藏财物的府库。臟(脏)是后起的分别字，以别于“宝藏”的“藏”。藏府同脏腑，人体内脏器官的总称，是人体藏于内部的重要宝藏。

汉文字作为中医文化的重要载体，折射了中国的文化、哲学思维与中医的融合，古代汉语文字为载体的中医药经典医著，传承了中医药学术与文化。医文合一是中国传统文化的一大特点，又很好地诠释了中医药文化理念，通文理是明医理的基石，语言文字水平素养的高低往往影响到其中医药水平的高低。故有“文墨不能者，难以为上医”之说。

第二节 古代天文、地理、历法对中医药的影响

古代天文，涵盖整个天体运行和气象变化的规律，以天之理，解释春夏秋冬阴阳消长及寒暑变化。古代地理，用观测日影来计算年周期的方法，来展示夏秋冬阴阳寒暑变化在大地上呈现的变化，以地之理，解释大地万物生长化收藏生命变化的全过程。人文，指把天文、地理和人事结合，以便按照这些规律，规范人类的生产和生活行为。古代天文气象、地形物候、年代历法等在中医药学的成长过程中化为天人一

笔记栏
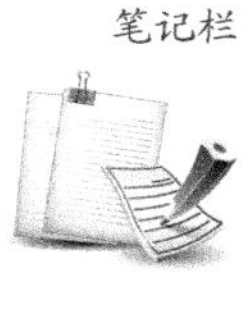

体化的思维用以指导人类的生产生活实践与健康保健。

中医药学受天人一体化的整体思维影响，将时空思维运用于医学领域。将人体置于天地之间研究，以生生之气通于天，并按天时的年节律、季节律、月节律、气节律、日节律气候影响与相应的大地物貌变化调摄生命活动节律。用时空思维在天人之间建立起天时地利与人类的联系，让人类生命活动去合拍天时、实现“人与天地相参”的目的，完成了医学模型建立，创立了天干地支、五运六气、三阴三阳、八卦九宫等方法在医药学上的运用。

一、时空理念与历法工具

天时地貌的时空变化是人类生存无法回避的环境，面对浩瀚无边的星空与辽阔无疆的大地所组成的宇宙，中华先民积极探索。当生命与宇宙相联系，“宇”，即是生命存在的空间，“宙”即是生命持续的时间，形成了生命的时空文化理念。中华先民发明历法，计算表达时间与空间关系。由此中华民族摆脱了对自身所处时空环境的茫然状态，对生命与生存时空开始了积极、理性的探索。

（一）生命的时空文化理念

生命存在，需要空间，生命延续，需要时间。时间与空间是生命存在与延续的必要条件，生命必须面对时空问题。天地变化客观影响了人类生存，对人类而言，时间即是千秋万代、古往今来、无始无终的岁月积累；空间即是生存的上下、左右、前后（东西南北上下）无边无际的区域。生命空间的变化取决于上天时间的变化，“天时”，才是地貌空间变化的决定因素。大地空间的所有变化，如春生、夏长、秋收、冬藏都是时间推移的结果。

天时，就是无终始流淌着的千秋万代。千秋万代不过是年年岁岁、春夏秋冬、寒暑往来。寒暑往来，不过是阴阳多少呈现的大地万物的寒热温凉的变化感受。变化的主体是阴阳，阴阳多少，需要上天时间呈现其消长态势，“天时”成为阴阳变化的记载与呈现。所谓“天行健”就是上天的变化无需外动力，随天时推移阴阳主体发生变化，变化的结果需要大地空间呈现其当下变化的对象与位置，称为“地势坤”。事物发展变化的时间与空间相互依存，表达着事物的演化秩序，这种天时地貌的变化直接影响宇宙万物生命变化活动。因此，天道就是阴阳的变化，万物（包括人类）在天时阴阳变化影响下发生物貌改变。

（二）天时节拍的历法建立

时空思维建立，促使进一步对时空掌控的研究，中华先民发明历法，成为推演时空关系与计算天地节拍的工具。

天人思维的核心在于人类需要主动合拍于天时的节拍，需要在周而复始的天时中，寻找到阴阳变化的节点与规律，解决天时变化的节拍问题。“天时节拍”成为人类活动去参照天地节律的关键。“观天时”才能主动把握地貌变化，让人与天地相参、合拍天地变得有可行性。掌握天时才能将合拍变为现实，看天时耕作是农业大国的社会活动的重要内容。

描述天时变化规律、划分天时变化节拍、掌握天时变化周期，古人经历了立圭观影、铜壶滴漏（又称“刻漏”或“漏刻”）、“鸡鸣”、“日中”、“日西”、“五更”、“鼓角”、“钟鼓”等等时间计算方法与工具的探索。甲子、天干地支其最古老的用途是纪年、纪月、纪日、纪时。四时八节、二十四节气都是年时间节点的描述；上旬、中旬、下旬等都是月时间节点的描述；昼夜、十二时辰、平旦、日中、日西、时、刻、更、鼓、点等都是日时间节点的描述。作为天时划分方式，一是展示天道变化规律，二是对天道分段把握，目的都是有利于人类掌握天道规律，能够积极与之合拍。任何空间的地貌改变，都是由天时阴阳消长所赐。所谓“天行健”、“地势坤”在时空中同样展示着主次关系。

无始无终的天时，呈现出阴阳消长、寒暑往来周期性循环的时间节段状态，千秋万代不过是阴阳多少周期性变化组成的年岁概念。中华先民在周期性出现的年岁中通过“立圭观影”寻找出四时（春夏秋冬）八节（立春、春分、立夏、夏至、立秋、秋分、立冬、冬至）的分段节律。如昼最长、天最热的“夏至”与夜最长、天最冷的“冬至”就是最早、最典型对时间的分段划分表达。中华先圣总结了天时、星象、气象、物候以及人事活动的规律，在此基础上发明了历法，解决天时影响下的地貌变化与人事之间关系，为人类合拍天地找到了工具。

笔记栏

宇宙即时空，历法成为继往开来推演时空关系与计算天地节拍的工具。早在公元前2世纪的《逸周书·时训解》以五日为候，三候十五日为气，六气九十日为时，四时六六之节三百六十日为岁，一年二十四节气共七十二候。各候均以一个物候现象相应，称“候应”。如“夏至之日鹿角解，又五日蜩始鸣，又五日半夏生。”与“冬至之日，蚯蚓结。又五日，麋角解。又五日，水泉动。”就是中国最早结合天文、气象、物候知识指导农事活动的历法。约成书于公元前1世纪，中国最古老的天文学和数学著作《周髀算经》就是主要阐明当时的盖天说和四分历法。还有中医药奠基之作《黄帝内经》的《素问·四气调神大论》中的“春三月”“夏三月”“秋三月”“冬三月”，《素问·脉要精微论》中的“冬至四十五日阳气微上阴气微下”，即冬至45天以后就是立春，大地阳气来复，“夏至四十五日阴气微上阳气微下”，即夏至45天以后就是立秋，大地阴气来复，以及《灵枢·顺气一日分为四时》提到：“夫百病者，多以旦慧昼安，夕加夜甚，何也？岐伯曰：四时之气使然。黄帝曰：愿闻四时之气。岐伯曰：春生、夏长、秋收、冬藏，是气之常也，人亦应之。”等都是春夏秋冬四分历法对阴阳变化描述，呈现出季节律，运用于人体调摄中的体现。

中华先民通过对宇宙的探索与认识，创造了宇宙时空的计算方法与工具。《史记·夏本纪》记载：“孔子正夏时，学者多传《夏小正》。”认为孔子所见即是夏代历书《夏小正》。商代的历法被称为“阴阳历”，是迄今为止已知的较为完整的一部最早的历法。同时，商代以干支记日，数字记月，每月又分为三旬。由此可知，早在商代，我国已经建立起一套较为完善的天文历法系统。到秦汉年间，二十四节气已完全确立，秦朝使用“颛顼历”；汉武帝在公元前104年采纳司马迁建议，改为“太初历”。在夏、商、周三代，开年“正月”完全不一致，周朝以地支中“子”开头而“建子”在11月开年，商朝以地支中“丑”开头而“建丑”在12月开年，夏朝以地支中“寅”开头而“建寅”在一月开年。汉朝“太初历”正式把二十四节气定于历法之中，明确了二十四节气的天文位置。以“建寅月”为正月，以后每朝均以建寅月为新年起始的正月，“子”月始终维持在冬至之月。《素问·脉解》篇提到“正月太阳寅，寅太阳也”即是“太初历”的“建寅月”为正月，人体阳气活动以太阳经为起始。

二、中医药学时空理念体现

中医药学时空思维，讲究的是“人与天地相参”。天，即是时间流淌，变化主体是阴阳，人类生命活动需要参照天时阴阳变化节拍而进行方能生存。中医药学以天时节拍规范人体生命活动节律，建立人气与天气合拍的工作模型，最终实现了人与天合拍的工作模式。

（一）生命节拍与天时同节律

天，即时间推移，不断推延呈现着天气与天象；地，即空间结构，展示着因天时积累而变化产生的物象。如天时春夏秋冬，转化为大地物种生长化收藏态势；天时日出日落，转化为大地人类“日出而作、日落而息”即“天有昼夜，人有起卧”的生命周期现象。

《素问·生气通天论》指出：生气通天，阳气一日三分，整体人气随大自然平旦、日中、日西的阴阳变化同步而动，反则病生。《灵枢·卫气行》与《灵枢·邪客》指出：营卫之气，营行脉中，卫行脉外，昼行于阳，夜行于阴，卫气一日分昼夜。夜入于少阴肾，旦出于太阳膀胱，故晨起精明眼先睁。《灵枢·顺气一日分为四时》描述疾病变化因人气盛衰呈现出“旦慧昼安，夕加夜甚”的规律。

中医药学在人与天地相参思维指导下，确立起人合天地节拍、用时空等化天地的理念，再将时空与人体脏腑经络紧密结合，从而产生了特有的时空生命文化。人体生命节律不仅仅是季节律、日节律，还有年节律、24气节与七十二候等，与天时节拍同节律、同步调是其核心环节。中医药学人体与天体共阴阳、共节律、同节拍的思想，并非单纯地为人找到了生物钟，而是运用时空生命文化，强调人对生物钟规律的运用，具体体现在了中医诊断、治疗、养生处方用药、术数操作的全过程中。

（二）阴阳五行藏象时空模型

中医药学的时空生命文化，直接将天时气象、地貌物象、人体藏象一体化，用上天四时阴阳与大地五方五行做保证，探索自然现象与人类生命现象的共有周期规律，研究疾病发生与传变在人体的规律，积极探求相应的预防与治疗办法。

《素问·阴阳应象大论》明确指出“上古圣人，论理人形、列别脏腑、端络经脉、会通六合”“各从其经”“各有条理”。立足点是：“东方生风、风生木”“南方生热、热生火”“中央生湿、湿生土”“西方生燥、燥生金”

笔记栏

“北方生寒、水”。东方木、南方火、中央土、西方金、北方水，就是天上阴阳落地在东西南北中五方、所谓“东方甲乙木，南方丙丁火，中央戊己土，西方庚辛金，北方壬癸水。”天上“十干”化生大地“五行”称之“其生五”，木、火、土、金、水五行是其代表，其他万物均按木火土金水类比取象而已，东西南北中五方才是天时落地转化为五行的桥梁。五行，即天时阴阳落地定位的物象表达与运行形式。所谓“两仪生四象”，四象即是将天时阴阳消长的春夏秋冬变化，用大地东方龙、西方虎、南方朱雀、北方玄武等四种物化形象代言。

由此秉承阴阳为纲，在天成像、在地成形理念，天时以四气阴阳消长为纲，地形以五方的五行物象为代表，将万物取象比类进行归纳。万物“莫贵于人”，落实到以五脏为中心的人体系统，完成以阴阳—四时—五行—藏象系统联系，组成一个全方位反映人体与宇宙万物变化关系的中医药学科研究工作模型，称为“四时阴阳五脏系统”。从此意义而言，中医药学就是天人一体化的时空医学。

三、中医药学时空理念的运用

阴阳，是天道以时间展示变化多少；五行，是阴阳如影相随以空间展示阴阳变化的地貌；藏象，是天地时空中存活的人体核心。所有的时空概念都与藏象学说中的脏腑经络发生直接联系，时空文化才有其生命意义与实用性。四气调神、五运六气、三阴三阳、子午流注等都不过是在天人一体化思维指导下，以天时为基本依据，不同时间节点的人体脏腑经络气血学说的展示。

（一）四气调神

神，是生命力的表达。人生有三宝：精、气、神。精，是生命物质基础；气，是物质转化的生命能量；神，是精气充沛的生命力。因此中医临证诊断才会有“望神”的作为，对神态才会有“得神”、“失神”的描述，治疗才会有“守神”的方法。

其一，《黄帝内经》将讨论“精”的《素问·上古天真论》置于162篇之首，讨论“神”的《素问·四气调神大论》紧随其后；讨论“气”的《素问·生气通天论》置其后。意在突出强调人生三宝，精、气、神。

其二，大论调神，“大论”即正大的议论或理论，也是长篇大论的详细解释的意思。《黄帝内经》的“大论”有九篇，即“四气调神大论篇第二”与“阴阳应象大论篇第五”以及“运气七篇”，表明《黄帝内经》需要长篇大论详细阐述的是人与天的关系，时空对人类的影响问题，为天人合一的医学模式奠定了坚实的理论基础。

《素问·四气调神》大论天时四气与生命之神的关系。四气即四季，是古人思维中最具生命节拍的时间节段之一，四时八节、二十四节气，乃至七十二候都是四季节段的细化。也是《四气调神》强调的“夫四时阴阳者，万物之根本也。”原文“春三月”、“夏三月”、“秋三月”、“冬三月”是描述一年四个时间节点，天时气象与地貌万物变化之时，人类该如何按照春生夏长秋收冬藏的自然规律调适自己的生命活动状态，达到与天合拍、保护生命力的目的。换言之，生命力保护就是随万物按天时、守节拍，保规律。就是我们如今的养生公式，仍然是天如何等于人如何；原文“逆之则伤肝”“逆之则伤心”“逆之则伤肺”“逆之则伤肾”则是强调四气与以脏腑为中心的人体关系；原文“养生之道”“养长之道”“养收之道”“养藏之道”表明的是按四时自然顺序展示的万物变化次序与规律。

“四气调神”就是典型的天象—地象—藏象，以阴阳五行为纲，大自然生长化收藏规律与生命规律共节律、共节拍、共周期的展示。正如《素问·脉要精微论》所强调：“从阴阳始，始之有经，从五行生，生之有度，四时为宜。补泻勿失，与天地如一，得一之情，以知死生。”

（二）干支相配

“干”是指：甲、乙、丙、丁、戊、己、庚、辛、壬、癸，十天干；“支”是指：子、丑、寅、卯、辰、巳、午、未、申、酉、戌、亥，十二地支。传说中是黄帝让大尧所为。天阳，以日为“干象”，贯穿南北，连接上下为“经”；地阴，以月为“支象”，贯穿东西，连接左右为“纬”。《灵枢·卫气行》指出“岁有十二月，日有十二辰，子午为经，卯酉为纬”，其中引入时空概念，最大的目的在于实现“人与天地相参”，对人体生物钟规律进行掌控，顺时而为调整、调节，协调人与大自然关系。

笔记栏

1. 干支用于纪时　天干与地支两者按固定的顺序排列组合而成，干支纪时，成为中华先民对天阳（时间）与地阴（空间）把握的工具。天干，承载的是天之道，代表万物从符甲而出，经历抽轧而出、炳然著见、丁壮、茂盛、有形可纪识、收敛有实、初新皆收成、到妊养揆度发展的全过程；地支，承载的是地之道，从万物兹萌于既动之阳气下，经历阳气未降、始生、茂盛，到物震动而长、物盛大枝壮密布、物皆成有滋味、物的身体都已成就，再到万物之老、万物尽灭、万物收藏的发展全过程。万物长在地，成长成熟在天，万物生长靠太阳，天是主体为“干”，万物生长需要大地承载支撑的配合，谓之“支”。在干支排序中，天干中“甲”为第一，地支中“子”为第一。苍天有好生之德，五行中具有生发之义的是春天“木”，自此而下，万物生生不息，故天干甲木为冠。“水润万物而不争”，故地支以水为首，因此，六十甲子中，甲子排在首位。天干与地支循环相配，可成甲子、乙丑、丙寅……等60组，循环使用，称为甲子计时。

干支，法天象地，顶天立地，经天纬地，成就经纬之学。在天成象，在地成形，在人成运。天道和地道决定着人道，人间岁月由乎日月，日月同辉才是明，以甲子纪年、纪月、纪日、纪时是中华民族长盛不衰的文化现象。

纪年：以天干“甲”开头，统领地支“子”，配为“甲子年”，每个干支为一年，天干“十”行六周，地支“十二”行五周，六十个干后(俗称“六十甲子”)一循环；纪月：每个月的地支固定不变，由于天之阳气始发与大地阳气始生差三个节气，正月是由“寅”开始，而不是“子”开头，如《黄帝内经》所谓：“正月太阳寅”。然后，依次与天干相配；纪日：类似纪年方法，按顺序先后排列，两个月六十日，刚好一个干支的周期；纪时：记时的地支固定不变，每天十二个时辰。年、月、日、时周而复始、生生不息。

2. 医药学对干支运用 中华先民有了天干地支相配而实现对空间与时间的把控，其运用落实到人体就有了医药学上的实践意义。

(1) 结合干支立足阴阳五行建立人体五脏为中心的医学模型(表3-1)。

表3-1 人体五脏与五行、大地五方、上天五季时辰对应

天时主干	甲乙	丙丁	戊己	庚辛	壬癸
天时气象	春	夏	长夏	秋	冬
地理方位	东方	南方	中央	西方	北方
五行物化	木	火	土	金	水
人体脏腑	肝、胆	心、小肠	脾、胃	肺、大肠	肾、膀胱

五脏为中心的模型，将五脏对应到五行、五方、四季时辰，建立起人与天地相通的结构。五脏成为有生命时间节点概念的器官，保养、用药、针灸都有了可循的生物钟。

(2) 子午流注针法：人以五脏为中心，所有生理活动是脏腑经络气血流通而实现。子午流注，以五脏六腑主管的十二经脉有序对应着每日的十二个时辰，参照经脉中的气血在不同的时辰相应的盛衰变化规律，推测出某脏腑经络的气血在某个时辰的盛衰情况加以利用(表3-2)。

盛，血气应时而至，腧穴逢时而开；衰，血气过时而去，腧穴过时而阖；根据经脉腧穴开阖时间，因势利导。泻其实，乘其盛而夺之；补其虚，随其去而济之。成就了中医临证针刺选穴“人与天地相参”的具体手段。

子午流注，关乎天干、地支、阴阳、五行、脏腑、经络及五输穴等内容。概括为脏腑经络与天干地支时辰配合、五输穴配合阴阳五行两大部分。

表3-2 脏腑经络与天干地支时辰相配

地　支	子　时	丑　时	寅　时	卯　时	辰　时	巳　时
时辰	23～1	1～3	3～5	5～7	7～9	9～11
脏腑经络	胆	肝	肺	大肠	胃	脾
地支	午时	未时	申时	酉时	戌时	亥时
时辰	11～13	13～15	15～17	17～19	19～21	21～23
脏腑经络	心	小肠	膀胱	肾	心包	三焦

脏腑经络五输穴配合阴阳五行：

五输穴，即井、荥、输、经、合，指十二经脉在肘、膝关节以下的五个特定穴位。根据《灵枢·九针十二原》记载，用水的源流来比喻各经脉运行从小到大，由浅入深，自远而近的特点命名。“井”，水源始出之

笔记栏

处；“荥”，小水始来之地；“输”，水流成河之地；“经”，水流经过之处；“合”水流汇合之处。五输穴，按五行规律建立起相生路线与固定穴位，成为管理每条经络的掌控点。

五脏通天地与天（干）地（支）配合，经络归属五脏，经络气血盛衰按天时发生变化。五输穴掌控经络，如此完成天地、脏腑、经络、气血按时辰有序的管理。

（三）五运六气

五运六气，五运，即大地木火土金水五行运化；六气，即上天风寒暑湿燥火气象变化。中华先民依据天地同律的原则创建了的独特的“五运六气”学说，尤其注意到气候变化、人体生理现象与时间周期的关系，是“人与天地相参”“时空合一”理念的集中表达，将天地合气，阴阳五行落实到在人体调养中的具体运用中，从非常广泛的时空角度反映了人与天地之间存在着随应而动和制天而用的统一。

中医五运六气理论彰显于唐代，王冰整理《素问》时补入的“运气七篇”即“天元纪”“五运行”“六微旨”“气交变”“五常政”“六元正纪”“至真要”七篇大论，撰写《重广补注黄帝内经素问》、《玄珠密语》使《素问》七大论成为正经、正注；至宋代林亿等考其为古医经，宋代大科学家沈括肯定了五运六气的学术与应用价值，随着刘温舒《素问入式运气论奥》、《圣济总录》、《注解伤寒论》、《三因极一病证方论》等通俗晓畅的解释和宋徽宗的崇信推行，中医五运六气理论获得空前的学术普及。及至金元时期张元素、刘完素、李杲、朱震亨等大家的阐发与褒扬，促使五运六气理论成为影响中医学术发展的重要内容之一。

司天在泉，即运气术语司天与在泉的合称。司天为在上，主上半年的气运情况；在泉为在下，主下半年的气运情况。司天之气和在泉之气按六年规律循环，年年岁岁均不同。六气的司天在泉根据年支配三阴三阳的规律如下（表3-3）。

表3-3　六气的司天在泉根据年支配三阴三阳规律

六　气	君火	相火	湿土	燥金	风木	寒水
地　支	子午	寅申	丑未	卯酉	己亥	辰戌
脏腑经络	少阴	少阳	太阴	阳明	厥阴	太阳

金元医家刘完素强调：“一身之气，皆随四时五运六气兴衰，而无相反”的论断。在《素问要旨论·序》指出：“然天之阴阳者，寒暑燥湿风火也。地之阴阳者，木火土金水也。金火不同其运，是故五行彰矣。然天地气运升降，不以阴阳相感化生万物矣。其在天则气结成象，以为日月星辰也。在地则气化为形，以生人为万物也。然人为万物之灵也，非天垂象而莫能测矣。其道理归于自然，并非圣贤之意而宣悟玄元之理”，强调天之六气，地之五运是天地本然，并非圣人意愿。人为万物之灵也，非天垂象而莫能测，只能本着“人与天地相参”观点，运用天之六气、地之五运，调理人体，自然而然，符合天理之举。承认运气主四时的正常规律，运用《黄帝内经》运气亢害承制之理论分析病理变化的本质和现象，着眼于风、寒、暑、湿、燥、火对疾病发生和发展的影响。将天之六气地之五行相结合，创用五运六气作为疾病分类纲领运用于临床。然而，运气有常有变，反对机械地把某气主年必然发生某病等说法固定起来，坚持以运气的常变思想与临床实践相结合。现代化生活带来的温室效应、气象异常等，也提示我们不能再机械看待自然规律的变化。

（四）三阴三阳

天上阴阳变化有盛衰之分，人体亦然。《素问·至真要大论》曰：“愿闻阴阳之三也，何谓？岐伯曰：气有多少，异用也。”以大自然太阳而论，大自然有朝阳启明、艳阳中天、夕阳西下之象，人体就有太阳、阳明、少阳之别，称为“其气三”。阴阳如影相随，三阳开泰自然有三阴相对应，少阴对应太阳之朝阳启明之象、太阴对应阳明之中天明日之象、厥阴对应少阳之夕阳西下之象。从而成就大自然与人体的三阴三阳相配。手足三阴三阳组成脏腑十二经脉，形成此消彼长，此长彼消的状态，成就大自然与人体三阴三阳的平衡态势。

《素问·天元纪大论》曰：“阴阳之气各有多少，故曰三阴三阳也。”中医以此命名脏腑及其十二经络，不仅表明器官、经脉阴阳气血分布多少，还表明其变化规律（表3-4、表3-5）。《素问·血气形志》篇认为人体三阳气血有多与少，三阴与之相配，均处于此消彼长对应中，是“人之常数”，也是“天之常数”。

笔记栏

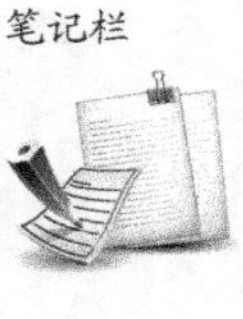

表 3-4　人体三阴三阳气血常数

三　　阳	三　　阴
太阳常多血少气	少阴常少血多气
少阳常少血多气	厥阴常多血少气
阳明常多血多气	太阴常多气少血

大自然从无极生太极，太极生两仪。阴爻、阳爻代表阴阳符号，阴阳多少消长变化，以阴爻阳爻叠加表示，演绎出以天地阴阳统领长男、中男、少男、长女、中女、少女的宇宙三阴三阳系统；人体以阴阳为变化之父母，统领太阳、少阳、阳明、少阴、厥阴、太阴。天有六气，人有六经。三阴三阳配人体形成十二脏腑经络三阴三阳系统。《素问·三部九候论》曰："天地之至数，始于一，终于九焉。一者天，二者地，三者人，因而王之，三三者九，以应九野。故人有三部，部有三候，以决死生，以处百病，以调虚实而除邪疾。"金元四大家之一刘完素在《素问要旨论·序》中指出："阴阳之气各分三品，多寡不同，故有三阴三阳之六气。然天非纯阳，而亦有三阴，地非纯阴，而亦有三阳，故天地以各有三阴阳，总之以十二矣。"

表 3-5　人体脏腑及其十二经络系统

手三阴三阳		足三阴三阳	
手太阳小肠经	手少阴心经	足太阳膀胱	足少阴肾经
手少阳三焦经	手厥阴心包经	足少阳胆经	足厥阴肝经
手阳明大肠经	手太阴肺经	足阳明胃经	足太阴脾经

阴阳，为天地万物生成之道，生成事物有阴阳多寡不同而各成其象。阴阳之下以三阴三阳统帅，人体演化出三阴三阳生理系统。《黄帝内经》在《素问·热论》讨论三阴三阳的传变和疾病表现，张仲景在此基础上以三阴三阳分证为纲，将"证"的理念带入其中，将三阴三阳疾病表现统驭在"证"之下，创立了六经辨证学说，完成了临床运用辨证思维模式。充实和发展了《黄帝内经》三阴三阳分证理论。《素问·至真要大论》曰："阴阳之三也，何谓？岐伯曰：气有多少异用也。"《素问·阴阳离合论》指出："今三阴三阳，不应阴阳，其故何也？岐伯对曰：阴阳者，数之可十，推之可百，数之可千，推之可万，万之大，不可胜数，然其要一也。"阴阳有无限可分性，将一阳化三阳，一阴化三阴，三阴三阳分证使阴阳量变细化，生理上，依据人体脏腑及其十二经络系统所呈现出的各自气血多少状态，成为脏腑器官十二经络的生理特点。《素问·阴阳离合论》曰："是故三阳之离合也，太阳为开，阳明为合，少阳为枢。是故三阴之离合也，太阴为开，厥阴为合，少阴为枢。"表明三阴三阳职责有开、合、枢的区别；以三阴三阳为纲辨证施治，处方遣药，依据确立，更趋于实用。

后世医家在张仲景六经辨证基础上发挥阐释，唐代孙思邈发展了三阴三阳的六经辨证方法，宋代朱肱之六经经络分证、清代柯琴之六经经界分证、清代张志聪、张锡驹之六经气化分证等等，诸子争鸣，各具特色。其中，明代万密斋之六经脏腑经络气化综合说，高度概括了《黄帝内经》三阴三阳（六经）概念之基本内涵，与中医整体观念之基本精神相契合，尤为现代医家重视。

（五）八卦九宫

八卦，即乾、坤、震、离、坎、艮、兑、巽。传说伏羲以观天文为第一要务，在《河图》与《洛书》基础上逐渐形成了先天八卦的雏形，落脚点在天文历法。"伏羲始画八卦，别八节而化天下"。从某种意义而言八卦的组合就是一部最古老的历法，它是农历、干支纪年、二十四气、七十二候的发端。马王堆汉墓出土的《帛书周易·要》指出："四时之变焉，不可以万物尽称也，故为之以八卦。"八卦，卦中有历，是四时八节最早的表达形式。

九宫，在中医典籍里最早见于《灵枢·九宫八风》篇。以"井"字划分九格，身处中央临八面来风，"太一入徙立于中宫，乃朝八风，以占吉凶也。"（表 3-6）即立中央朝八面八风，对应不同脏腑，始终是解决天地人之间关系问题。

表 3-6　九宫

巽·立夏·东南方·4·胃	离·夏至·南方·9·心	坤·立秋·西南方·2·脾
震·春分·东　方·3·肝	5·中央	兑·秋分·西　方·7·肺
艮·立春·东北方·8·大肠	坎·冬至·北方·1·肾	乾·立冬·西北方·6·小肠

笔记栏

洛书：古称龟书，传说有神龟出于洛水，其甲壳上有此图像，结构是戴九履一，左三右七，二四为肩，六八为足，以五居中，横竖对角线三数字之和均为15。

综上所述，中医药时空文化最终是解决天地人之间固有规律的文化，从天时气象与大地物象、联系人体藏象（经络气血）的文化。时空离开人体藏象仅仅是时空，就不是生命时空文化，生命时空文化是气象—物象—藏象三位一体，用阴阳五行学说保证人与天地相参的文化。

第三节　古代数理科技对中医药的影响

中国古代，人们将象与数联系在一起，确立了象数的理念。比如先秦时期，人们就在物之"象"与阴阳之"数"之间建立了联系。宋元时期人们将"道"以数字来表达，促使象数研究与《周易》学术研究关联起来，并向中医药学不断渗透。中医药学还借用了模糊数学方法，展示中医药实践中空间形式与数量关系的模糊概念。

古代冶炼金属促使炼丹技术成熟，启发了化学药物的运用，炼丹术改造为制药技术。将药物加温升华的这种制药方法，成为近代化学用药的先驱。

这些现象都是中医药文化发展过程中数理化科技留下的影响印迹。

一、古代数理科技所建立的数理思维理念

数学，是研究现实世界空间形式与数量关系的学科。在自然科学领域，数学向来以精确而见长，长期以来形成的观念是不能被"数学化"的学科，就非精确性学科，或被视为不成熟的学科。严谨与精确，是科学精神的重要组成部分，在很大程度上取决于数学方法。然而，现实世界中存在许多界限不分明、甚至是很模糊的问题。如同"天高云淡""万丈深渊""庭院深深深几许"到底天高多少、云淡几何、万丈深、深到什么程度？常常需要依靠语境、语感或"约定俗成"来表达和理解，这被称作"模糊概念""悟性思维"。科学精神，需要将模糊概念进行清晰与精确表达，因此，模糊数学应运而生，成为研究现实世界中许多界限不分明、甚至是很模糊的问题的数学工具。换言之，用数学工具解决模糊概念、模糊现象，即模糊概念科学化或科学化模糊或学科化模糊、标准化模糊，让模糊通过数学工具成为专业化学科与科学。

（一）八卦中的空间形式与数量关系

中华民族从"一画开天地"演绎出宇宙八卦符号。看似简单"一画"，结束了结绳记事的原始方式，有了以笔画符号与数字表意的人文符号。一画阳爻"⚊"表示连绵不断、充实有力、膨胀壮大……即"阳"的空间形式与数字；与之对应的符号阴爻"⚋"表示断裂不连续、空虚凹陷、收缩渺小……即"阴"的空间形式与数字。即《易传·系辞》所谓："一阴一阳之谓道"、"道有变动，故曰爻。"阴阳爻象，以形会意，是古老的汉字发端，八卦就是用阴阳爻象拼出的大自然万物空间方位形式与阴阳之变数关系的表达。

八卦符号的空间形式——"卦"，从"圭"从"卜"。"圭"，是指以泥筑的土柱，"卜"，是指测度。"卦"，是指阳光下以圭测日影测天，以日影大小不同的空间形式，依据日影大小代表的阳气多少推理，即日大阳多影短，日小阳少影长，测天地阴阳消长数值变化。立圭观影，一年四季八节自然彰显：夏至影短、阳多、昼长；冬至影长，阴多，昼短；春秋分日影同长，阴阳各半，昼夜相等。天地时间、天地空间、天地阴阳多少尽在其中。

八卦，采用了宇宙中大自然四面八方天地、水火、雷风、山泽八个最具能够代表阴阳变化的典型参照物以及其具体位置与阴阳数值多少描述宇宙万物，并且开创形象化表达思维先例。天寓意为连绵不断的云，属阳。用三段连续不断裂的横划展示天上云的空间形式与阴阳之数，表达乾"☰"。不仅图画乾卦的空间形式，配合"乾三连"文字对乾卦的空间形式进一步说明，并强调乾卦阳爻的数量3，与属阳的天之理；地是有河水通过而断裂不连续，属阴。用三段不连接的横划展示大地的空间形式与阴阳之数，表达坤"☷"，不仅图画坤卦的空间形式，配合"坤六断"文字对坤卦的空间形式进一步说明，并强调坤卦阴爻的数量6，与属阴的地之理。同理，"☵"坎水、"☲"离火、"☳"震雷、"☶"艮山、"☴"巽风、"☱"兑泽，都是万物象形空间形式与阴阳变数之间的逻辑关系表达，可以称之为最古老的模糊数学模型（图3-1）。

笔记栏

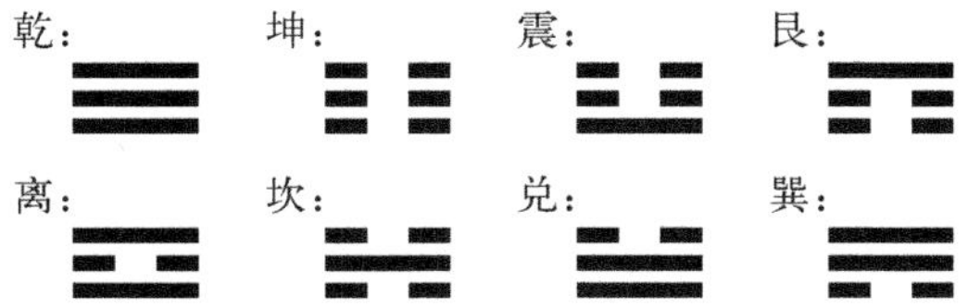

图 3-1　八卦结构形象

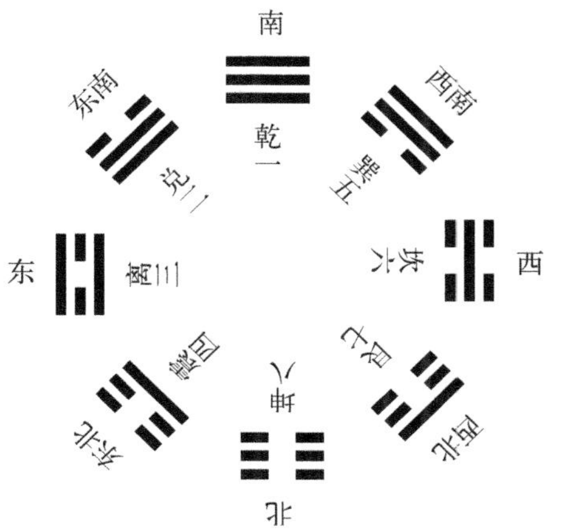

图 3-2　伏羲先天八卦图

八卦从方位隐喻思维、借象表意、空间化象形符号，符号显示阴阳之数值，象形与数值之间表达的是天地阴阳变化之理。八卦的外在形象，即八卦的空间形式展示。八卦之象的"数"即八卦的阴阳变化数量；八卦的内在之理，即八卦的象与数之间逻辑关系，八卦的象、数、理关系，最早表明了宇宙万物空间形式与数量关系。其后所有易文化都是在伏羲八卦的基础上，为了适用于不同的自然条件和历史时期，演化出以解释"无字天书"八卦的形象、时位与变数之间关系的道理(图 3-2)。

（二）秦汉宋元时期《易经》研究的象与数

八卦，以象展示数与理。"象"自然成为研究《易经》的立足点。秦汉以来，首重象数，所谓"出于象术，入于算术"。如《汉书·律历志》称"闳运算转历"，即西汉时期天文学家落下闳取象计算演绎，将二十四节气正式订于历法，调整了太阳周天与阴历纪月不相合的矛盾，以"太初历"取代"颛顼历"，标志着我国古代历法体系成熟；据《后汉书·张衡传》记载张衡的计算造出世界上的第一架"候风地动仪"；《范胜农书》亦《氾胜之书》，计算出土地按天时三次苏醒解冻展示出不同空间形式，反映着天时、地利的阴阳之数变，指导人类农耕活动；刘徽《九章算术注》中的田"亩"形象(即一亩见方的土地)(空间形式)，以 240 步计数；张仲景《伤寒论杂病论》将太阳、阳明、少阳、太阴、少阴、厥阴之象(空间形式)与阴阳变化数量之间研究等。上述都是由象及数，即立足八卦象形研究，而成就数学计算技术。

宋元时期，《易经》学术研究，趋向于技术实用，看重数术。所谓"务实致用，筹算术法"，一是明确："数与道，非二本"，"道"可数字化表达；二是强调"数术之传，以实为体"，大大促进了这一时期技术进步。数学有宋金元秦九韶、杨辉、李冶、朱世杰四大家，医学有刘完素、张从正、朱丹溪、李杲金元四大家，象与数，相互转化成为《易经》学术研究趋势。自然科学火药、印刷术、指南针等技术发明促进了社会发展。

二、中医药数学化与标准化

中医药学与古代数学发展相伴而行、密切相关。西汉、魏晋、宋元三次古代数学高峰发展期，都为中医药学科发展起到推动作用。

（一）两汉时期的数学与医药学

两汉时期，数学首推成书于公元前 1 世纪的《周髀算经》，此书主要阐明当时的盖天说(天圆地方)和四分历法(夏至、秋分、冬至、春分)。经历代各家的增补修订、最迟东汉前期成书的《九章算术》系统总结战国、秦、汉时期的数学成就，以 246 个问题集的形式，讨论事物空间与数量关系，比如"亩"的概念，"广从步数相乘得积步"，"广"就是宽，"从"即纵，指其长度。即广步数 15×从步数 16=240 步。指出："以亩法二百四十步除之，即亩数。百亩为一顷。"这些数学思维在《黄帝内经》中比比皆是，如与"盖天说"一致的"天覆地载"、出于四分历法说的"四气调神""四时气""四时刺逆从""顺气一日分四时"等；与丈量概念一致的"六节藏象""营卫生会""卫气行""骨度""五十营"等。东汉《伤寒杂病论》中秉承《黄帝内经》的"三阴三阳""直中""并病""合病"等概念，都是对疾病发生空间形式与数量关系的描述，数学成就影响着当时人们的认知水平，都会反映在医药学文化之中。离开数学，诸如平人脉动标准为"一呼脉再动，一吸脉亦再

笔记栏

动，呼吸定息脉五动，闰以太息，命曰平人"，还有"肺主制节"等中医学量化问题也无从解决，《素问·平人绝谷》不饮食七日而死的结论，也是依据胃肠容积计算而得出，也就是说中医药学伴随着数学的发展而成熟。

（二）魏晋时期的数学与医药学

西汉司马迁著《史记》以本纪、表、书、世家、列传五种形式，分类相从记载了各种历史事件。及至西晋医家皇甫谧，将《素问》、《灵枢》、《黄帝明堂经》3书分类合编，著成《黄帝三部针灸甲乙经》，成为最早将针灸学理论与腧穴学相结合的针灸专著，全书以天干计数编次，故以"甲乙"为名，简称《甲乙经》。及至唐代孙思邈论述针灸孔穴主对与提倡"同身寸"与"阿是穴"极大提高针灸取穴准确性与实用性。西晋医家王叔和集汉以前脉学之大成，在阐明脉理的基础上联系临床实际，以相似脉归类著成《脉经》。对于脉象标准化问题其认为"脉理精微，其体难辨。弦紧浮芤，展转相类。在心易了，指下难明"，但都采取了类比方法描述，《脉经》释弦脉象："举之无有，按之如弓弦状。"此期间"类"的特色极为明显。

（三）宋元时期的数学与医药学

魏晋时期传统数学得到长足进步，尤其是以圆周率精确度为代表的数学，甚至作为衡量其国家数学发展水平的标志。南北朝时期，在东汉张衡得出圆周率为10的开方、魏晋刘徽，用"割圆术"得出近似3.141 6基础上，祖冲之将其精确至小数点后7位，即3.141 592 6。数学呈现出由大体向精细发展的趋势。及至宋元数学四大家出现，中国古代数学在此期达到繁荣的顶峰。

南宋著名数学家秦九韶不仅创造多项式简化算法、并且注意到自然之数与天地自然之道的本质联系，明确指出"数与道非二本"，强调"数术之传，以实为体"，将数学方法视为实现现实目标的有力工具；早于欧洲帕斯卡393年，南宋"杨辉三角"表达三角形的数字化规律。金元时期数学家李冶，专题研究勾股容圆（即切圆）问题，设未知数称"天元"，用天元术列方程解决在各种条件下求圆径的问题；宋元时期被誉为"中世纪世界最伟大的数学家"朱世杰，在天元术的基础上发展出"四元术"，也就是列出四元高次多项式方程，逐渐消元求解的方法，同时提出了正负数乘法的正确法则。总体而言，尤其是"出入相补"原理引导中国古代数学家将几何问题转化为代数方程求解，几何空间问题数字化表达，形成了不同于希腊几何的更为本质的特征——几何代数，同时让他们认识到世界万物与事件都有自身规律，而规律的表达可以数字化，即"数与道非二本"。如直角三角形的空间关系被商高定律数字化为"勾三股四弦五"、"大衍之数"即天阳1、3、5、7、9单数与地阴2、4、6、8、10双数的相合，而"数术之传，以实为体"是强调现实世界数学实用性，渗透在各个领域中，各种天元术、四元消元计算，无非是简化计算，将复杂表达简单化、体现在以数学做工具，计算精简化特点。

数学进步，影响着中医药学科标准化发展进程。从西汉《黄帝内经》、东汉《伤寒杂病论》的"四气八节"、"六六之节"、"三阴三阳"等大体分，到《唐本草》成为世界第一部药典，再到魏晋早期《甲乙经》、《脉经》，逐步开始在向标准化、精细化过渡。北宋年间，首先，宋仁宗于天圣初年诏令翰林医官院，对北宋前的针灸经络腧穴进行订正、补充和规范，校正历代针灸穴位记载由于传抄引起的紊乱。翰林医官院，至晚在公元979年就已成立，是宋代内庭翰林院的分支机构与国家医政机构，实际承担着中央医药管理机构的职能。宋神宗元丰五年（公元1082年）改称翰林医官局。翰林医官院医官、尚药奉御，王惟一奉旨出版《铜人腧穴针灸图经》，记载了穴位657个、穴名354个，由医官院木板刊行，并刻于石碑上，同时铸造针灸铜人，作为针灸之准则。铜人的穴位，精确到按选穴定位文字描述的标准选穴针刺，应针而流出水银的效果（即一旦穴位选择准确，针刺铜人的相应穴位即流出水银）。针灸铜人铸成于天圣年间，故称"宋天圣铜人"，不仅开创世界上教具先河，同时也是国宝级精美艺术品，更重要的是创制了世界上第一个国家级经络与腧穴的文字标准与形象化标准，使经络与穴位的标准化程度得到史无前例的高度体现。将《铜人腧穴针灸图经》刻于石碑上，起到更准确、更广泛传递标准化的经络腧穴信息的作用。对北宋前的针灸经络腧穴描述正本澄源，发挥了极大的规范作用。在方药标准化问题上，北宋翰林医官院总结历代方书，经王怀隐等人编著公元992年刊行的《太平圣惠方》载方16 834首。而元丰年间（公元1078～1085年）已设惠民局，专司民间医药，汇集名方，诏各地医中高手进献秘方，著《和剂局方》。虽载方不足800首，但均经太医局验证有效，颁行全国。成为宋代官修制剂规范的方书，全称《太平惠民和剂局方》。

从第一部由政府颁布的世界级药典——《唐本草》，到世界上第一个国家级经络与腧穴的文字与形象化标准——"天圣铜人"与《图经》，再到国家级制剂标准——《太平和剂局方》等，中医药发展进程中的标

笔记栏

准化意识不断提高，大量的标准化实践取得了影响至今的中医药的标准化成绩。

中医药学科的标准化，关键在于符合“道”，道即“天理”，是世间事件与事物的本然规律。“道”可以数字化表达，数学工具以致用。模糊数学的基本思想，是以精确的数学手段，对现实世界中大量客观存在的模糊概念、模糊现象进行描述、建模，以达到对其进行恰当处理的目的。因而中医药不排除数学表达方法，故而才会包容现代模糊数学的概念。但模糊数学并非中医药唯一的标准化工具，换言之，数学只是中医药标准化工具之一。世间“学”无数，但“道”不变，只要符合“道”，都可以囊括为“道”的标准化工具。

三、以“证”为代表的模糊数学描述与建模

数学，不过是实现清晰表述现实世界空间形式与数量关系，达到严谨与精确的标准化工具。当现实世界客观存在的大量模糊概念而无法严谨与精确时，却又不能脱离数学表达范畴，就只能数学＋模糊。数虽精确，但“模糊”更符合现实客观世界，比“清晰”与“精确”拥有更大的信息容量，内涵更丰富。中医的“证”概念，是让疾病症状从模糊变清晰的唯一途径。

（一）“证”是“症”的集合（数象结合）

中医的“证”是疾病某一阶段症状概括，集中代表这一阶段当下身体状态，而非单一临床表现。以身体发热事件为例，西方医学可以数值精确描述低烧为 37.5—38.5℃；高热为 39℃以上。中医论身体发热，不同的阴阳之数与不同空间位置发热还有细分。如恶寒发热（恶寒重发热轻或恶寒轻发热重）、潮热（日晡潮热或阴虚潮热、湿温潮热）、寒热往来、气虚发热、经期外感等等大量关于身体如何发热的象形描述。这些看似非数学方法的模糊表达，然而，一旦将恶寒重发热轻与舌苔薄白、脉浮紧集合在一起；将恶寒轻发热重与舌苔薄黄、脉浮数集合在一起；将日晡潮热与舌苔黄、脉洪数集合在一起；将阴虚潮热与舌红少苔、脉细数集合在一起；将湿温潮热与舌苔黄腻、脉滑数集合在一起；将寒热往来与舌苔薄、脉弦数集合在一起；将气虚发热与舌淡苔薄、脉缓弱集合在一起；将经期外感与舌苔薄黄、脉浮数集合在一起，恶寒发热（恶寒重发热轻或恶寒轻发热重）、潮热（日晡潮热或阴虚潮热、湿温潮热）、寒热往来、气虚发热、经期外感等等，都成为有明确指向的，如风寒表证（寒多在表）、风热表证（热多在表）、阳明证（胃肠热盛）、阴虚证（阴不足低热）、湿温证（热与湿相混）、少阳证（热在半表半里）、气虚证（阳气不足发热）、热入血室证（月经期、产褥期外感）等清晰概念，为临证治疗针对性的选择方案提供了更符合客观现实的依据。一个简单症状可能是模糊而难以掌控的，但当其按照有内在逻辑联系集合在一起时就完成了对整体事件的精确化、清晰化的描述与建模。而这个由模糊症状到精确化、清晰化的描述与建模过程，正是中医的辨证过程。“证”的描述与建模，是中医药模糊数学的典型代表。

（二）“证”是由模糊到清晰的标准化途径

“辨证”是所有中医药学活动的基础，“证”是认定机体状态的核心描述与建模。“证”能够让模糊症状标准化，是取决于外形与阴阳之数变的逻辑关系。掌握证就把握了象数之间变化道理，从而可以做为施治依据。身体发热不再是简单的针对体温高低的发汗与物理降温，而是因为阳气多或阴气少，表现在不同的时空进行清热、滋阴、除湿、解郁等针对阴阳变数的调平。以“证”为纲，将通过四诊得到的神象、色象、形象、态象、面象、舌象、脉象等脏腑模糊外象，进行逻辑集合认定。整体认定，有八纲辨证；脏腑认定，有脏腑辨证、经络辨证、气血津液辨证；疾病认定有病因辨证；外感疾病认定，有卫气营血辨证、六经辨证、三焦辨证。所谓“辨证”就是认定“证”的标准化程度。没有标准的“证”，施治也是非标准的徒劳。所有的模糊症状以内在逻辑关系集合在一起，而非模糊现象的无序叠加，就可以指向一个精确清晰的证。以“证”为代表描述与建模，是学习、理解中医标准化、科学化的主要途径。

（三）模糊集合与逻辑推理

几千年中医药临床实践，对各种“证”描述与建模，形成了约定俗成而有标准表达的各种“证”的规范。至今疾病诊断的权威标准，如《中医病证诊断疗效标准》不过是现代论证与认定。“证”是疾病发展阶段在“当下”的综合描述与建模，即所谓“模糊集合”。常见问题最容易出现在对“证”的理解不到位。比如脾气虚的主要症状描述与建模的表达是：腹胀、便溏、纳呆、舌淡苔薄、脉缓弱。一是缺乏直观数值。类似“腹”、“便”、“纳”、“舌”、“苔”、“脉”的空间定位是准确的。但是，“胀”、“溏”、“呆”、“淡”、“薄”、“缓”、“弱”的主观感受程度难以数字化。尤其不能让历来接受西方思维教育的人群接受，使得中医归划到不科学范

笔记栏

畴；二是只看模糊而不集合。脾气虚证是以腹胀、便溏、纳呆、舌淡苔薄、脉缓弱等为主要特点，疾病的阶段有内在逻辑关系的证候群进行模糊集合而完成的综合描述与建模，并非或腹胀或便溏或纳呆或舌淡苔薄或脉缓弱单一症状能够与脾气虚证画等号。正因为如此，学习与理解中医时，以“证”=“症”，或“症”=“证”，将“证”模型描述与单一模糊症状混淆。即便是相同“症”可以出现在不同“证”之中，如“腹胀”可以是脾虚证、胃不和证、气滞证，痰湿证的症状。中医之所以能够同病异治，是因为“腹胀”的表面模糊症状表现相同，而内在逻辑关系并不相关。相反，异病同治是因为腹胀、便溏、纳呆、舌淡苔薄、脉缓弱等表面症状虽然模糊而表现不相同，但是其内在逻辑推理都是脾气虚。因此，中医只辨“证”不认“症状”，只辨“证”即认定模糊集合以后的精确与清晰，不认未经集合的单一模糊“症状”。由此才坚持学科的严谨科学态度；三是固化模糊集合，忽略逻辑推理。脾气虚的主要症状描述是：腹胀、便溏、纳呆、舌淡苔薄、脉缓弱。但是，眼睑浮肿、下垂、肌肉松弛、毛孔粗大、面无光泽、面色虚浮、面黄、面色㿠白、神倦乏力、倦怠嗜卧、下肢浮胀、身形肥胖、身体消瘦、月经量少、月经量多、皮下出血、经行迁延等，凡是符合脾主运化、脾主肌肉四肢、脾统血、脾胃表里、其华在唇、开窍于口的所有特点，符合脾气不足带来不能运化或运化乏力的内在逻辑关系引起的所有问题，都属脾气虚范畴。关键在于对脾脏生理特点掌握，对“有什么样生理，才会有什么样病理变化”的理解，即所谓的悟性与“模糊逻辑”。

“模糊”是人类感知万物、获取知识、思维推理、实施决策的重要特征。《周易》“卦”建立起来的象、数、理思维，实际上就是针对事物发展特定阶段，表达某一爻所处时空状态（象），后台支撑的阴阳消长变化（数），展示出的事物变化象与数关系（理）。辨证采用卦思维，为此时此景此状态下，做出适宜的决策提供依据。客观存在的模糊，对其进行标准化表达就是模糊状态的科学化。中医药学科有大量的模糊数学运用，模糊数学水平以“证”为代表描述与建模。

四、金属冶炼启发的丹药运用

商周时期青铜器与秦汉时期铁器利用，使金属冶炼技术日益成熟。长寿、延年、成仙的社会需求，促使炼丹术受金属冶炼技术启发应运而生。丹药，矿石类药物加温升华的制药方法，开启了化学用药先河，甚至火药发明。

魏晋时期伴随炼丹而风靡的“服石”文化，为唐代帝王带来不可挽救的药物毒性的切身体验。以本草药物为主流的古医者及时认识到“服石”带来的药物毒性，没有让“服石”成为本草药学的主流文化，仅仅将炼丹术变成制药术，保持了丹药的外用形式。

（一）炼丹术开启的化学用药

中国生生不息的文化思想，导致了人们在现实中比较回避死亡问题。道家用修道“成仙”、儒家用修身“成圣”、佛家用修炼“成佛”来解释面对世界客观存在的死亡，人选择的去向。道家认为，长生是解决人生问题唯一途径。成仙，成为生命延续的选择。

正因如此，道家努力探索生命不息、炼丹成仙的现实的办法，从而出现了练内丹引导人体真气修炼成仙、外服仙丹借力培补元真得道成仙的益寿延年方法。周秦以来为满足外服仙丹的需求，借用金属冶炼技术启发了将药物进行加温升华，促使炼丹术产生与丹药的出现，开启了化学用药的先河。东汉时期，魏伯阳《周易参同契》，被誉为“万古丹经王”，为世界公认现存的最古老的炼丹专著。当时医道并存带来了本草药物发展过程中新的制药方法，增加了药物来源。东晋著名医药学家、炼丹家葛洪，自号抱朴子，潜心研究丹药，著有《抱朴子·金丹》篇，世人称小仙翁；后世还有张觉人《丹药本草》与《外科十三方考》反映着本草中的丹道医学，“历代诸家本草”《本草纲目》记载：“宣德中，宁献王取崔昉《外丹本草》(可惜书早已亡佚)，可见本草对外丹运用在明代朱元璋第十七子宁献王朱权还借鉴了崔昉《外丹本草》”。明代王肯堂《证治准绳》还记载出自《外丹本草》“治眼眶破烂，畏日羞明”的黄连炉甘石散。从书名与相关内容知其是偏重外丹方面的本草类书籍。

笔记栏

（二）丹药对延寿的探索与挫折

秦始皇与汉武帝都成为炼丹成仙延年益寿身体力行的实践者，春秋战国时期服用石药已相当普遍，屈原诗中“登昆仑兮食玉英，与天地兮比寿，与日月兮齐光。”可见正是由于道家成仙文化的影响与帝王级人物的推广，及至魏晋时期，伴随成仙炼丹而风靡的“服石”文化盛行而达到高峰阶段，类似冶炼金属对矿石药物进行加温升华，当时盛行“五石散”，即五种矿石，或丹砂、雄黄、白矾、曾青、磁石，或石钟乳、石硫黄、白石英、紫石英、赤石脂。人们还利用类似冶炼金属的技术对矿石药物进行加温升华，从而出现了多种药物炼制的化合类丹药。从丹药成分看，最主要的基本上是硫化汞、氧化汞、氯化汞三个类型。从炼制方法看，不外“升”、“降”、“烧”三种。即不同炼制方法，升华而成，称升丹，降结而成，称降丹，烧丹（朱砂）、练汞（水银），称烧炼。所得丹药均为纯阳之品，服食后身体发热。相对应服药后须寒饮、寒食、寒衣、寒卧，热药寒服的将息节度方法，称之为“寒食散”。不少人因服饵丹药而丧生，为金石所误。尤其是唐朝，皇帝中毒者比例甚高。290 年间 21 位皇帝，至少接近 40%的帝王如唐太宗、唐宪宗、唐穆宗、唐武宗和唐宣宗等 5 位，均为服用丹药中毒而丧命。

西汉早期医家淳于意医案中已有“中热不溲，不可服五石”论断，其一，说明“五石”并非魏晋时期才有，其二，说明“五石”纯阳之性经冶炼后更加甚，起码内热者不能服，否则也不会有“寒食散”之说。人在阳间保阳气，温阳、运阳、升阳、护阳都不为过，但过于燥烈，纯阳燥热最易煎熬阴精，阴阳离绝也是必然。无论矿石、植物、动物都一样，烈火成金丹，取火而阳盛，类似植物与动物壮阳药。只是当时受金属冶炼影响，随炼丹术技术成熟，“五石”成为典型代表。历史教训促使不得不重新审视道家外丹术的利与弊，深切认识内服丹药弊端，促使炼丹术向内丹修炼、制药技术、药用疗疾、外科运用等方向转化。道家炼丹追求长生，强化了中华不死理念、促使本草化学用药发现，也有惨重代价与血的教训。所幸中药学发展，并没有将当时方士炼丹作为本草药物的主流继承与发展。

（三）丹药外用

唐代炼丹盛行，然而丹药在药用疗疾及外用方向已经萌发，如孙思邈的《千金方》中“太一神精丹”（丹砂、曾青、雄黄、雌黄、磁石、金牙制“砒霜”），是世界医学史上最早使用砒霜治疟疾的良方；王焘《外台秘要》专列“服石方及并发症”为卷。宋代以后，随着对丹药利弊认识深入，内服丹药不再以矿石类药物为主题，丹方多为草木药，炼丹术变成制药术，外用丹药逐步发展，真正成为本草药物组成部分。

中华民族是一个以儒道二家思想为本源的民族，两汉时期佛教进入中国，自南北朝日益兴盛，特别是经过武则天才真正达到了发展的最高峰。佛教进入必定对儒道文化造成冲击，金元时期全真教创始人王重阳主张儒、释、道三教平等，借全真七子之一的丘处机伴随成吉思汗西征而使全真教得到助力发展，迎来兴盛。丹药与道教的符箓（咒符）、斋醮（道场）、科仪（法事）等形式有所保留。此时南方地区有专主内丹修炼的金丹派南宗道派，其后也被全真教融合。倡导三教平等、融合内外丹药作为，不仅传承了道教文化，也保护了内外皆修的丹药文化。明清时期，丹药运用明显以外科医家使用的最多，红升丹、白降丹成为明清时期中医外科两种最具代表性的外科丹药。清代名医高秉钧，撰外科专著《疡科心得集》称：“外科若无升降两丹，焉能立刻奏效?”所谓“红升白降，外科家当”。吴谦《医宗金鉴》、顾世澄《疡医大全》、邹五峰《外科真诠》、许克昌《外科证治全书》等著作都有相关记载，涉及丹药内容广泛，经验趋于成熟，奠定了本草学中丹药外用的基础。

虽然明清时代丹药外用成形，但丹药内服依然存在，只不再是高温炼制的纯阳之丹，或是丹入其中或是以丹为衣，直到今日仍是本草药物的组成部分，像常见含砷的药用疗疾中成药如牛黄解毒丸、牛黄消炎丸、六神丸、梅花点舌丹等多用于清热解毒，治疮疡类。再如朱砂安神丸、磁朱丸、牛黄清心丸、安宫牛黄丸、至宝丹、紫雪丹等著名成方中均有朱砂，用于清心开窍、安神定惊。重点要考虑服用时间、服用剂量、服用方式、体质状况等情况。本草药物保留内服丹药，控制在人体能够耐受的计量范围，清热、解毒、开窍、息风、镇静都是应急之举，非需长期持续使用而引起蓄积中毒。服药方式大多是制为成药，避免酒剂与药物加热，控制了不必要的化学反应。药物选用都是如同徐大椿所谓：“兵之设以除暴，不得已而为之”，有毒药物选择更需慎重，不惜借用“物物格之，以求豁然”的原则。

笔记栏

第四章　传统文化孕育的中医药理念

导　学

本章主要讨论关于宇宙物质起源的“元气”与“气化”理念、人体生存内外环境的“整体”与“人本”理念、宇宙万物规律的“阴阳”与“全道”理念、人体外象辨识的“藏象”与“辨证”理念。本章学习目的在于理解“元气”与“气化”理念、“整体”与“人本”理念、“阴阳”与“全道”理念、“藏象”与“辨证”理念的文化渊源，掌握其文化内涵与实际运用。

中医药文化是在中国传统文化的大背景下成长起来的，在其发展成熟的过程中，不仅融汇吸纳了先秦诸子百家的宇宙观、生命观、价值观、道德观、人生观等，而且以古代天文、地理、历法、数理、化学与术数等多学科理论作为工具，形成了系统而成熟的中医药理念。

中国传统文化中从“宇宙”“混沌”的概念，到阴阳二气相互作用“气聚”成形的理论，再到“元气”阐释宇宙万物由来，浩然“正气”与致病“邪气”区分，“气”成为中医药文化的重要理念；万物存在于宇宙天地之中，宇宙天地影响万物生命，万物之中“人最为贵”。人与宇宙天地相参、“天人一体化”的整体思维是中华民族关于人类最智慧的生存方式；人与天合拍，适应天体阴阳变化，守阴阳之道理，就是守天道、就是守天理、就是有德之人，就守住了生生之道，成全了上天好生之大德。人体向生与否必然有内在脏腑的外象显现，名“藏象”。观察“藏象”确定治疗方法的过程即“辨证”。

中医药理论的成熟，以《黄帝内经》问世为标志。《黄帝内经》借鉴上古医药学理论（引用此前医书 27 部），吸纳诸子百家思想与多学科文化，将医药学思想与传统文化高度融合，将传统文化思维医药学化，也使中医药学成为中国传统文化道器并重的载体。《黄帝内经》是中医药学文化的典范，关于人体元气、正气、气化、整体观念、以人为本、阴阳为道、藏象、辨证施治等中医药文化的重要理念在其中得到了全面集中的阐释。

第一节　“元气”与“正气”

先秦时期，以“无极生太极”来解释宇宙万物由来的观点普遍存在。譬如：老子的“道生一”、庄子的“浑沌开窍”、《易经》的“太极生两仪”以及三国时期盘古王开天地传说，综合起来展示了宇宙从无极无序混沌到太极有序浑沌、再从太极衍生阴阳二气化生万物的全部过程与结构层次。由此我们可以明确，最初的物质来源为无极、最初的物质状态为混沌、最初的物质变化动力为阴阳。

万物有命，形式为气，气有正邪。正气抗病延年、邪气干扰生命。人生世事、人体生命的生存状态就是正邪之间气力的不断较量、维护平衡的状态。趋利避害，保正气、避邪气，利益最大化就是处事与延年的原则。

一、宇宙始于炁·气化生万物

笔记栏

宇宙是由物质组成，元气概念、气化概念是中华传统思维的重要成果。中医药学秉承传统文化思维，最终形成了宇宙与生命均以元气为动力化生万物，保全元气等于保全宇宙、天地、万物、生命之根本的理念。

(一) 混沌宇宙,气化万物

古代哲学认为宇宙混沌无序,称之“无极”;道家老子称“道生一”。《庄子·应帝王》用“浑沌开窍”的故事解释天地脱离浑沌,南北阴阳经天纬地状态;汉王充《论衡·谈天》:“说《易》者曰:‘元气未分,浑沌为一。’”《淮南子·诠言》谓:“洞同天地,浑沌为朴。未造而为物,谓之太一。”三国时期魏曹植《七启》也有“夫太极之初,浑沌未分。”此时宇宙之初“洞”、“浑沌”、“太一”、“元气”等理念已经成形。

汉魏两晋时期,道教以“道”为最高信仰,奉《道德经》为经典,先秦时期老子也因此被后世道教尊称为教主。道教早期教派五斗米教的经典《老子想尔注》是老子《道德经》的注释本,其中解释道生一称:“一者,道也”,“一散形为气,聚形为太上老君”。老子以太上老君的形象成为道的化身,明显有了气的聚散化物成形的理念,但将老子作为道的化身,未免将老子神仙化了。老子在《道德经》指出:“物物生生,始开于炁”,炁即气,真气,元气,气场。元气化物成形思想自然而然。明代许仲琳著《封神演义》讲述太上老君以自身一体气化出道教玉清、上清、太清三位遵神法身的“一气化三清”故事,都是描述道元一炁、化生阴阳二气、二气化生万物的过程,即“道生一、一生二、二生三、三生万物”。

《易·系辞上》描述宇宙万物谓:“易有太极,是生两仪,两仪生四象,四象生八卦。”孔颖达疏:“太极谓天地未分之前,元气混而为一,即是太初、太一也。”太极八卦即是阐明宇宙从无极而太极,以至万物化生的过程。其中的太极即为天地未开、浑宏纯沌未分阴阳之前的状态。《易·系辞下》指出:“天地絪緼,万物化醇;男女构精,万物化生。”孔颖达疏:“絪緼,相附著之义,言天地无心,自然得一。唯二气絪緼,共相和会,万物感之,变化而精醇也。”我国著名的先秦学术和语言文字学家高亨对此解释为:“絪组借为氤氲,阴阳二气交融也……天之阳气与地之阴气交融,则万物之化均遍”。现存最早系统记录唐代历史的史籍《旧唐书·李义府传》提到:“邃初冥昧,元气氤氲。”儒家描述仍然是易道氤氲的太元之气为一,即太初、太一、太极。太极化生两仪、两仪阴阳二气生出四象八卦而衍生万物。天体矫健运行,是气流的运行。气,为世界的本原,整个世界和宇宙是由气所组成,整个世界和宇宙的变化都是气的运动变化结果。气,既是物质,也是动力。一气化阴阳,阴阳二气交流,统摄着万物的新陈代谢,万物借助元气的生化而合成形体。天体自强,表现为天气日往月来,季节交替、岁月推移;人体自强,表现为人气流通四达,藏气更新,年岁成寿。事物存在就在于有元气、有能量,元气就是物质的发生、发展、变化的原动力与能量。有能量的事物才能生生不息,彰明昭著。

盘古,是中国神话体系中最古老的创世之神。盘古开天传说,最早见于三国时期吴国文人徐整著的《三五历纪》,其中讲述了极富想象力的创世故事。宇宙天地浑沌似大鸡蛋的巨星,盘古持神斧奋力开天辟地,逐渐使天空高远,大地辽阔。双目变日月,头发、呼吸、肌肉、经脉等化生万物。由此可见,依然是奋力的元气打开了18 000年的混沌,日月阴阳二气化生了万物。

老子“道生一”、道教“一气化三清”、庄子“浑沌开窍”、《易经》“太极生两仪”、三国时期盘古王开天地传说,描述了浑沌元气—阴阳两仪—化生万物的路径,也以此展示了中华先民共同的元气—阴阳—万物的世界观,中国古代医者将此世界观融汇到中医药理论中,形成了以人体元气—肾阴肾阳—肾精化气温煦五脏描述人体元气—阴阳—五脏功能与物质的生命观,达成了与传统文化的共识。

(二) 中医对“气化”的认识

确定了万物由“气”的聚散形成与消失的观点,明确了气之聚转化为物之形的思想理路。“气”作为能量,转化过程称为“气化”。“气化”的结果就是有形物质的产生,比如大自然万物春生夏长秋收冬藏都是阳光下气化结果。气化,是宇宙万物的由来,也是人体生命物质的由来,是生命活动的基础与基本形式。中医认为:犹如大自然万物生长靠太阳,人体物质靠元气为动力,化生了人体生命活动所有基本物质——精、气、血、津、液。

首先,气是生命动力,有动力的生命,才是有机的生命。换言之,生命必须有气,有动力才能延续,有气就具备了产生变化与生万物的能力。人体生命就是在元气作用下不断地气化而产生维持脏腑活动所需要的精、气、血、津、液等新的基本物质以延续生命的过程。换言之,气化就是物质产生的能量;其次,精、气、血、津、液之间,如精与气、精与血、精与津、精与液、气与血、气与津、气与液、血与津、血与液等也依赖气作为动能发生相互转化。《素问·阴阳应象大论》云:“味归形,形归气,气归精,精归化;精食气,形食味;化生精,气生形。”就是讨论人体物质阴阳之间的相互转化,强调气才是转化的动能。换言之,气就是物质之间转化的能量。

笔记栏

生命就是维护阳间之气的大小强弱，或气壮山河或气宇轩昂或意气风发或有气无力或气息奄奄或气若游丝，都是气状态的生动展现。中医虽然没有关于气的量化描述，但其结合“证”的象形描述准确表达了当下机体的气况。“气”越足，“化”的能力也越强，生命物质来源不断，生命物质之间转换不断，生命延续机会就越多。既然是气，就不会固定不移，一旦出现运行路线不通畅，就会影响气的升降出入。因此，气量足、路线通就能够保持人体“气化”能力，维护生命功能。

二、气合而有形·正名分正邪

气之聚合，为万物之形状，因为不同功用各有不同名称。然而万物皆有利弊，大自然与人体之气也有正邪之分。中医将对人体有利之气命名为“正气”，将影响人体健康之气，命名为“邪气”。

（一）气合有形，因变正名

《庄子·知北游》指出：“人之生，气之聚。聚则生，散则死。”庄子以元气聚散来描述人体生命生与死的缘由与状态，认为“通天下一气耳”，人要逍遥则“游乎天下之一气”。《素问·宝命全形论》指出“人以天地之气生，四时之法成”，也认同宇宙万物，禀受天地之气而生、按照四时法则而生长的观点。东汉杰出的唯物主义思想家和教育家王充指出：“天地合气，万物自生。”宋代理学家张载也指出：“天惟运动一气，鼓万物而生，无心以恤物”，还有北宋二程提出的“万物之始皆气化；即形然后以形相禅，有形化”等观点，都与物质第一性，意识第二性的唯物观点相一致。朱熹不同意气化即道的观点，但是接受了张载的气化学说，广泛地论证了大自然的万物都是由气化所生，指出：“盖二气五行化生万物。”但在气与理的关系上强调“尽天地之间，无不是气，即无不是理也”，“气”是物质实体，“理”是客观规律。明末清初思想家王夫之坚持“理依于气”的气本论，驳斥了程朱理学以理为本的观点。强调“气”是阴阳变化的实体，理乃是变化过程所呈现出的规律性。“气”概念、“气”思维、“气化”理念在中国传统思想争鸣中得到强化与明确，伴随中国传统文化发展起来的中医药文化也不可避免地受到“气生万物”的影响。

《庄子》不仅固化了气是生命构成的物质与生命能量状态的概念，而且以“神气”“人气”“志气”“血气”等各种气表征展现不同的生命现象。关于“神气”，《庄子·田子方》“夫至人者，上窥青天，下潜黄泉，挥斥八极，神气不变。”即具备很高的道德修养，超脱世俗，顺应自然而长寿之人，意气风发、激扬纵放，上天入地、四面八方极远之地，但生命力内守不变，以“神气”描述了人体的原动力；关于“人气”，《庄子·人间世》“且德厚信矼，未达人气；名闻不争，未达人心。”即虽然德行纯厚诚实笃守，可未必能和对方声气相通，虽然不争名声，可未必能得到广泛的理解。《春秋繁露·人副天数》“天气上，地气下，人气在其间。”以“人气”描述了社会活动中人与人之间的气息相通的沟通能力；关于“志气”，《庄子·盗跖》曰：“目欲视色，耳欲听声，口欲察味，志气欲盈。”目视、耳听、口察的能力关乎志向与气之短长，以“志气”描述了生命的意志力与基础物质对感觉的支配力；关于“血气”，《庄子·内业》曰：“四体既正，血气既静，一意抟心，耳目不淫，虽远若近。”道家“虚”“静”“壹”三者是相辅相成，若虚状态，即元气不受躁扰的“虚静为宝”状态，血气安静，即阴静神藏、心平气和、神情专一，则耳聪目明，寿比南山。

庄子将元气化为“神气”“人气”“志气”“血气”等各种生命现象的气表征，中医药学以元气化营气、卫气、藏气、经气等，同样展现了各种生命现象的气表征。《黄帝内经》秉承这一思想，认为所有事物都是“气”聚成形。《素问·阴阳应象大论》指出“阳化气，阴成形”，张介宾注释为：“阳动而散，故化气；阴静而凝，故成形。”聚而成形，散而为气，以聚与散完成气与形的转化。万物不过是气的聚散形式，“积阳为天，积阴为地。”天地是阴阳之气聚集的结果，所以“阴阳者，万物之能始也。”并用“气合而有形，因变以正名”与“气合而有形，得藏而有名”来高度概括其化生的一切有形物质，以“名”来区分其不同类别。因气的阴阳变化多少与储藏不同，脏腑发挥着不同功能，气也因而有具体不同的名称，但都是元气一炁所化。生则气聚、死则气散，气，即生命能力、元气，即生命原动力。对总结人的生存智慧而言，中医药学文化强调元气对人体的重要，关键在于直接落实到临证救治的思路上。元气，是人体自强的基础，中医药学将人体自强落到实处。

笔记栏

首先，人体生存依赖的是元气，人体的元气藏于肾，肾脏成为自强的根本，生生不息的根本；其次，肾中元阴元阳如同天地阴阳，化生五藏（五行）之气，共为脏腑功能。五藏功能成为自强的核心，所以在中医藏象学说中强调：人是以五脏为中心的有机整体。“有机”更侧重于生命功能，即元气运行的脏腑气机，而非单纯地描述脏腑器官形态。因此，中医药文化中的脏腑概念不是单纯的器官形态概念，更注重脏腑本身的能力、功能、气化、能量等整体的气机配合。

（二）气聚成形，区分正邪

宇宙万物皆气化而生，然而万物终究有利弊之分。《管子·明法解》指出："故人臣之行理奉命者，非以爱主也，且以就利而避害也。""就利而避害"，表示躲开有害的，接近有利的条件；《吕氏春秋·尽数》指出："天生阴阳寒暑燥湿四时之化，万物之变，莫不为利，莫不为害。天地万物利弊客观存在，圣人察阴阳之宜，辨万物之利，以便生。"强调生存过程即"辨万物之利，以便生"，也即明辨万物之利而为之的过程；《史记·货殖列传》指出："天下熙熙，皆为利来；天下攘攘，皆为利往。"指明天下往来都是为追逐"利"的忙碌；《后汉书·霍谞传》指出："至于趋利避害，畏死乐生，亦复均也。"明确趋利避害思想的死生之道；《吴子·图国第一》指出："谋者，所以避害就利。"强调谋图策划在于躲开有害的，接近有利的条件。从历史典籍历程可见，在先秦中华文化形成的"轴心期"阶段，趋利避害成为宇宙间世事、生命的本质。万事万物皆利弊，世间事物与人间生命就在于避免危害，追求利益最大化。

利弊成为万物自然，气之利弊也为必然。气之利为正气，气之弊为邪气。趋利在于养正、就正、趋正，避害在于避邪、躲邪、驱邪。孟子"富贵不能淫，贫贱不能移，威武不能屈。"强调养人生之大丈夫浩然正气，《黄帝内经》亦曰"正气存内，邪不可干"。此为突出养生命之延年抗邪之正气，体现生命之适应能力、抗邪能力、康复能力。

第二节　"整体"与"人本"

《易经》"三才"思维，确立了人与天的相互关系。面对有序化的宇宙整体，重要的是要在宇宙最根本的规律中发现人类生存的基本规律、生命的根本。中医药学着眼于大地万物基本规律，立足于天地万物之间，以人为贵，确定了人本重心，将人体自身各脏腑功能平衡、整体功能稳定的研究重点放在与大自然、与人类社会乃至与疾病的各种关系协调能力上，强调人的整体性，强调人的协调平衡能力。

一、天人合一·人与天地相参

中华文化成就之初，用八卦确立起天体与人体相通共用的阴阳概念。八卦，最基本的单位是爻，每卦三爻，代表天、地、人三才，以此建立起了中华民族对万事万物的思维框架，即凡事都纳入天、地、人三者关系中讨论。道法自然与整体观念也由此成形。

中国古代先哲们认为，天地生生不息，养育着包括人类在内的万千事物。人本身就是大自然的创造物，宇宙中的每一个生命个体都由天地所化生和养育。宇宙与每个生命个体之间一体相通的文化思想，影响着中华民族"天人合一"的整体思维模式的建立，以此为源泉形成的生命文化——中医药文化更强调在天人框架下人与天地合拍的主动性。

（一）"谈天说人"的汉朝时代精神

中华民族原文化自始至终是把人放在自然环境中研究，人体自身内在联系、人体与大自然、人体与疾病、人体与人类社会的各种外在联系，成为宇宙之中不可避免的固有关系。中国传统文化建立之初就与大自然结下不解之缘，文化的所有根源，都是大自然与人之间关系的讨论。中国传统文化从最初的"观乎天文以察时变，观乎人文以化成天下"就已经有了明确的"天人合一"的观点和人类精神层面指向，并且成为中华民族主导思想与文化定位。

谈天说人、谈古论今，寻求其中相通而互感的共同律则，是汉朝的时代精神。《汉书·董仲舒传》曰："天人之征，古今之道也。孔子作春秋，上揆之天道，下质诸人情，参之于古，考之于今。"《素问·举痛论》直接总结为："善言天者，必有验于人"。《素问·气交变大论》进一步强调："善言天者，必应于人。善言古者，必验于今。善言气者，必彰于物。善言应者，同天地之化。善言化言变者，通神明之理。"其后又引用古代典籍《上经》曰："夫道者，上知天文，下知地理、中知人事，可以长久。"因此，不论西汉董仲舒还是《黄帝内经》，这一时期，人体小宇宙与天体大宇宙的共生关系，已经成为社会共识。这种共识不可避免的影响与渗透到中医药学思维模式。

笔记栏

《黄帝内经》奠定了中医药理论基础，专设“生气通天论”讨论人气与天气的相通借鉴关系。指出：“夫自古通天者生之本，本于阴阳。天地之间，六合之内，其气九州九窍、五脏、十二节、皆通乎天气。”“通天”是以人体“生生之气”通达天之阴阳变化之理。并以“阳气者，若天与日”比拟天上太阳与人体阳气作为宇宙与人体动力的相通性，强调“天运当以日光明”的阳气为主思想。其一，强调生命之本在于生生之气通于天；其二，以天体推演人体，借鉴天体比拟人体，不仅使天人一体化成为中医药文化理念，也作为研究方法被借鉴过来。

人体生生之气与天气相通，在中医药文化中以人体与天体共阴阳、共节拍的思想呈现，并直接影响到中国几千年的所有医药活动。这种思维根植于民族传统文化“天人合一”思想，形成了根深蒂固的“人与天地相参”的中医药学思维模式。

（二）“人与天地相参”的中医药思维

在中国古代哲学中，把自然哲学与历史哲学混合起来的现象，是中国哲学的重要特点。受中华传统文化影响的中医药学，在《黄帝内经》奠基之初就把人体小宇宙与自然大宇宙的共存共生关系作为研究的重点，构建了人体功能自身内在和谐统一、人体与外在大自然环境和谐统一、人体与人类社会和谐统一的整体观念，体现了传统文化中“天人合一”思维，但天人之间中医药学更强调人与天合拍的主动性，《灵枢·岁露论》云：“人与天地相参也，与日月相应也。”明确强调了人类活动需要参照天地日月规律，确立了“人与天地相参”的中医药学理念。

中医药学认为人体自身以五脏六腑为中心，通过经络做导线连接，经络中气血运行营养物质传送到全身，正因为“运行”才实现了“传送”，使人体成为有生命功能的活体对象。这个生命活体是一个协调的整体系统，与大自然、与人类社会客观反映的情志变化息息相通、相互协调。由此大自然与人类社会的任何利弊变化都会引起身体适应度的改变。大自然中风、寒、暑、湿、燥、火与人类社会情感喜、怒、忧、思、悲、恐、惊，都可能成为身体好与坏的影响因素，而且因为机体内部的整体关联性，可能使得这些改变相互影响，并且因此奠定了与西方医学完全不同的全局整合的“整体观念”。

二、万物人为贵·五脏为中心

天地生万物，万物以人为贵，这是先秦诸子生命讨论中形成的一致性认识趋向。然而“人为贵”的医药学含义并非空泛。五脏，是医学化“人为贵”的具体指向，明确五脏中心使医学化“人”的概念有了更具体更深刻的内涵。

（一）儒释道“人为贵”思想

老子《道德经》提出：“故道大、天大、地大、人亦大。域中有四大，而人居其一焉。”孔子《礼记·礼运》提出：“人者，其天地之德，阴阳之交，鬼神之会，五行之秀气也。”荀子明确指出了人“最为天下贵”的思想。《荀子·天论》曰：“水火有气而无生，草木有生而无知，禽兽有知而无义，人有气、有生、有知、亦且有义，故最为天下贵也。”佛经中“救人一命，胜造七级浮屠”也揭示了佛家对生命至高无上地位的肯定。在中国传统文化中，儒、释、道无不以人类生命为重。百家诸子，不同的宗教，在对生命的珍爱这一点上是完全一致的。即便是在民间也形成了“人命关天”的理念。

《黄帝内经》秉承这一传统思想指出：“天覆地载，万物悉备，莫贵于人。”反映和体现了人在大自然中超拔万物、具有崇高地位和价值的思想。“人命至重，有贵千金”出自我国唐代伟大医药学家孙思邈之口，也道出了生命无与伦比的宝贵。

（二）“人为贵”贵在五脏中心

人，在中医药学中并非笼统概念，而是以五脏为中心的有机体。五脏，在中国医药学学科体系中，成为天体与人体相通共用阴阳五行体系的落脚点，这使医药学研究的重点、难点都落实到“五脏”问题的研究上。即“人是以五脏为中心通过经络将人体上下、内外表里、四肢百骸联系而成的一个有机整体”。

五脏，并非是单纯的五脏器官和五个生理系统模型，更重要的是五脏“系统单位”，是以“气”做物质基础，以“气”的能量活动完成生命活动的生理功能单位。五脏，具备与大自然春夏秋冬四时息息相通（“天人相应”）、与人类社会情绪喜怒忧思恐适应（“五神藏”）的能力，同时，五脏之间相互配合。生命活动在于如何使“五脏”状态对“整体”的有机化程度更高。具体而言，五脏各自功能与五脏之间协调平衡能力的整体呈现，就是五脏自身能力与相互配合的最佳状态。“有机”更在于以脏腑功能活动体现，“整体”更在于

笔记栏

脏腑之间功能活动协调、整体对外。“活着”的机体才有研究价值，一切以“生生”立意，以“不息”为努力方向。

医药学，是人类为延续生命、延缓衰老，对生命生生不息所做的努力成果。动物天生就有修复创伤的本领，也会救死扶伤，但没有智慧将其发展为学科。医药学是人类生存的智慧，医药学的目标在于帮助人类延长生命周期和提高生存质量。任何医学都是以治病与救人为目的，然而疾病是以生命为载体，病要治，命更要延续。

中医药活动中，对生命而言疾病属于外来物，疾病侵犯生命体以后所发生的变化，成为中医药学需要解决的问题。研究疾病在生命体上的表现形式——病症，研究病症产生的原因——病因，研究病因带给生命体的变化规律——病机，研究病机在生命体上的演变趋势——病势，研究疾病发生在生命体上的部位——病位，研究疾病在生命体上的阴阳属性变化——病性。由于生命是疾病的载体，看似研究疾病，实际上中医药学更注重疾病对生命体本身引起的变化，以生命存活为目的，在疾病与生命之间，着重解决生命没有受到疾病侵犯状态下如何养与防，受到疾病侵犯后如何驱邪扶正、甚至带病生存的保命方法。把尊重生命原本客观规律，强调与大自然及人类社会和谐相处，作为判断是非的标准。着眼于人体在大自然与人类社会中，如何“不息”、如何“活”得更好。所以中医药理论虽然深奥繁杂，但是可以让生命延续、可以治病而不造成严重的毒副反应，每次医疗活动的目标也很明确，那就是把尊重生命，以人为本作为治疗的首要前提。正因为如此，在每次中医药医疗活动中，医者保持着尊重生命规律，遵循“万物人为贵”的自然法则，自始至终把注重生命功能维护、保持现状下生命可持续能力作为立足点。

第三节　“阴阳”与“全道”

阴阳，是概括事物属性和表达事物根源的一对矛盾，是中华民族对客观世界中矛盾双方抽象性表达。阴阳，是天道中对每件事物所存在的两个典型状态的表述。《周易》“一阴一阳谓之道”，《黄帝内经》明确指出医学领域“阴阳者，治病之本”。天之阴阳、地之阴阳、人体阴阳，万物皆阴阳。阴阳为道，遵阴阳之道、全阴阳之理就是大德。

一、明阴阳之道·全阴阳之理

阴阳两方面，交流才会有生机、有活力，交流双方着重点在于寻求和谐相处，守候彼此消长运动中的平衡，取其“中的”，遵阴阳尚中和之规律。

万物有道，道客观存在而无需创造。人类只需要发现万事万物自然之道而遵道为之，就是大德。德，是一心一意遵道行为的心理体现。

（一）天地阴阳对立互根——贵重交流

阴阳，是事物属性的划分，但并不独立存在。相互交流是阴阳最重要的品质，也是宇宙万物生存生长的必要条件。老子把阴阳视为构成万物的两种物质成分或两个方面，阴阳二者作用生万物即所谓“万物负阴而抱阳，冲气以为和。”而所谓“一生二”的“一”就是阳，就是阳爻“ — ”为一；有“阳”必须要有“阴”来配合，一阴一阳才是“道”，“二”就是阴，就是阴爻“ -- ”为二；一生二就是阳生阴长，一阴一阳相互作用就出现了三，就能生出万物。《易经》所谓：“天地定位，山泽通气，雷风相薄，水火不相射，八卦相错”。太虚寥廓以天地阴阳两仪确定位置，山丘湖泽同气相求，雷风同声相求，水火不离相互接济。阴阳代表的对立事物之间，始终处于不停息的交流状态，也寓意着阴阳二者对立互根的必然性。所以，阴阳交流是事物变化规律的自然呈现，是天之道，也是中华民族动态矛盾文化的渊薮。

董仲舒在《春秋繁露》中强调：“天地之常，一阴一阳。”《管子·四时篇》指出：“是故阴阳者，大地之大理也；四时者，阴阳之大经也。”荀子认为大自然变化的原因，在于物质内部的作用，即对立的阴阳二气相互作用的结果，明确指出：“天地合而万物生，阴阳接而变化起。”宋代理学家周敦颐在《太极图说》指出：“（阴阳）二气交感，化生万物。万物生生，而变化无穷焉。”清代戴震《孟子字义疏证》指出：“道，犹行也；气化流行，生生不息，是故谓之道。”这是古代易学家们对阴阳概念和阴阳交流特性最好、最完备的阐述。

阴阳交流才有生机、有万物，遵道才有持续发展的可能，成为中华民族永远不变的哲学道理。战国时

笔记栏

期孔子及其学生在周文王六十四卦基础上解说和发挥《易经》，著成论文集《易传》，在《易·系辞上》明确"一阴一阳之谓道"。"否极泰来"就是以天地交流的卦象寓意事物在阴阳交流状态下万物化生的机会，明确了中华民族在大自然中学习，探究生命规律而不信鬼神的态度。刘明武先生在《黄帝文化与皇帝文化》指出："从文化源头上看，世界民族之林中唯有我中华先贤不迷信神灵。阴阳、五行、八卦都是人的创造物，其中没有任何神秘，所蕴含的只是动态的自然法则。"

春秋战国时期，百家争鸣，阴阳概念被春秋诸子吸收到自己的哲学体系之中。待到《黄帝内经》成书之时，阴阳学说已经作为中华先民的世界观反映在其中。《素问·阴阳应象大论》的"天地之道"与"治病必求于本"在《素问·至真要大论》中被视为"天地之大纪，人神之通应。"由此奠定了中国医药学对天地人关系的认识，《素问·气交变大论》又强调"善言应者，同天地之化"，就是说天地之道是阴阳，人是天地万物之一，"应"就是参天应地，人之作为必以尊崇阴阳之理为思想基础。

（二）矛盾双方消长转化——贵和尚中

世界是矛盾的，解决矛盾的方法众多，但趋向平衡、贵和尚中的目标不变；平衡矛盾的手段众多，但最后调整的始终是矛盾双方此消彼长过程中的数量多少。矛盾双方由于对方存在才能自立，双方共处总要有都能接受的平衡数值段，意即阴阳双方在消长转化中获取动态平衡，这就是事物的本质与天性。矛盾双方的统一性决定了"和"是事物共存共荣的必然。

春秋战国时期，诸子百家运用"和"的概念来阐发其哲学思想和文化理念。"和"思想在儒、释、道三家的思想体系中都占据着中心的地位。认为"中也者，天下之大本也。和也者，天下之达道也。致中和，天地位焉，万物育焉。"儒家讲"中庸"、道家讲"中道"、佛家讲"中观"、中医讲调中。儒、释、道、医四者圆融和谐，共同构成了中国传统文化"阴阳中和"的基本精神，也成为中国优秀传统文化的核心价值追求，也是生生之道的基本保证。中医药文化活动具体践行了中国传统"和"文化理念，展示了"和"文化基因。

"和"文化理念形成了中国人遵阴阳之道、维护阴阳和谐状态的处事方法。中国医药文化接受"和"的理念，以天地阴阳与人体阴阳相通共用为理念，在阴阳二者矛盾绝对运动中找到事态和谐、保持相对稳定的结点，确立了阴阳动态平衡的观念。《素问·生气通天论》强调阴阳二者"因而和之，是谓圣度"。阴阳平衡是稳态，是健康，"阴平阳秘"则百病不生；阴阳失衡是偏态，是疾病，即"偏阴偏阳之疾"；治病调理的目的不外是《素问·至真要大论》所强调的："谨察阴阳所在而调之，以平为期"；手段上也不过是"补虚（少则加）泻实（多则减）"，帮助阴阳双方此消彼长的原则不变；身体调摄，无外乎就是维护生命功能运转的阴阳动态平衡最佳状态。

阴阳平衡也并不是各占50%，大自然与人体本身的变数，很难绝对化，天时（季节气象）地利（方位地理）人和（体质、性格、年龄等等）都会纳入适合与否的权衡、度量、揣测、调整的范围内，而"中的"作为中医文化思维方式成为平衡的标准。

《易经》一阴一阳之道，是合和之道、平衡之道、运动之道，是矛盾双方相处之道。《易经》的阴阳观在《黄帝内经》中得到了全面的继承与发展，对阴阳以"天地之道，万物之纲纪，变化之父母，生杀之本始，神明之府也。"排比的方式反复描述与强调，强调了掌握阴阳变化规律的重要性。

1. 人与天地自然和谐 人类社会与人类生活所依托的宇宙结合起来、贯穿起来，成为一个整体，人与之相处的法则就是和谐。孕育四时和万物的"天"虽然高大无比，人类不可违逆，违逆就是失"和"，但它的规律可以认识，可以利用。人类与"天"相处的唯一出路，就是在敬畏自然的基础上，去探索、认识和顺应自然的规律，掌握自然的规律，达到"天人合一"的和谐境界，由此而建立起了人体小宇宙与大自然和谐的"整体观念"。

2. 人体内部功能和谐 人体系统是一个具有适应性调节能力的自稳态系统，能随着外界自然环境的阴阳消长、寒热温凉自动地进行适应性调节。任何疾病，都是整体性疾病，不能机械地理解为局部细胞群的病变或是单纯局部器官的病变。人体就是一个不断运动、不断平衡的有机整体的小宇宙，通过脏腑之间的相辅相成、协同合作与相反相成的制约作用，以维持人体的动态平衡，才能达到生生不息，只有各脏器本身及相互之间达到和谐，整体功能才能强大。

笔记栏

3. 人体与人类社会和谐 人不只具有单纯生理上的物种意义，更有其社会属性。人与人相处的法则就是团结与和谐。人的社会性在原始生存状态下就已确定，团结转化成为无形的力量，结果是令人难以置信的。原始社会中华先民共同狩猎战胜更强大动物，保持物种延续，团结成为一种生存力量；面对列强中华各族人民共同抗击打败入侵者，保持了中华民族繁荣昌盛，成为殖民者所遇到最难以征服的民族，团结成为一种民族力量；人类和谐交往，身心愉悦，功能协调，团结成为一种生物力量。只有和谐相处才能抱团聚结，只有团结才会让人生之路更平坦，生活中有了合作才会有成功，成功是合作的体现。

世界卫生组织最新对健康的定义是：身体健康、心理健康、道德健康、社会适应性良好。人的社会属性主要表现为人类共生关系的依存性，人际关系中物质和精神方面的社会交往，社会生活中的道德性，生产活动中的合作性。从全局讲，团结是生存与顺利发展的决定性环节和基本保证。从局部讲，团结和谐才能使大家同心协力，扬长避短，优势互补，团结和谐的氛围，融洽的人际关系，才能使大家心情愉快，有利于身心健康。

二、道为行之规·遵道全大德

道、德、行为三者关系，道，是自然呈现的规律，人类活动行为，遵道而为即是有德。行为有德，即道德行为，其后果是：得人心、得天下、得长寿，有为者，必有德，德高者，寿自长。道，为行为的规矩，遵道就能成全大德。

（一）遵道有德

先秦“道”思维建立，激发了中华民族对天体与人体万事万物“道”的探究习惯。天有道，地有道，人有道，道法自然。天道自然，那就是自强不息、气象万千；地道自然，那就是承载天象变化结果，“万物生长”“厚德载物”；人道自然，那就是体现天地变化所有的归结，“万物向生”“万物之灵”“生生不息”。天道、地道、人道，都有自己本身的自然规律，那就是事物本身“道法自然”的规律所在。天道、地道、人道三者之间存在本然固有的宇宙规律，老子在《道德经》早已明确：“人法地，地法天，天法道，道法自然。”人类生存于大地，是依据大地承载天体运动变化的结果，无需复杂化，只需要遵道而为，一切都是自然而然。人类所有社会活动、生命活动不违背天地变化规律的特质，符合天地人“因其固然”的自然规律，就是“得道”。“得道”与否就是中华民族判断有德无德的标准。

万物皆有道，万业皆有德。古往今来中华先民的代表有巢氏、燧人氏、伏羲、神农、黄帝、尧、舜、禹……替天行道，国富民强，造福百姓行帝王之德、君之德；大臣尽忠辅助君王行臣之德；统治者关注民生，注重民心行治国之德；扁鹊、岐伯、仲景、华佗……救死扶伤，挽救生命行医道之德；儿孙尽孝道行晚辈之德；女辈守纲常行妇人之道德；老者慈祥行长辈之道德……人类社会需要有信仰和敬畏，从“伏羲氏，又称皇羲，以通神明之德创八卦”古代中国人慎终追远对祖宗崇拜，敬畏天地鬼神对自然崇拜。各种价值理念的信仰给生命以动力和方向，让宇宙和谐，风调雨顺；社会和谐、天下太平；人心和谐、身体康健。这就是《易经》强调的：“乾道（天道）变化，各正性命，保合太和，乃利贞，首出庶物，万国咸宁”，强调万物有道，守道就能维护世间秩序，万物各就其位“各正性命”，以和合生生之道，达到“保合太和”理想的境界。

治国安邦有国德、个人修养有品德、益寿延年有心德，国家安危、社会人的品行、生物人的寿命，在治国安邦、为人处事、养生延寿领域都与“德”紧密相关，“修身”“齐家”，可渐推广至“治国平天下”是中华文明的又一重要特征。

（二）德以润身

天德养神，地气养形，“德”对于人类的健康生存，具有根本性的原动力作用，有德则气平、体内环境稳定而不紊乱。人类须臾不可与道德分离，德是处理社会人事与保持身体内环境平衡的手段。德以润身主要体现在德与形，德与寿两个方面。

1. 德与形 易学以象、数、理，图画形象，推演数术，会意情理，外在之形象即为内体之阴阳变化之数的具体表达。象、数、理，三位一体造就了中华思维模式。受易学影响的中医药养生文化，强调养生不单单是养外在形体，养德性才是外在生命形态改变的关键。修德养性成为中医追求内心平和，维持内环境稳定的术数和方法。外在行为表现形态与内在规律吻合，“形神合一”“形与神俱”就是事物的神明所在。形神合一的关键在于内外协调统一，只有养德行才能有外形的圆润、光泽、靓丽、神采飞扬。例如“面由心生”，即是内心平和，才会有面目慈祥，明心见性，完成人道，上合天道，人生修养方可达到至健、至纯、至中、至正、至美、至善之境地。

形神相合的观念，在中医药文化中也被用来观察分析人体的生理现象。外形由内心状态所致，人生喜怒忧思悲恐惊“七情”的内心状态，可以导致气的升降出入方向与功能改变，因而改变脏腑生理功能，影

笔记栏

响人体内环境、内分泌。“内分泌失调”不过是内环境稳态调节状态被打乱，体内化学信号分泌乱套、究其原因主要是控制分泌的“神”被扰乱而已。其稳定全在“气顺”，气顺有赖于心气平和，要平心静气，须修德养性，《吕氏春秋》指出：“生则谨养，谨养之道，养心为贵”。清石芾南《医原》曰：“以心医心之法，乃是最妙上乘”。人体外形的任何改变，全赖于内心状态的控制。只有内环境的和谐稳定，才会有外形的端正不偏。有德之人心安面善，无德之人心生恐惧，面自不和谐。所谓“形乃神之宅，神乃形之主”、“执道者德全，德全者形全。”真正做到形神合一、形神相随，“一形一神，神变形合。”才会有道、有德，长治久安。

2. 德与寿　道德与善果形成直接关联，在《易经》中，靠反省自我，加强品德修养而转化祸福的理念十分明确，正所谓“君子以反身修德”“君子自强不息”“君子自昭明德”“君子以厚德载物”等。何为德？《正韵》归纳为：“凡言德者，善美、正大、光明纯懿之称也”。其一，在主体修养的层面，《易经》主张勤勉、敬惧、谨慎、谦卑、节制、恒之以德；其二，在政治理念的层面，《易经》主张诚信、忧患、明察、谦虚、任用君子、广泛和同、赏罚分明。天行健，君子以自强不息，行乾之德；地势坤，君子以厚德载物，行坤之德。德性的修养是事业成功的保证，也是趋吉避凶的法宝。所谓：“积善之家，必有余庆”，即得道之人、有德之人，必有善果。强调：“大德必养其寿”“德不修则寿易损”。

《素问·上古天真论》从养生层面看上古真人“独立守神”、中古至人“积精全神”、圣人“无恚嗔之心”、贤人“将从上古，合同与道。”无一不是调志意，修德养性。中华民族返身修德、自我锤炼，养德养心、陶冶情操，修身养性，才有长命百岁的善果。认为“所以能年皆度百岁而动作不衰者，以其德全不危也。”“德全不危”是修身养性、避免危险的关键，强调内心平静带来体内环境稳定，才会有外在形体的安康，寿命的长久。

（三）医者大德

“德”既然是解决人类身心问题的方法，医者治病救人为大德实施者，更需要具有“德行”，这成为对医者的基本要求。天地之间有大道，治病需要医道，救命需要人道。为医者治病救危，以德行医、规范医道，以德治人、规范生命之道。从古至今只有医术精湛，医德高尚之人，方能担当大医之名。《素问·疏五过论》针对医者出现的五种过失批评到：“凡此五者，皆受术不通，人事不明也。”强调医道“受术”需要精湛，人道“人事”需要高尚。说明中医药文化在奠基之初，就将医道与人道相提并论，强调道术共重。

东汉末年医圣张仲景在《伤寒杂病论》序中：“怪当今居世之士，曾不留神医药，精究方术。上以疗君亲之疾，下以救贫贱之厄，中以保身长全，以养其生。但竞逐荣势，企踵权豪，孜孜汲汲，惟名利是务。”明确批评、摒弃行医无德的行为。同时大医孙思邈在《备急千金要方》中将“大医习业”、“大医精诚”置于全书正文之首，对“苍生大医”专论医德，开创了较完整的传统医德思想体系。医德高尚、医术精湛，“精诚合一”两者缺一不可。树立起“德术并重”的中华医药伦理观。“大医精诚”被誉为“东方的希波克拉底誓言”，成为历代医者医德的规范，孙思邈也成为养生修性的长寿榜样。现代医学技术长足发展，但有技术并不等于大医，伴随着人文精神在现代高速发展的社会压力中逐渐萎缩，孙思邈的医德思想中对人的生命内在质量和价值的关怀与重视显得尤为重要，因为这正是现代人所呼唤的医学人文精神的实质所在。

我国的医德规范、医德教育、医德理论发展到明代已日趋完善、成熟。明代大医药学家李时珍《本草纲目》，取历代本草著作的精华，纠前人的错误，并冒着违犯统治者意志的危险，列举服食丹药害处，强调杜绝服食丹药愚昧行为。明代名医陈实功在《外科正宗》提出医德守则“五戒十要”是医学伦理学重要文献之一，被美国列为 1978 年出版的《生命伦理学百科全书》世界古典文献之一，与《希波克拉底誓言》和《迈蒙尼提斯祷文》并列。李中梓的《内经知要》、《医宗必读》，张介宾《景岳全书》，徐春甫《古今医统》，龚廷贤《医家十要》，李木延《习医规格》等著作中阐述的医德规范，均对我国的医德发展作出了重要贡献。清代医家继承和发展前人医德学说的精华，在医德规范的探索与实践方面有所突破。影响最大的是喻昌所著的《医门法律》。其在“治病”篇中较为详细地论述了医生应遵守的职业道德原则和规范。突破了过去医家用“五戒”“十要”等箴言式的说教方法以及论述医德原则的传统，而以临床四诊、八纲辨证论治的法则作为医门的“法”，以临床诊治疾病时易出现的错误提出的禁例作为医门的“律”，二者合称为“医门法律”。把医德寓于医疗实践之中的论述，被后人称为“临床伦理学”，是我国医德史上又一次重大突破。

笔记栏

三、守生生之道·全好生之德

万物有道、生命有道、生生有道。所有的“道”即关于事物的规律与学问，重在谋天人合德，守住事物可持续发展的机会。生命可持续的机会，就是生生之大道。守住生生之道，就守住了延年益寿的机会。生生之道，守阴阳、守中和、守精神、守五脏、守经隧、守筋骨、守气血、守胃气。

（一）守阴阳

《黄帝内经》开篇就指出："其知道者、法于阴阳、合于术数"其结果是"形与神俱，而尽终其天年，度百岁乃去"强调"效法阴阳"是"尽终其天年"的保证，指出："阴阳四时者，万物之始终也，死生之本也。逆之则灾害生，从之则疴疾不起，是谓得道。"得生生之道，就是守阴阳。守阴阳就是守天地之道、守万物之纲纪、守变化之父母，生杀之本始，神明之府，守治病之本。阴阳，作为处于同一时空内的矛盾双方，既彼此对立，又彼此互根。矛盾双方贵在交流，交流就必然你来我往、此消彼长，消长之中才会有求和共处的机会。中医药"守阴阳"不是抽象的概念，而在于守生命之道，守阴阳相互交流的特性、守阴阳此消彼长的交流中所得动态平衡的目标，由此把握生命可持续的机会。

（二）守中和

《黄帝内经》指出："生病起于过用"，"过用"即是度的"太过"表现，这会引起人体发病。度"太过"与"不及"均可导致疾病，"阴胜则阳病，阳胜则阴病"、"阳胜则热，阴胜则寒"阴阳偏颇不仅是疾病产生原因，也是寒热产生的机理。因此，中医强调"以平为期"，阴阳平衡（不偏不倚），而且表达调养身体的目标，体现了传统文化的"尚和"与"执中"思想。

"尚和"与"执中"不仅仅是文化理念，在中医药学中更运用于临证。元代医家忽思慧所著的中国历史上第一部饮食养生专著《饮膳正要》就突出强调："保养之法，莫若守中，守中则无过与不及之病"，饮食养生主要体现在饮食守中、性味守中、摄量守中和选料守中等四个方面，即便是饮食口味重与淡、饮食温度烫与凉、饮食品质软与硬、饮食速度快与慢、饮食量多与少等都强调"莫若守中"，守中思想贯穿于全书始终。"以平为期"贯穿于中医学的养生、治病、康复，是临证运用始终的原则与行为规范。

（三）守精神

《灵枢·本神》指出："生之来谓之精，两精相搏谓之神"，"精神内守，病安从来"。精，是与生俱来的生命物质，即所谓："人始生，先成精"，有精则神俱；神，是阴阳两精相互交流产生的新的生命能力。"守精神"就守住生命的物质基础与生命能力。

精与神也并非抽象概念，而是落实在生命结构与功能中。人体生命之精储藏在肾，《素问·六节藏象论》"肾者主蛰，封藏之本，精之处也"精藏于肾，通于脑，所谓"精成而脑髓生"，"脑为髓之海……髓海有余，则轻劲多力，自过其度；髓海不足，则脑转耳鸣，胫酸眩冒，目无所见，夜难安卧。"联系肾精化气，肾气盛"齿更发长"、"天癸至"等，可知肾精充沛的指标是：轻劲多力的骨骼、顽强生长的毛发牙齿、神志安宁的睡眠与长久的记忆、耳聪目明的听觉与视觉、天癸至的生殖物质与功能等，守住肾精，就等于守住了生命延衰的物质。

人体生命之神储藏在心，《素问·六节藏象论》"心者，生之本，神之变也"。心藏神，是人的精神、思维、意识的发源地，神在心而主宰五脏六腑，所谓"心为五脏六腑之大主"。明代医家张介宾《类经·疾病类》注释为："心为五脏六腑之大主，而总统魂魄，兼赅意志"。《灵枢·口问》指出："悲哀忧愁则心动，心动则五脏六腑皆摇"。联系心主血脉，可知心神旺盛的指标是：心气与心血充足的神旺、血脉流畅的面色红润、聚精会神的注意力与良好的记忆力、神安不惧的藏气和顺等，守住心神，就等于守住了生命可持续的力量。

（四）守五脏

《素问·脉要精微论》指出："五脏者，中之守也……得守则生，失守则死"。人以五脏为中心，人体生命活动就是五脏及其所属系统的功能体现。脏腑的含义，其一，是指解剖器官意义上的脏腑，即心、肝、脾、肺、肾、胆、胃、大肠、小肠、膀胱等器官物体；其二，是指生命活动的脏腑，即心系、肝系、脾系、肺系、肾系等五大功能单位；其三，是指生命物质转化的脏腑，即精、气、血、津、液等基本物质与能量；其四，是指情志活动的脏腑，即喜，怒，忧，思，悲，恐，惊等情志活动的单位，称"五神藏"；脏腑器官优劣、功能强弱、物质多少、情志稳与乱等，都可以通过外在征象表达，称之"藏象"。从此意义而言脏腑功能就是人体生命，除去躯体外壳，脏腑就是人体生命活动的核心。守住五脏，就等于守住生命的关键与核心。

人体活动的基础筋骨、气血、腠理等，都在脏腑功能之外来支配，但同样需要守"道"，《素问·生气通天论》指出："谨和五味，骨正筋柔，气血以流，腠理以密，如是则骨气以精，谨道如法，长有天命。"五味杂

笔记栏

陈，需要调和才是美味；骨骼，是身体支架，端正才能顶天立地；经筋，联属各个组织器官，柔软才有韧性，才能维持久长；气血，是生命最基本物质，行通流畅才能将营养带向全身，才能将代谢产物排出体外；腠理，是人体屏障，致密才能遮风挡雨，屏蔽外邪。强调“谨道如法，长有天命”。就是维护事物原有的规律、守正而为。

（五）守经隧

《素问·调经论》指出：“五脏之道，皆出于经隧，以行血气，血气不和，百病乃变化而生，是故守经隧焉”。脏腑是生命的核心，经隧是其与之配合的网络系统。脏腑所有指令传递需要经隧、脏腑之间沟通需要经隧、脏腑之间及其与整体联系需要经隧、脏腑之间物质传递转运需要经隧。经隧，即是生命的信息通路。经隧与脏腑构成了密不可分、缺一不可的核心与网络关系。守住经隧，就等于守住生命沟通渠道。

（六）守胃气

《素问·平人气象论》指出：“平人之常气禀于胃，胃者，平人之常气也。人无胃气曰逆，逆者死。”人体仰仗脾胃饮食消化（收纳、腐熟、运化），产生生命物质气、血、精、津、液，维持生命活动。生命活动离不开五脏核心，但脾胃是最基本的第一环节。新出生的婴儿无需学习就会饮食、就必须饮食。能饮食、会饮食是生命能力的表现。所谓“平人之常气”、“人以水谷为本，故人绝水谷则死”，以此产生了“有胃气则生，无胃气则死”的论断，以胃气判断人的生死机会。先天有肾精，后天有脾胃化生水谷精气不断补充，自有天命。因此，守住胃气就守住生命可持续的机会。

第四节 “藏象”与“辨证”

中华先哲将世上庞杂纷繁的万物分别归类，用卦表示，并画像描述，成就了卦象。《易经》研究立足“卦象”讨论天地大宇宙变化规律的思维方式，启发了中医药学“藏象学说”建立。《黄帝内经》研究人体立足“藏象”，讨论人体小宇宙变化规律。用的也是“以外揣内”、“以象推理”的思维方法。

一、易学之卦象·人体之藏象

“象”作为《易经》的重要观念之一，可分为现象、意象、法象三者。直观所见的是现象，形见于外可阅的功能论述源自意象，缘于取法比类而论述的是法象。《易经》思维实际上就是“象思维”，中医药学成长之初，秉承《易经》“以象推理”的思维方式，在《黄帝内经》中创建了“藏象”理论体系，也是“象思维”的具体体现。

（一）易学卦象

卦象，用以模拟效法宇宙间万物的物象。八卦象征自然的来源与演化，表达事物整体形象。伏羲首先用八卦模拟大自然天地、水火、雷风、山泽八类形成宇宙万物的自然现象与事物；周文王以天地人三才取阴阳为纲，将三划卦演化成天地人各有阴阳的六划卦，然后以八卦排列组合演绎成64卦；《易经》取象天地而认识万物，完成对64卦的文字画像表述，所谓“八卦以象告”。易经卦象学说为后人构建了以“象”为工具去认识、领悟、模拟宇宙自然事物的取象思维方法与思维模式。

卦象又与“数”“理”密切关联。事物形象状态，是不同数的集合。“数”成为变化的主体，数变则事物形态之象也变。事物阴阳之数多少变化，导致事物外在形象改变，根据外在形象改变可以推测阴阳数之变化。以“数”产生“象”，“象”也可成为察“数”的桥梁。“理”是由“象”和“数”合起来所得之规律，每一卦都包含着事物变化的“象”“数”“理”。具备了象、数、理思维模式，人们逻辑思维能力也会随之增强。易经卦象学说也激发了中国人的逻辑推理能力。

大地所载万物，皆化成形象展示天体阴阳的变化。万物外在之象，必有内在之理。取象法，成为观察事物外象就可以揣度内在变化缘由的依据。由此，万物可以卦象模拟，脏腑即以藏象显现。中医学“辨证”就是观察脏腑之外象，推测其内在变化之理的过程，就是《周易》象数理思维的体现。观象测内，成为中医药文化秉承传统思维的典范。

笔记栏

（二）中医藏象

中医藏象学说是“内经”理论体系的核心。“藏（zàng）”，是藏（cáng）于体内的脏腑，“象”是脏腑的生理、病理现象“所见于外可阅者也”。脏腑无论何种状态，健康有健康脏腑的样子与外象，疾病有疾病脏腑的样子与外象。无论何种形象都是内在脏腑表现在外的反映。诊查疾病看的是脏腑外在样子与外象，推测的却是脏腑内在变化的阴阳之数变与机理及缘由。中医藏象学说所建立起来的人体测知体系，就是通过人体外在的表现来推测人体内脏生理和病理变化规律，是中医药学对内脏功能系统反映于外在“象”的概括。藏象学说，取脏腑外象，类推脏腑内在变化规律的思维，直接指导着几千年来中医药的临证实践。

“有诸内者必形诸外”语出《丹溪心法》，源于《灵枢·外揣》的“司外揣内，司内揣外”思想，这种方法练就中医逻辑推导思维，演绎成为中医学常用的研究方法。不论由表及里，还是由里及表，“揣测”首先建立在人是有机整体的概念以及事物的内部与外部相互间密切联系的基础上。但正因为人是有生命活力的机体，内部有着复杂联系，打开“黑箱”后可能干扰破坏原有状态或活体变化的过程，而通过对输入信息和输出信息之间关系的对比研究，毕竟有“响之应声，影之似形”的结果，故常可测知该对象内部的大致联系及其变化规律。这与现代控制论“黑箱”方法有所类同。内脏信息可以在外诊察得知，是“司外揣内”；或知其内在变化必然能在外找到蛛丝马迹是“司内揣外”。由表及里，由内及外的思路，激发了医者沿着脏象学说理论基础揣摩、推测进行分析、判断的逻辑思维，而且形成用此思维方式推导研究解决问题的策略，也确立了内外因果的整体观念。

二、辨证在当下“证”与时效

在脏腑万变的征象中找出变化的缘由和规律，才是立象揣测的目的。换言之，脏腑的外在之“象”与其变化的缘由和规律总结就是当下所辨之“证”，是调整人体内在阴阳平衡的凭证。辨证在当下，犹如排兵布阵，讲究的是审其时、度其势，然后决定出其兵。强调“证”的时效性是要求医药活动中要时刻注意当下病象的变化并随时调整施治方案。

（一）“证”是当下脏腑外象的内在之理

辨证论治，是中医药的特点和精华。“证”，中医药临证诊病选择治法的立足点。所有脏腑的外在症状，都在一定时间内反映着内在脏腑变化的缘由和规律，就是这一特定时间内的“证”（疾病凭证）。所有的“象”都一定有相应的内脏功能活动基础，“证”都是疾病某一阶段内在脏腑的所有外在症状的总结，也是脏腑在现阶段所有的外象变化的缘由。

在《易经》中卦分六爻。六爻代表在同一事物、同一卦象的六个不同发展阶段。审时度势，就是审查当下时段的事态发展趋势，揣度相应的策略。中医药学没有采用卦模式看病，却用了“卦”思维辨证。中医药学“辨证”，病，视为疾患整体形象；证，是同一疾病中不同的阶段的外在表现；症，只是疾病诸多表现形式之一，是证的组成元素。医学活动中，疾病在不同阶段有不同表现形式与内在变化机理，比如感冒，第一天流清鼻涕与第二天流浓鼻涕，都有不同的内在之理。只看病，丧失了观察疾病发展的时效性，难以对当下疾病状态有的放矢；同样疾病有多种不同表现形式，如简单的感冒可以表现为头痛、也可能不表现为头痛；高血压也可能导致头痛、生气也可能导致头痛，外伤照样可以导致头痛。因此，头痛不能说明内在变化之理。若只看症则只看到疾病某种表现形式，而这种表现形式还有可能是其他不同疾病的表现形式，因而不足以全面看清疾病，甚至会出现忽略疾病变化根本缘由、追逐支末表现与混淆疾病的错误。

（二）中医药辨证有纲领

中医药学根据内在脏腑变化描绘出各种不同的象，类似不同的爻象。又在千百万次辨证实践过程中掌握了疾病症状与脏腑内在变化的规律，从而提纲挈领地总结出不同生命状态下的“证”，将所有症状归结于“证”，总结了“证”的规律，划分了“证”的系统。

在辨“证”实践中，古代医家创立了统领所有“证”的四大类八个纲领阴阳、表里、寒热、虚实的辨证总纲。以疾患部位为纲建立脏腑辨证、六经辨证、卫气营血辨证、三焦辨证等“证”的识别方法；针对人体正气，则有气血津液辨证；针对邪气，则有病因辨证等。中医药学将各种辨证有效结合得出“证”在病因（原因）、病性（性质）、病位（部位）、病势（趋势）上的结论，根据每一“证”制定当下对应的措施，谓之“辨证施治”。因此“辨证施治”作为中医药治病总纲恰恰是易学象数理思维在中医药学中的具体实践。

笔记栏

第五章　中医药学目标与范式的文化

导　学

本章主要讨论传统文化"贵生"思维对中医药学的影响，围绕"生生不息"的理念，建立生生医学的目标。以中医药学活动基本范式，解决关于医学目标、医学对象、医学模式、医学模型等基本问题。本章学习目的在于理解中医药学的学科目标、对象、模式、模型的概念，掌握其内涵与临证运用。

第一节　中医药学的目标——"生生不息"

中华传统"贵生"文化思想根深蒂固，源远流长。受其影响的中医药学，面对疾病与机体衰老、功能退化必定会危及人体健康与寿命的客观事实，以生命为至重。而治病仅仅是为了争取生命不息主旨下身心状态的当下最大利益化手段，而非医药学活动的终极目的。生，才是中医药学活动的追求目标。

中医药学关注不同阶段各种生命状态当下的最大利益，就是在生命生、长、壮、老的全过程，各个阶段、各种情况下，努力赢取生命不息的机会。传统文化"贵生"思维铸就了中医药学"生生不息"的目标文化。

一、生生不息的文化渊薮

生生不息，是繁衍不止、生长不已的天地自然规律呈现，中华先圣因而才会有"上天有好生之德"的生命文化感悟。中华民族才会有顺天之道、合天之理、守天之时，乃至建立好生、遵生、贵生等理念，中华民族的医药学才会用生生之技能，解决生命不息之问题，实现中华民族生生之愿望。上天"生生之道"与人类"生生之具"结合起来便构成了"生生之学"，这就是以生生不息为目标的中医药学的文化特征。

（一）生生不息的上天大德

中华先民从大自然天地运动悟出自强不息、以生为贵是万物规律。从伏羲观天文开始，中华先民就对"生生不息"有了深切认识，太阳月亮每天出没，小草、花朵、树木等大自然万物，年年岁岁荣华与枯落。由天体有经久不衰的自然恒动能力，万物生长靠太阳，雨露滋润禾苗壮，大地是万物生命变化的承载体，悟出万物生机源自阴阳两种力量。

八卦中的"—"和"- -"成为当时人类思想阴与阳的表达符号，代表中华先民观察到的大自然中两种相互对立又相互联系的力量对水火、风雷、山泽等万物的影响。天体展示给人类的就是万物在阴阳两种力量作用下繁衍不止、生长不已、永不停息的生长。太阳不是昨天的太阳，月亮不是昨天的月亮，明天的太阳和月亮依旧升起，但与今天是不一样的日往月来，而是名副其实的"日新月异"。万物生存、荣枯更新、生死交替，生机无限，永远"不息"。这就是中华先圣眼中的大自然本真状态，因此，中华民族才会有"上天有好生之德""大德曰生"的精辟论断。

笔记栏

《易经·系辞上》所谓："夫乾，其静也专，其动也直，是以大生焉。夫坤，其静也翕，其动也辟，是以广生焉"。天，"大生焉"，地，"广生焉"，犹如新生命饮食、呼吸、排泄是其本能，不用任何教化、教导。"大生焉"与"广生焉"就是天地自然之大道。中华先民们立足于"生"，看见的全是万物存活规律，考虑的就是生存。《素问·四气调神论》所谓："天地俱生，万物俱荣"，"万物不失，生气不竭"，宇宙天体与自然万物就是“生”的文化。天地有生育万物之德，《易经·系辞下》所谓“天之大德曰生”，这就是“上天有好生之德”。中华先圣眼中的“生生之道”是自然而然客观存在的万物规律。因此，天体自转，万物向生是大自然本真状态给出的客观存在而穿越时空的结论。天文原本如此，无需创造、无需改造、不受任何人干预，也并非圣人规定。中华先圣只是发现、总结、提炼、表达、遵循而已。不悖天行，与天合一，才会成为中华民族穿越时空而不朽的立命准绳。

长寿是人的普遍期待，健康是人类的基本愿望，所谓“上天有好生之德，下民有长寿之愿。天地人情，若合一焉。”“生”是上天造福人类的大德，世间人情岂有不受天地馈赠之理。《灵枢·师传》指出：“人之情莫不恶死而乐生”，“生”就是天体规律、万物规律、人心与世间情之固然。中华民族是得天独厚，感悟天道大德、遵循万物之理、延续天年之寿的最受益者。

（二）生生不息的实践经历

中华民族的生生理念，首先源自中华先民为生生努力的上古实践。“生”是万物本能，为了“生”努力学会钻木取火、努力学会构木为巢、努力学会结网捕鱼、努力学会尝百草发明农耕、发明医药、努力学会养蚕织布……一切努力学习都是为了生存。毋庸置疑，中华文明的传说生动的展现了中华先民在同自然和疾病作斗争的过程中所做的巨大努力，也是最早中华先民奋发拼搏、艰苦维生、努力不息的真实写照。在湘南澧县八十垱遗址，发现距今八千年前左右的稻谷和两万多粒大米，是全世界史前稻谷物发现最多的地方。还有木耒、木铲、骨铲等农具以及木杵等农作物加工工具，与《易经·系辞下》中描述“神农氏作，斫木为耜，揉木为耒，耒耜之利，以教天下，盖取诸益”的记载完全相合。条件艰苦、生存艰难，取火、构巢、捕鱼、尝草、制耒耜、养蚕、制陶……乃至解决寿命周期短，种族繁衍需要多生、优生等问题，也造就了中华民族为了生命不息，努力自强、一往无前的民族性格。努力自强以生命不息为基础，演化为中华民族的精神力量。正因为上古为了生命不息的自强，才会有中古时期圣人“天行健，君子以自强不息”的文化感悟，才会有中华民族历朝历代为之延续的不断努力。

先秦古籍《山海经》等记载关于仙人、仙境、仙药以及不死乡、不死树、不死民等传说，表达出当时人们对生命“不息”的向往和努力。“战国时期，世人不仅习慕漱正阳，含朝露，保神明，入精气等吐纳延寿之术，彭祖长寿、三神山之仙都为世人所向往”。彭祖作为中华历史传说中的长寿代表，其生活习性、居住环境、心态性格、房中术等历来为方士研究“长生”之重点。三神山之仙的描述不仅吸引着先秦时期齐威王、齐宣王、燕昭王等派人下海搜寻三神山。秦始皇更是乐此不疲，《史记·秦始皇本纪》载：公元前 219 年秦始皇听信“齐人徐福等上书，言海中有三神山，名曰蓬莱、方丈、瀛洲”。曾多次派人入海寻找仙山，以至亲自下海，以求不死之药。秦始皇作为帝王的个人努力，因由《史记》作为正史的记载描述，得到广泛传播，更重要的是把中华生生不息的理念推向到史无前例的高度。秦始皇寻仙并未遂愿，但寻仙不息的理念得以传承。至汉代，寻仙者仍如缕不绝。至汉武帝时期，封禅祭祀、入海求仙更加登峰造极。《史记·封禅书》载：“今天子初即位，尤敬鬼神之祀”。“天子既已封泰山，无风雨灾，而方士更言蓬莱诸神若将可得，于是上欣然庶几遇之，乃复东至海上望，冀遇蓬莱焉”。“其春，公孙卿言见神人东莱山，若云‘欲见天子’，天子于是幸缑氏城，拜卿为中大夫，遂至东莱，宿留之数日……复遣方士求神怪采芝药以千数”。“其后二岁，东至海上，考入海及方士求神者”如果说秦始皇时期“苛政猛于虎”黔首庶民无力谈及养生成仙，而汉武帝时期，《史记·平准书》记载“汉兴七十余年之间，国家无事……京师之钱累巨万，贯朽而不可校；太仓之粟，陈陈相因，充溢露积于外，至腐败不可食。”汉代社会富足的生活条件，为生命不息的强烈期望奠定了社会基础。正所谓：国富享太平、人人思长寿，汉武帝时期的努力将生生不息理念变为全社会、全民族的共同追求。

秦皇汉武的努力固化了全民族生生不息的共同理念，考古文物汉代画像石棺，鲜活的表达出了汉代先民对“生生不息”的追求和想象。石棺有大量精美的伏羲女娲交尾刻画（图 5-1），即伏羲、女娲腰以下蛇尾相交，紧紧缠绕，象征有性交关系，体现了先人们对性和生殖的崇拜于对生命再生的愿望。闻一多在《伏羲考》指出：“西汉末到东汉末是伏羲女娲在史上最煊赫的时代，就是因其能体现死者转生企图。”石棺上大量精美的伏羲女娲交尾刻画代表着那个时代先民再生的想象。后期因战争一些汉代先民迁徙西域，文化也随之传播。阿斯塔纳（吐鲁番）古墓群出土唐代时期的逝者墓室或棺盖上的伏羲女娲帛画（图 5-2），仍然延续了这种“转生企图”，交尾从一交到多交，代表生殖能力越来越强，再生的愿望也从未改变。

笔记栏

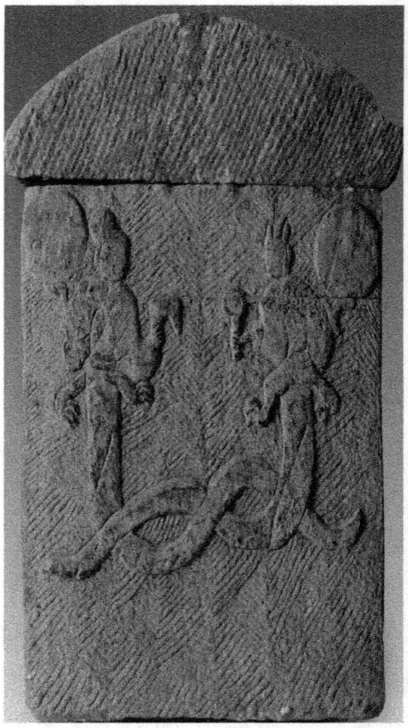

图 5-1 汉代伏羲女娲交尾图

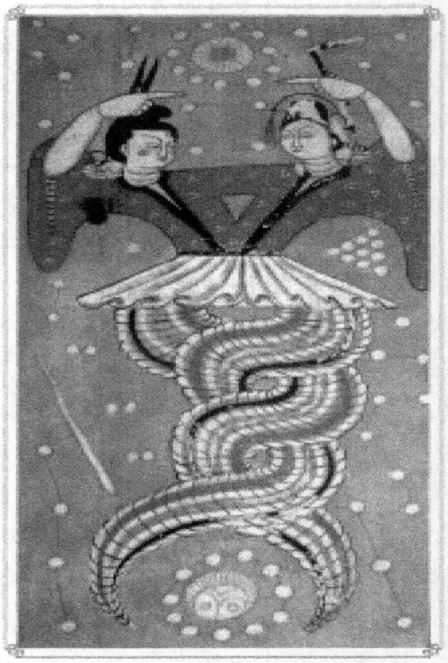

图 5-2 唐代伏羲女娲交尾图

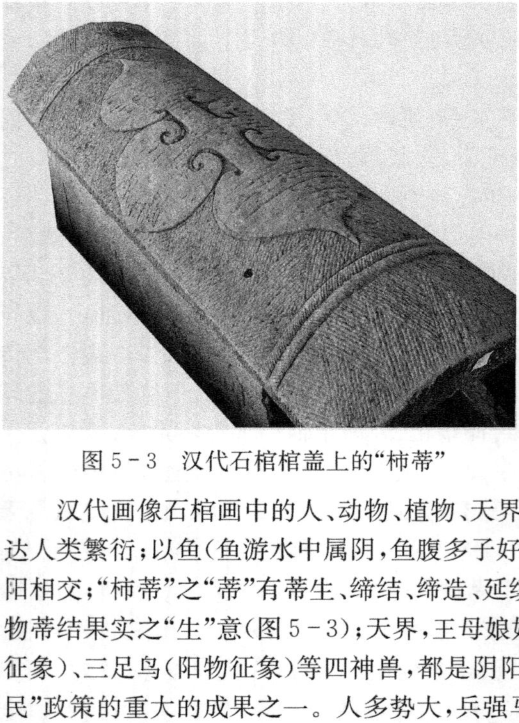

图 5-3 汉代石棺棺盖上的“柿蒂”

交尾的女娲右手据“规”，伏羲左手举“矩”，立天下规矩——道，说明早期中华先民已意识到在人类繁衍过程中逐渐意识到近亲血缘关系的交配会影响到后代的质量，两性活动需有规矩约束，优生事大，是家族繁衍、民族昌盛的保证。“正姓氏、制嫁娶”之所以成为天下第一礼，应该是中华先圣从切身体会中悟出至理并逐渐固化为社会规范的结果。从而使动物本能具有了社会性，创立了男女对偶的婚配制度，最终使人类的体质和智力都有了一个质的飞跃，极大地促进了人类与社会的进步。此举措可以被认为是人类优化种族繁衍，提高健康水平，最早和最重要的医学举措。因为“生”考虑“交”，因为“交”考虑“优”，这一方面的探索逐渐发展成为中国医药养生文化中独具特色的房中术。

汉代画像石棺画中的人、动物、植物、天界等形象，无不反映“生殖”的观点。以伏羲女娲兄妹交尾表达人类繁衍；以鱼（鱼游水中属阴，鱼腹多子好生）雀（雀飞天上属阳，雀似男性阳物）相望或鸟叼鱼表达阴阳相交；“柿蒂”之“蒂”有蒂生、缔结、缔造、延续、创造之意；以“柿蒂”图形与谐音表达黄帝缔结子民与植物蒂结果实之“生”意（图 5-3）；天界，王母娘娘身边的蟾酥（水中阴物）、玉兔（广寒宫阴物）、九尾狐（阳物征象）、三足鸟（阳物征象）等四神兽，都是阴阳配对“生”的使者。多生、优生是汉初“文景之治”“休息养民”政策的重大的成果之一。人多势大，兵强马壮，是汉武帝开拓疆土的力量，是政府的期望，也是家族兴旺的征象。“生”在汉代社会从政治昌明、经济繁荣、人口繁衍、疆土开拓、农耕发展等等各个方面得到全方位的诠释，汉民族就是遵天地大德的“生生”民族。

（三） 生生不息的人文思想

生，是指事字，在屮（屮，破土新芽）下面的一横是指事符号代表地面（图 5-4）。本义：草木破土萌生。《说文解字》：“生，进也。象艸木生出土上。凡生之属皆从生。”这个汉字生动地展示了“生”，代表着破土而出的力量，萌发、迸出、勃勃、向上、展现、脱离压制、脱离封闭、脱离束缚、冲出黑暗的能量。也提示生生民族的文化之根与土地、草木的密切关联，是植根于黄河长江两岸土地之上的农耕文明。生生民族的生生之道与所采用的生生之具，必然会烙上农耕文明的印记。

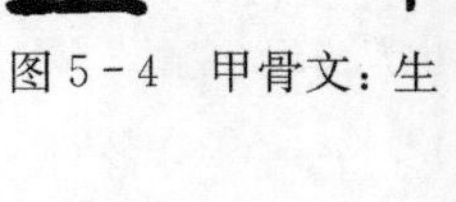

图 5-4 甲骨文：生

笔记栏

生命，会有生、长、壮、老、已的过程，但是“生”才是生命力有无限机会的最佳状态。为此中华先圣遵天之大德，对“生”努力探索，儒、释、道与诸子百家各抒己见，铸就了中华“生生不息”的民族意识。

1. 道家论“生” 道家创始人老子，著《道德经》五千言，“生”字出现的概率达38次，并出现大量的“常”“长”“久”“不死”“不去”“不辍”等词，其绝大部分是指生命、活着，多表长久、永恒之意。侧面反映了老子思想中强烈的长生意愿，追求生命无限延续，达到长生久视的理想状态。老子对宇宙衍化与生命起源过程的描述是“道生一，一生二，二生三，三生万物”。“道”即生宇宙、生万物的本源，“生”是宇宙万物的能量。道教早期主要流派“太平道”的《太平经》中提出：“生为第一”。陶弘景《养性延命录》序云：“夫禀气含灵，惟人为贵。人所贵者，盖贵于生。”足见道家对“生”的重视。庄子继承与延伸老子的生命思想，《庄子》指出：“日出而作，日入而息，逍遥于天地之间而心意自得。”强调感悟天道，顺应天道享受生命；《庄子》认为“人之生，气之聚也；聚则为生，散则为死。”用气之聚散解释生死、寿夭的变化，气在则命在、气足则命旺、气虚则命弱、气散则命亡，生命赖于气，阐明了生的物质基础是气。并明确了生命颐养策略，提出“养生”的文化理念。

道家养生并不仅仅停留在精神层面，而且为了“生生”“长生久视”也付诸实践行动，进行身体与道德修炼。著名英籍科学史家李约瑟著《中国科学技术史》指出：“道家只求长生，并不是认为精神不死，而是实体的长生；也并非认为长生是人生问题的解决途径之一，而是惟一的解决途径。”道教劝善之书《太上感应篇》记载：“所谓善人，人皆敬之，天道佑之，福禄随之，众邪远之，神灵卫之，所作必成，神仙可翼。”强调向善成仙。晋代亦医亦道的葛洪在《抱朴子・内篇・勤求》指出：“天地之大德曰生，生，好物者也。是以道家之所至祕而重者，莫过于长生之方也。”《抱朴子・内篇・论仙》记载：“若夫仙人，以药物养身，以术数延命，使内疾不生，外患不入，虽久视不死，而旧身不改，苟有其道，无以为难也。”饮食、内丹、外丹修炼，则是道家追求长生实践的具体术数。

2. 儒家论“生” 先秦儒家所著的重要经典《易经・系辞下》指出：“天地氤氲，万物化醇；男女构精，万物化生。”“氤氲”指阴阳二气互相作用的气流飘荡、云雾弥漫状态。战国后期儒家学派最重要的著作《荀子・礼论》指出：“天地合而万物生，阴阳接而变化起。”同样明确阴阳为万物产生的缘由。西汉学者京房以“二气相感而成体”“不可执一为定象”解释《易经》“一阴一阳之谓道”。所以，儒家以阴阳为道，化生万物与道家“道生一，一生二，二生三，三生万物，万物负阴抱阳，冲气以为和”相呼应。天道是自然之道，天地化生万物也是自然而然。儒、道两家认识基本相同，对宇宙、万物的由来与组成，都秉持道之所生、阴阳所化的观点。

“天地之大德曰生”，是儒家对天地自然本真状态的经典描述。其认为天道具有无穷无尽的创造性和生命力。在儒家学说中，决定事物生长的根本动力——生命力，儒家称之为“生意”。“生意”一词彰显了儒家对生命最深刻的体会。在儒家看来，有“生意”，生命才得以生长壮大；无“生意”，则万事皆休。因此，儒家总是刻意维护这种“生意”，使其生，促其生，利其生。儒家的基本精神就是让有“生意”的物体能够顺利地、蓬勃地生长，从而实现“厚生”的目的。有“最后的儒家”之称的梁漱溟先生指出：“这一个‘生’字是最重要的观念，知道这个就可以知道所有孔家的话。孔家没有别的，就是要顺着自然道理，顶活泼、顶流畅的去生发。他以为宇宙总是向前生发的，万物欲生，即任其生，不加造作必能与宇宙契合，使全宇宙充满了生意春气。”实际上儒家描绘的“天之大德”，如《论语・阳货》谓：“天何言哉？四时行焉，百物生焉。”就是欣欣向荣、蒸蒸日上、繁衍昌盛、生机勃发的宇宙天地万物之象。顺天地之道，遵生、贵生、奉生、厚生就是大德。

3. 佛家论“生” 自东汉传入我国的佛教从因果报应与轮回等理论出发，在对待生命的态度上强调“不杀生”，将生命视为“众生”，植物是无情众生，动物是有情众生，众生平等；“普度众生”在于慈悲为怀，以恻隐怜悯之心为对待生命的根本态度，普遍度化一切有情众生，普遍引渡所有的人，使之脱离人生苦海，登上彼岸。

佛家认为众生皆有灵性，而且提倡“救人一命，胜造七级浮屠”，始终积极致力于“护生”与“放生”的实践，唐代诗人王建的“猎人箭底求伤雁，钓户竿头乞活鱼。”就是对住在山寺的僧人爱助生命的写真，展示出尊重一切生命博大的同情心与爱心。不杀生灵、倡素食的护生行为，使濒临死亡的生命重拾生机的放生行为等被认为是无量功德的积累。

佛家的善行善举都在于对生命的关爱，由此将善行与积德并论，将善恶行为的结果与因果报应进行关联。强调对关爱生命善行的褒扬，展示护生行为的善果，警示恶行恶果的报应，起到对生命关爱的积极

笔记栏

教育意义。

4. 儒释道论“生”的观点对中国文化影响 诸子百家争鸣，盛况空前，其中对“生命”的讨论对后世影响很大，如法家《韩非子》“解老”“喻老”两篇作为道家经典《老子》的重要注解与阐释，是对老子思想的继承和发扬；道家庄子逍遥于天地之间向生、乐生、养生；儒家孔子提出“仁者寿”与荀子“得众动天，美意延年”，是以调养心态来维持生命长度；孟子“富贵不能淫，贫贱不能移，威武不能屈”，是以养浩然正气来提升生命质量；墨家的墨子反对儒家“生死有命，富贵在天”，提倡“‘非命’说”，则是对生命的另一种态度；杂家著作《吕氏春秋》说“万物莫不为利、莫不为害，圣人察阴阳之宜，辨万物之利以便生。”这与儒家荀子“君子善假于物也”的认识异曲同工。概而言之，在中国古代思想体系中，儒、释、道与诸子的共同努力架构起了“生生文化”。

儒、释、道三家对生命的认知虽不尽相同，但基本趋向一致：受天地自然、宇宙图式的启发，在中国传统思想中确定了万物皆有生命的观念，而人的生命又是其中最重要的。因此，儒、释、道三家都充分肯定并注重提升人的生命价值。其一：儒、释、道有不同生命价值观。儒家中庸讲仁义，突出“义”，着力于提升人的社会生命价值；道家尚善讲智慧，突出“智”，着力提升自然生命价值；佛家普度讲慈悲，突出“悟”，着力提升精神生命价值。其二：在实现生命价值上，儒家强调修身成仁、克己取义；道家强调与道合一，“全身保真”；佛家强调觉悟，超脱苦海升入涅槃。故此，历史上有儒家治世，道家治身，佛家治心；儒家入世，道家隐世，佛家出世之说。其三：儒、释、道三家都确认自然生命的有限性，然而对生死所持的态度各异。儒家重生讳死，但不贪生，不惧死；道家乐生乐死，因循自然；佛家认为生死都是苦，不强调生与死孰轻孰重，但偏向于生，尤为关爱自然生命之生。其四：儒释道三家都为生命预设了“完美境界”。儒家“成圣”，道家“成仙”，佛家“成佛”，并各自为到达“完美境界”进行“修身”“修道”“修炼”的人生实践。

《易经》伟大之处就在于意识到大自然本身是从无间断，不断创造，大化流行，周而复始，以“生生”为基本存在方式。其要义在于：生命不息，超越个体生命层次，在天地之间、万物之间、人类之间，始终有一种旺盛的生命力充沛其间。诸子百家之杂家代表著《吕氏春秋》专列“贵生”一篇，开篇明意强调“圣人深虑天下莫贵于生”，可见中国传统文化中对“贵生”文化的强调。学科文化超越不了民族文化，中医药生生之学离不开传统思想中“生命之道”的直接影响与渗透。首先，儒释道关于宇宙天人的论述直接影响了中医药学科关于生命的认知方向，如中医认为，人身小天地，天地大人身，而且天地人身都不离阴阳，天地和人身就是一个同构、同序的生命体，并在此基础上形成了核心脏腑、经络、穴位等概念。其次，儒释道重生、贵生、奉生、遵生、养生的思想使中医药学摆脱了宗教神学的束缚，走上了与中国传统文化同步发展的轨道，也引导历代医家积极从人体本身以及人生存的社会和自然环境来认识人的疾病、生死等现象，进而探索生存之道、健康之道、长寿之道。

（四）生生不息的民俗民风

中医药文化是关于人的生命的文化，生命的所有一切都与之有关，因而这种文化需要多种形式进行表现。比如不同风格的建筑可以维生，用药名写成诗歌可以组方治病，书法、绘画、音乐可以延年，气功武术可以益寿，而民风民俗更是从生到死伴随着我们一生。

中国的民风民俗是的中医药“生生”文化产生的土壤，也是“生生”理念的文化载体之一，“生生”之学根植于此，“生生”之具孕育于此，“生生”之德贯穿于此。透过林林总总千奇百怪的中国民俗，会发现一条清晰的“生命”之线贯穿其中，人们祈子、维生、卫生保健、祛病防灾、长生长寿的一系列民俗活动，如同链条，环环相扣，实践着、丰富着、检验着生生之学。中医学中的养生保健理论并非空中楼阁，而是有着长期且广泛的民俗生活实践基础。民风民俗承载、表达着民族文化，中华民族的文化就是生生不息的大文化。

“生”是天之大德，汉民族的“生生”，表现在未出世之时盼望多生、优生；在世之时，追求养生、延生；去世之时，事死如事生；来世之时，期盼再生。

1. 未世之时，多生、优生 多子多孙是多生、优生延续血脉的期盼。男女媾和，十月怀胎，一朝分娩，这是人类生命运动的一般规律和顺序，一旦违背这种规律的事情发生，或其中某一环节出现问题，就促使种种以衍续子嗣为诉求的行为或仪式就在生活中上演。凡是具有生命繁衍的外形，或者具有生命的象征，或者具有较强的生殖能力的东西诸如石头、瓜、钉、麒麟、鲤鱼、鸡等都可作为祈子的灵物，本土的或者外来的诸如碧霞元君、金花娘娘、妈祖神、送子观音等都可成为许愿供奉的神灵；在诸如偷瓜送子、摸钉求子等喜庆活动中寄托着祈子的心愿。送“榴开百子”图、婚礼中吃子孙饽饽、以枣子、花生、桂圆、瓜子拼果盘，寓意“早生贵子”，在果品谐音的祝福中含蓄地表达祈子的愿望。如同送子娘娘被广泛演绎在人们日常生活的美好期盼之中，祈子术表面的神秘面纱下，应该是人们对生命的敬仰，对生命来源的探索、对生生不息的殷切期盼。尽管有失严谨，却也难能可贵。

对优生而言则更注重“与谁交”的问题，伏羲女娲交尾图就是寓意伏羲“制嫁娶”解决交配的规矩，提倡“别姻亲　远禽兽”的优生策略。我国西周初期实行族外婚就明确了“男女同姓，其生不蕃”的理念，强调通过联姻与血缘关系远的异姓贵族建立姻亲关系而“附远”、严禁同宗通婚而“厚别”，称之为“附远厚别”。由此而优化了中华民族血缘关系，更从此延续出“房中术”，并以此作为解决身心问题的手段，马王堆汉墓出土相关房中术的竹简就是最现实的证据。

2. 在世之时，养生、长寿　在世之时，生命有限。实现长寿愿望的唯一途径，就是对生命进行颐养。因此在世之时对生命长寿的内心期盼与现实操作的颐养行为形成两大类习俗。

寿命延长有许多不可控的因素，因此多在期盼中呈现；长寿成为现实，受到尊敬与祝福，则现实习俗中有敬老、尊老的行为；辟邪与增强体质都是健康人生不可缺或的行为，现实中按季节驱邪防患、竞技中锻炼身体都成为民俗中的重要组成。

（1）期盼长寿：长生长寿的探索不仅是人们心中的愿望，更体现在具体的行动上。借吉祥图案以表达长寿是常见的手段，诸如三星高照、八仙仰寿、麻姑献寿、东方朔背桃、瑶池进酿、五福捧寿、龟鹤齐龄、寿居耄耋、松菊犹存、天地长春等转化为物化形式的图案，这些吉祥图案或借助神话传说，或借助谐音，或借助动植物的特点寓意长寿延年。桃被称作“仙桃”、芝菌被叫做“灵芝”，柏称作“寿柏”，长寿的人称作“寿星”等，充分体现了人们对长生长寿的敬仰与向往。

（2）尊老敬老：当长寿成为现实，高寿之人就会受到祝贺与尊敬，将人们期许自己能够长寿的心理活动进行外化表现。尊老与贺寿的礼俗，诸如起源于周朝，传承至今，丰富多彩贺寿活动；盛行于汉朝的“王杖”制度；明清时期兴起的“千叟宴”等。这些长期存在于民间的礼俗突出了人们长生长寿的心意，彰显了尊重生命、敬老孝亲的美德。

（3）辟邪攘灾：养生，更要防病，因此，祛病防灾成为一年四季各种节日的重要主题。自周朝就开始流行择日选用不同的药浴洁身、防病，如春节这天用五香汤沐浴，二月二取枸杞煎汤沐浴，夏季常用五枝汤洗浴等等。清朝以后，药浴法广泛用于治疗和康复疾病。这些方法对保护环境卫生，防止传染疾病，有着积极作用，一些习俗甚至流传至今，如腊八熬粥、立春日吃春饼、啃萝卜咬春、上巳节祓禊祛病、清明插柳、重阳节登高佩茱萸、冬至食饺子、炖羊肉等。春节前夕，从腊月二十三日起，就开始洗衣被、“打阳尘”，干干净净过年；正月十五过桥走百病；惊蛰时节，用石灰遍撒房屋周围，用石灰水喷洒屋外墙壁，以避虫蚁入室；清明节，上坟扫墓，添土培坟，以避免秽气外溢，尸骨外露和病菌传播；五月五日端午节，家家采集艾叶、菖蒲、苍术、大蒜等，挂于门首，避疫防瘟；农历六月六日，七月七日，家家暴晒衣服、书画，防虫防蛀，消除阴霾病毒。

人们依照大自然节律，进补调养，春日养肝，夏日补心，秋日除肺燥，冬日藏肾神。春捂秋冻，夏舒阳气，冬藏热量。一年四季，循环往复，无一日宁息，合着天地自然节拍稼穑、同时合着天地自然节拍辟邪攘灾，成为中华民族的维生之道。这些辟邪攘灾的习俗让生命有了更多的保护，也使这些传统的节日与人们的生命建立了更多的关联，因而有了更丰富的意义和内涵。

（4）身体锻炼：一是养生术数，如《庄子・刻意》：“吹响呼吸，吐故纳新，熊经鸟申，为寿而已矣。此导引之士，养形之人，彭祖寿考者所好也。”彭祖 800 岁（上古 60 天纪甲子一岁）得长寿之“道”其秘诀在于采用了导引行气养生之术，而华佗“年且百岁而貌有壮容”得益于其所发明的“五禽戏”，其他像气功、八段锦、太极拳等都是作为呼吸吐纳的体操，吸纳了各地长生长寿的风俗，不断提炼整合而传承下来。至于民间道教所采用的炼丹服食、房中采补之术虽然多有弊端，但其出发点也是长生久视，因而也被班固纳入“生生之具”的范畴；二是民间竞技运动，这也是保健养生的积极探索。节日期间，农闲之际，放风筝、踏青、荡秋千、拔河、蹴鞠、赛龙舟、走古事等活动不仅增添了生活中的喜庆，而且娱乐了心情，增强了体质，在欢乐中获得健康。

3. 去世之时，事死如事生　去世是身体的离世，但并非人生的结束。在汉代先民眼中，墓地是人生等待升天成仙的驿站，因此极尽可能打造得如同逝者生前。尤其在血缘纽带中，逝者的后人，有责任将先

笔记栏

人的遗骸妥善安置，让逝者安息，生者安心，乃至于后人孝心表达。在古人的认知里，逝去的先人，冥冥之中也有责任庇护后代生生息息，平安健康。正是这样的生死观，成为连接维系家庭、族群乃至整个民族的纽带。

在中国传统文化中，有着不敬鬼神敬祖先的习俗。极尽所能将墓地建造得如同逝者生前居所的习俗也成为彰显孝道的行为展示。为逝者送终、哭丧、吃鬼饭守灵三天的习俗，俗称“搁三朝”。演变至今，成为亲人们聚在一起悼念死者，抒发缅怀的活动，尤其是“寿终正寝”高寿之人的丧葬事宜与婚娶事宜相提并论，联姻之喜与寿终之喜，并称为“红白喜事”。

4. 来世之时，期盼再生 生命短暂，期盼来世再生，衍生出昆仑山王母娘娘的神话，为逝者打造了来世再生的期盼与可能。在汉代画像石棺中，三神山、王母娘娘、仙童、仙药等被广泛刻画，甚至身为国家统治者的汉武帝都被描述成与王母娘娘有来往的半人半仙似人物。

饱受农耕劳累的汉代先民眼中，将神仙被分别对待。神，在天上遥不可及。仙，在山上修炼可得。来世“成仙”具有相当的可行性，只需象形“人在山上＝仙”，将墓葬在离天更近的高山之上，比变成遥不可及的天神更具可操作性。流传至今的西游故事、八仙过海传说等都与来生、再生或重生相关，体现了人们对来世再生的强烈愿望。

二、“生生不息”的医药学意义

“生生”民族创造了“生生”文化，“生生”文化造就了“生生”医学。中华民族“贵生”思维促使民族医药学以生生不息的民族愿望为己任，确立了其医药行为的目标。围绕“生生”的学科目标进行医学化研究，将“生生”理念落实到医药学活动的每个环节，围绕“生生”的目标，回答谁在生？对“生生”医学的对象进行研究、回答如何生？对“生生”医学的模式进行研究，进而解决相关医学范式的基本问题。

（一）确定医药学行为的目标

医药学活动总关疾病与健康、生命与死亡的关系处理。表面上看疾病会影响健康、危及生命、造成死亡，疾病成为医药学需要解决的关键问题；然而治疗疾病的目的仍然是保护生命，维持人体生命的延续，生命才是医药学活动的关键目标。医药学活动仅仅针对健康与疾病的矛盾，就会忽略生命与死亡的矛盾。将生命放在首位，再来考虑和处理疾病问题，治病就仅仅是保护生命的手段，而不是医药学活动的终极目标。

《吕氏春秋》提出最早的关于医学的定义，就是“生生之道”。第一个“生”是动词，有提高、壮大、强壮的意思，第二个“生”是生命、是生命能力，“道”是根本性的规律。意为强壮生命是人类生存之道、医药学之道。在中国人眼里，她不似现代西方医学所认为的疾病医学，而是提高人体的自身活力和康复能力的学问，或称提高生命力的学问。“生生”文化烙印下的中医药学在建立之时，担当起民族重任，选择了“生生”作为医药学活动的最终使命，将中华民族强烈的“生生”愿望，转化为“生生不息”的医药学活动目标。

（二）“生生不息”理念医学化

确立了“生生不息”的医药学目标，需要围绕这一目标开展进行医学化研究。这其中就需要解决医药学活动的对象——谁在生？医药学活动的模式——如何生？的问题，解决医药学认识方法、研究方法以及思维模式等关于中医药学的范式问题。

中华先圣以生命存活为目的，明确生的主体对象——人，回答谁在生的问题；确立生的标准模式——人与天地相参、回答如何生的问题，并为人与天地相参的医学模式提供实现的路径——四时阴阳五行藏象模型，解决“人如何与天地相参”的问题。中华先圣在对“生生”问题的探索研究过程中，逐步建立起以“生生”为目标的医药学科。从医药学对象、模式、模型、规范、方式、手段等方面实现了哲学思维医学化，妥善解决了医药学科必须面对的基本范式问题。医学对象，不因疾病谱改变而变化；医学模式，反映了人类与时空永恒不变的关系；医学模型，让生命模式得以清晰和呈现；医学规范，让生命得以护佑和延续；医学方式，符合生命延续规律；医学手段，符合自然之道。如此，中医药学的目标、对象、模式、模型等，保证了中医药学科穿越时空而不朽的可持续发展能力。

笔记栏

三、"生生不息"的临证意义

"生生不息"目标的标准化思维，规定了医药学活动中生命至重的地位。医药学活动中，患者将生命托付予医者，"生生不息"理念强调医者仁心是医药学活动的必备条件，是医者的医术维护生命为前提，并以此规范医者在医学活动中的行为，让"生生不息"的医药学目标变为实实在在的临证行为。

（一）生命至重医者仁心

唐代大医家孙思邈提出："人命至重，有贵千金，一方济之，德逾于此"，强调医药学活动关乎"人命"，以"人命"为对象、"人命"至重。重到人命关天、重到似泰山。患者惜生命、亲者重情义，医者则承担着"人命"与"人情"双重重担。

处方，是医者治病救命的媒介，处方承载的是医者仁心与医者仁术。医者手中每一张处方，全凭医者道德修养及其对自身行为的约束，体现的是医者的道德与医术水平。每一张处方都存在该与不该、恰当与否的判断。许多的"不该"、许多的"不恰当"都可能因为医者的医心不诚与医术不精而出现。在几千年的中医药文化实践中，以"生生不息"为目标，医者就更加珍视患者向其托付的"性命"。医者一举一动关乎患者的"人命"与其世间亲情，不敢有半点差池，医者职业的伟大、责任、风险都在于此。

（二）医药行为维护生命

以"生生不息"作为中医药学的学科目标，其意义还在于中医药活动的各个环节都强调将保护"人命"放在首位，并体现在医药学活动的各个环节。人体健康未病之时，通过养生以延缓机体衰老、延长人体寿命，关注的是"人命"的质量与长度；面对客观存在的致病因素，选择避之有时（主动躲避）与防患未然（主动应对），关注的是"人命"避免伤害；人体欲病之时，在或病或不病之间，偏向把握"人命"或许不病的机会，努力为"人命"争取不受伤害的机会；人体已病之时，病与命之间仍然是"人命"至重。尤其是客观存在的两难选择：若不治病"人命"将受损害，反之，若选择治病，则"人命"难以承担治疗本身带来的性命损伤。针对疾病"治"与"不治"之间，中医药学仍然以"人命"为重，以维护当下生命延续的根本利益。在某些情况下，中医学认同并接受生命与疾病共存的生命状态，如带菌生存、带毒生存、带瘤生存、带残生存的生命状态，但这并非是消极应对，而是力图在带菌、带毒、带瘤、带残等生存状态下，寻找"人命"与细菌、病毒、肿瘤、残疾之间的平衡点，以存活为目标，找到当下生命的最大利益化状态加以维护。

医药学活动各环节维护生命还体现在对人体生命功能有意识的保护上，尤其对于幼小、虚弱、衰老的生命体，其或处于生命功能尚未成熟阶段，或处于生命功能退化阶段，都是生命功能不足的阶段，难以承受人为杀毒、灭菌、放射、化疗、切除、攻下、吐泻、清热之类治疗，需要谨慎小心对待，一切以维护生命出发，而非以治疗疾病为快。

"生生"是生命可持续的能力，能够在任何生命状态下解决"生"的问题。面对健康、亚健康、疾病、康复、残疾、幼小、虚弱、衰老……等各种生命态势，"生"才是最终目的。命，终究是有生气，才有意义。以"生"为目的，保持生命在任何状态下尽可能延续，在"活"的前提下，保持更好的存活状态，中医药活动皆予以谨慎小心对待，获取生命的最大利益化，才能彰显医药学活动的效益，也是中医药学科目标的根本意义。

四、"生生不息"的文化特色

中华民族强烈的"生生"愿望亟待以专业学科研究的态度与手段，解决"生生"民族面临的"生生"问题。中医药学，是持续几千年惟一继续发挥着功能并仍旧产生着积极影响的中国学术，与之相伴的中医药文化也绵延几千年而不衰，究其原因就在于中华民族的"贵生"思维，造就了全民族"向生"的愿望，这促使中华先圣以"生生"理论，凭"生生"之具，去实现"生生"的目标，由此建立了"生生"学科，并保持了中华民族"生生"文化可持续发展与穿越时空而不朽的能力。

（一）"生生不息"的社会学特色

"生生"思维让民族繁衍壮大，让文化源远流长。四大古文明，包括古埃及、古巴比伦、古印度文明，都曾辉煌一时，但只有中华文明是惟一没有断代、至今仍发挥着巨大影响的文明。在历史长河中，中华文明

笔记栏

同样曾受到了外族侵略、战争的纷扰，与外来文化的冲击等，但并未从根本上影响其一脉相承。中华文明从未断代，发展至今。究其原因有很多，就文明自身而言，其内在“生生不息”的文化之魂保持不变，适应了各个历史时期的社会发展与各个历史阶段的生产力水平，功不可没。

“向生”是中华全民族的思维，也是其为之努力的动力。这种符合天地规律的文化取向，不管在顺境，还是逆境中，“生”是根本，也是前提。外敌来犯，因为要“生”，所以必须自强抵御，驱逐敌寇；外族文化来侵，因为要“生”，所以兼容并包，取长补短，《论语》曰：“君子和而不同”，不同的文化在这里可以“和而不同”、和谐共处，融合发展，佛教就是典型的实例。这种“向生”的文化，深深扎根于中华民族的土壤里，只要没有被连根拔起，就具有生命力，就可生存，就是希望，亦能在各种文化竞争中排除干扰、脱颖而出、蓬勃向前。

在生生文化影响下的中医药学，也因为“生生不息”的学科目标适应了各个历史阶段不同社会形态与生产力水平下人类对医药学的需要，并且包容吸纳其他医药学文化与技能，从而保持自身发展的活力，具备了持续发展、一往无前的能力。

（二）“生生不息”的医药学特色

“生生”是全民族的愿望，迫切需要有专业的研究与实践去实现。实现民族“生生”愿望的途径，就在于符合上天“生生”之大德，凭借“生生”之具与“生生”之术数，专业化解决民族的“生生”问题。守“生生”之道、用“生生”之具、扬“生生”之德，形成了中医药文化特色。

以《黄帝内经》成书为标志的中医药学奠基之时，中华民族正处于为“生生”愿望而不懈努力的秦汉之际，人们效仿大自然的“生生之道”，遵道而为。以“生”为目标，对于生命“不息”的追求成为中医药发展的最大动力。中医药立足于“生”，为全民族生命“不息”做出了最大的努力。

班固在《汉书·艺文志》专列“方技略”，其中内容分为医经、经方、房中、神仙四类。由此可见“方技”是使生命得以存续下去而且更加健康、完美的方法。方技家，是先秦至汉初成形的学术派别，主要研究养生和医药。《汉书·艺文志》：“方技者，皆生生之具。”所谓“生生之具”就是使生命长生而实现“生生”之道的工具，中医药学就是将“生生”之道与“生生”之具结合起来形成的“生生”之学。概括而言，这是一个源于中华文明之根、包容中华文化哲学思维、融合了充沛的民族文化血脉、涵盖了关乎生命的所有文化形态的、活泼泼的生命学科。

第二节　中医药学的对象——“莫贵于人”

以“生生”为目的的医药学，关注对象是“最为贵”的人类生命。人类，在天地之间表现出超越任何生物的智慧，使其成为大自然的佼佼者。尽管天地各种因素会影响到人类的“生生”环境，但人类自身的“生生”问题仍然重于其他问题研究。世间万事万物都关乎人类存在、生活和发展的问题，因此有“惟人万物之灵”的说法。“最为天下贵”的人本身，成为人类关注与研究的主要对象。以人为本是中国传统文化的明显特征，落实在生命学科领域，体现为“莫贵于人”的思想理念，表现为生命器官基础结构、生命活动基本功能、生命支撑基本物质与生命活动的客观心理反应等生命形（生理）与神（心理）的医药学意义。

医药学活动，重点在于处理人与疾病的矛盾。医药学活动主旨“莫贵于人”，将人视为医药学活动中的主要矛盾方面，着眼点是人类存活问题，而非以疾病为主要矛盾。只要人类依然是天地的主体、人类存活的愿望不变，医药学活动对象“莫贵于人”的理念就具备了穿越时空而不朽的能力。

一、“莫贵于人”的医药学意义

中医药学将“莫贵于人”的文化思想落实在学科研究对象上，确定医药学活动中，人是主要矛盾，着力解决医药学对象“莫贵于人”与医药学目的“生生不息”之间的逻辑关系，回答“谁在生生”的问题。同时，引导中医药学科将“人”的概念进行医学化研究。

笔记栏

（一）确定人是医药学活动的对象

医药学活动，在于处理人类生命与疾病的矛盾。人的生物学目标是存活，而疾病是人体生命存活过程中必然出现、需要面对的问题。疾病会干扰人体的生存周期，影响其生存质量，解决疾病问题就能够排除其对人体干扰、有效延长人体生命周期与提高生存质量。但是不容忽略的是：疾病干扰人体生存周期与生存质量，是通过人体自身对疾病的反应而起作用，疾病以人体生命为载体，离开人体就不会对人类造成影响，单纯解决疾病问题未必能够保存生命。因此人类的生存问题才是医药学科应该关心与解决的问题。“得病”是人体对致病因素的反应，“治病”是消除疾病对人体的影响。

疾病引起的人体变化，是由人体外在各种不同的病因如大自然中过度的风、寒、暑、湿、燥、火等侵入人体，在不同的部位产生病理反应的结果；或者是人体内在脏腑功能自行衰退、虚弱导致；或是人类喜、怒、忧、思、悲、恐、惊等情感变化过激，致使人体自身协调能力下降、内环境紊乱而造成；或是如水火灾难、金刃伤害、交通事故、虫兽咬伤、劳逸不当等意外因素造成。

人体才是疾病的载体，存活时间长短与质量高低是人体生命自身能力的体现。疾病仅仅是人体受到损害的表现，对生命存活与质量而言，疾病仅仅是人体在某一阶段性的非常态。“生生”医学针对生命存活，强调的是人体的存活状态、不息状态。因此对于医药学来说，矛盾的主要方面是人体，而非疾病。

中医药学将“莫贵于人”文化思想落实在学科研究对象上，明确了人体生命才是医学活动的主体，“生生”的对象是人体生命。

（二）“莫贵于人”理念医学化

莫贵于人，人的概念医学化，才能真正解决生物意义上人的存活问题。人不再仅是先秦诸子讨论中哲学意义上的社会人。医药学将形而上的哲学思维向医学过渡，人的概念不仅仅是包涵了社会人的理念，而且更有生物意义上人的理念。生物人以五脏为中心，以经络联络六腑、躯干、体表、外窍形成有机生命整体。五脏是人类生理活动与精神活动的核心，也是“以人为本”思维医学化的基础，“五脏”成为人的代言之物。

正是由于哲学上社会人向医学上生物人的过渡，五脏具备满足生理学条件的五脏器官与功能概念，同时又具备满足社会学条件的“五神藏”概念。如同血气方刚的“血气”既具有哲学意义的气势盎然，又具备生理意义的气血充足。如同暮气沉沉的“暮气”既具有哲学意义的消极低沉，又具备生理意义的衰老退化。脏腑器官具备物质性与精神性共存的双重意义，使中医的脏腑概念超越了单纯的人体器官零件的生物学概念而同时具备人文理念。

中医将人的概念落实到“五脏”，而五脏不是单纯的器官位置概念，更强调其功能。有功能的器官必须考虑其有机功能的强弱与整体协调性，更侧重器官功能与各种关系的维护，强调有机整体思维。

二、“莫贵于人”的临证意义

中医药学临床活动，主要具体对象是人体脏腑，核心是五脏。五脏是中医药临床活动的基础，不仅仅是器官形态结构概念，其涵盖了生命结构、生命功能、生命物质三方面；五脏不仅是生命活动内在协调的系统单位，也是人体与外界大自然及人类社会协调的系统单位。五脏系统对外协调能力的强弱，决定了人的体质状态和水平。

（一）人——物质结构功能三位一体的五脏中心

中医药学将医学意义上的人定义为有机生命活动体，强调“有机”与活动，明显区别于仅仅是器质意义上的人体。其一，必须具备生命活动的物质基础结构——器官，如五脏，指心、肝、脾、肺、肾五者；六腑，指胆、胃、大肠、小肠、膀胱、三焦六者；奇恒之府，指脑、髓、骨、脉、胆、女子胞六者；其二，物质基础结构不是简单的形态学构架，必须具备有机化的活动能力，是具备“活”能力的器官。能够展现自身有功能力——神气、活力，即“五神藏”。同时需要体现自身工作的能力——脏腑功能、气化功能；另外脏腑活动必然产生维持生命能量的基本物质，即气、血、精、津、液。而这些物质本身对“生生”发挥着不可或缺的作用。因此生生医学将以人为本的文化思想，落实到五脏为中心的学科构建中。五脏成为具备了“生生”基础的器官结构、功能活力和生命物质，即能量与精神并存的系统单位。五脏联系六腑形成互为表里的人体内部控制体系，以经络将五脏六腑与躯体连成整体，在五脏“生生”基础带动下，让整体“活”起来。中医学认为人以五脏为中心，通过经络将人体上下内外联系成有机整体，就有了支撑生命有机的结构条件、功能条件、物质条件。

笔记栏

结构、功能、物质三位一体，共同铸成脏腑整体观念。正因如此脏腑不仅是器官结构概念，而是有机活体，能够将自身状态的相关信息表现于外。观察脏腑表现于外的信息，自然能够判断脏腑内在情形，为此中医药学专门建立了"藏象学说"。其在脏腑功能与脏腑物质状况上的判断，着重整体、系统状态的认知和描述，如气虚乏力、气不接续、气息奄奄、神气十足、气壮山河；如隐痛、绞痛、剧痛、酸痛、闷痛等，并没有具体数值的量化指标。然而，脏腑有诸内则必有其诸外在之象，画像描述的方法同样包括西方医学常用的人体或疾病的如眩晕、持续性发热、剧痛、绞痛、刺痛、胀痛、蟹爪样、橘皮样改变等描述方法。西方医学虽然没有建立"藏象"诊察理论，但以看病的名义，仍然观察的是脏腑内在改变带来的外在形象——症状。而脏腑器官的病理改变在形态学上的改变，借助现代科学手段会更直观、更准确。

（二）人——对外协调的统一体

医药学临床意义上的人不单是人体内在的生命系统单位概念，而是以结构、功能、物质三位一体的脏腑为中心，还具备整体对外界的协调能力。生命系统单位及其与外界协调能力之和才是有机整体。所谓外界是生物人面对的大自然与社会人面对的人类社会。大自然必然存在气候、地理等因素对人体的影响，中医将大自然风、寒、暑、湿、燥、火的正常气候变化，称之为六气，而异常致病气候，称为外因六淫。机体能够抵御六淫侵害就是其与大自然相协调能力的体现；人类社会必然存在引起人体主观情绪反应的种种因素，中医将正常的喜、怒、忧、思、悲、恐、惊情绪变化，称之为七情，超出适度范围的七情则称之为内伤七情。人生不如意十之八九，能够自我控制调节而不为情绪所伤，就是机体与人类社会平衡的能力体现。人体能够平衡协调可能遇到的问题，将伤害降到最小，绝不是单一脏腑的功能，一定是机体整体因应协调的结果。

人与大自然及社会相协调的能力，就是人的体魄素质，实际上就是生命的体质表现。因此人体生命系统单位对内外环境的协调能力，共同表达着人类生命系统的活力。人是内在器官、功能、生命物质一体化，且具备与外界协调能力的、统一的生命整体。

三、"莫贵于人"的文化特色

中医药学以人为本，研究人的生理、心理、协调能力、寿命，人是主体对象。就社会学意义而言，人命至重的理念，符合任何历史时期、任何社会、任何社会制度、任何人的需求；就医学意义而言，生命存活的目标，可以避免疾病谱、死亡谱改变对研究方向与模式的影响。

（一）"莫贵于人"的社会学特色

人是任何历史时期、任何社会制度、任何事情的核心。所有社会活动都是人类的活动和围绕人类展开的活动。在任何历史时期、任何社会制度下，医药学对人的关注度都不会改变。《灵枢·师传》所谓："人之情，莫不恶死而乐生。"道出问题关键在于"恶死乐生"是天之常理、人之常情。顺天之理、人之情遵道而为，就能获得事物可持续发展的能力。社会是人类的社会、社会活动是人类的活动、社会活动问题是人类的问题、解决问题是解决人类自身的问题。人才是社会的主体。

在社会活动中，良好的社会适应能力同样来自人类生命物质基础与生命功能活力。任何历史时期、任何社会制度、任何事情都是以人为核心，远古、上古、中古、近代、现代各个历史时期的人类尽管其社会活动及面对的事件不一样，但以人为本、生命至上的宗旨没有变过；原始社会、奴隶社会、封建社会、共和社会等不同的社会形态，变化的只是对人类的管理方式，人为本的宗旨仍然不变；国事、家事、大事、小事都是关于人类的事。统治者与庶民百姓都存在个体与社会相的适应问题，医药学的使命是解决人的心理活动物质基础与心理活动社会适应能力。《黄帝内经》所谓："君王众庶皆欲全形"。医药学就是要帮助人类拥有良好的体魄，适应各种时期、各种社会发生的各种事情。因此，任何历史时期、任何社会制度的任何事情，其核心始终是人。以人为本的医药学是人类适应社会的保护神，满足了任何历史时期、任何社会制度、任何事情对人体的适应性需求。能够满足各种需求的学科，自然就争取到自身可持续发展的机会，中医药学正是这样的学科。

笔记栏

（二）"莫贵于人"的医药学特色

自人类诞生开始，其与疾病的斗争就从未止息，生产力水平低下的远古时期的原始人类可能因为争战死于剑伤、刀伤，因为饮食不当死于龋齿、胃肠疾患，因为生殖病死于感染等等；中古与近代人类除战争外、因饮食、情绪、劳逸等因素死亡的比例明显上升，而现代人类因压力、生活方式导致的疾病与死亡，比例远远高于上古、中古、近代人类。最典型的是高速交通工具出现的意外是前所未有的伤害。疾病谱、死亡谱都在改变，如果医药学活动以疾病为主要矛盾，那么疾病谱、死亡谱改变自然会导致治疗对象、治疗目标、治疗模式、治疗手段整体改变。以抗生素为例，战争带来的创伤、感染让抗生素应运而生，满足了当时人类的迫切需要，迎来了抗生素的历史辉煌。然而人类社会高速发展，个体压力剧增、生态环境破坏、生活方式骤变，心脑血管疾病等与生活方式密切相关的疾病其死亡率上升到第一位。感染性疾病发病率及死亡率大幅下降，抗生素原有的医学价值不断降低，而滥用抗生素则成为危害。由此逼迫着医药学研究对象、研究目标、治病模式、治病手段的整体改变。

以人为本的医药学要解决的主要矛盾是人而非疾病。当疾病谱与死亡谱改变，变化的只是影响人体的诱因，是医药学活动的次要矛盾。人不变，医药学活动对象不会变，所带来的一系列医药学活动问题都不会改变，因而以人为本的中医药学就具备了与时俱进，历久弥新的生命力。

第三节　中医药学的模式——“人与天地相参”

“生生”为目标的医药学，其模式是“人与天地相参”。人类生存在无边无际的空间、无始无终的时间维度上，人类社会活动和生理活动都不可能离开天地自然。中华先民在长期生产、生活中对生命的感悟，不断升华、总结，形成了“天人合一”的思想，成为中华民族共同的生存智慧与生存方式。中医药学，无非是将中华民族的这一智慧成果转化为医药学活动方式，完成“人与天地相参”的医学模式构建。

医学模式，反映着不同民族对生命救助方式在各个历史阶段的思想观念，是人类为保护自身健康与疾病作斗争时观察、分析和处理各种问题的标准形式和方法。在不同历史阶段，随着科学发展水平而发生演变。人类早期，西方借助神、东方借助巫来解决健康问题，是那一时期人类社会因生产力水平低下而不能超越的历史局限。后期西方医学因为蒸汽机走向机械模式、因为显微镜走向实验室生物模式、因为疾病谱和死亡谱改变向生物—心理—社会模式过渡；而中医则脱离了医巫模式直接进入“天人合一”思维下“人与天地相参”的医学模式，并积极构建与之相应的医学模型。只要人类依然是天地的主体、人类存活的主观愿望不变，人类存活的总体环境不变，“人与天地相参”的医学模式，就具备了一往无前、永续发展的能力。

一、“人与天地相参”的医药学意义

中医药学将“天人合一”的文化思想落实在学科模式上，直接将中华民族“天人合一”的生存智慧，转化为“人与天地相参”医学模式，解决“生生”的问题。中医药学科将“天人合一”的概念进行医学化研究，建立了整体观念”，确定了医药学活动中“三因制宜”的原则，寻找展示人体脏腑与天地相互沟通的以“三因”为要素的理论模型，最终用整体观念、三因制宜行为规范、天地人医学模型，搭建起“人与天地相参”的“生生”模式。

（一）确定中医药学行为模式

模式即是事物的标准样式，指从生产经验和生活经验中经过抽象和升华提炼出来的核心知识体系。医学模式就是解决生命问题的方法论。中华民族在长期的生产和生活实践中，经过感悟、升华、总结出“天人合一”的生存智慧。道家注重人与自然、主体与客体之间的关联。儒家虽然更注重人与社会的关联，但是儒、道两家其思想互相渗透，互相影响。西汉的董仲舒继承先秦百家之往，开启魏晋后学之来，在先秦诸子“推天道以明人事”的思想基础上，强调“天人之际，合而为一”理念，并由此构建了“天人合一”的中华主体文化。虽然“天人合一”的明确表述由后代理学家张载提出，但先秦“天人合一”思维影响并决定着中医药学解决生命问题的思维方式与方法，故按先秦习惯表述为“人与天地相参”。

中医药学认为人体生命小宇宙与自然大宇宙息息相通，如人气与自然之气相通，《黄帝内经》称为“生气通天”；人气按四季节律培育，《黄帝内经》称为“四气调神”；脏腑外象似天象地貌，《黄帝内经》称为“阴阳应象”；《黄帝内经》强调：“善言天者，必有验于人；善言古者，必有合于今；善言人者，必有厌于己”以及“与天地如一，得一之情，以知死生。”中医学存在谈天论人，谈古论今、谈人论己思维习惯，并将人之死生

笔记栏

问题以“与天地如一，得一之情”及“与天地合拍”的思维方法来解决，建立了“人与天地相参”的医学模式。

（二）“人与天地相参”理念医学化

天是宇宙、是大自然，八卦就起源于对人与大自然关系的表达，中国古代先哲“仰观天文，俯察地理，近取诸身，远取诸物”，逐渐形成了“天人合一”的宇宙观。表面上是天与人二者之间合二为一，深层次分析，是强调人类需要主动与天道合拍。中华文化中对天道的认识如老子所谓：“有物混成，先天地生。寂兮寥兮，独立不改，周行而不殆，可以为天地母。吾不知其名，强字之曰道。”天道自然，凡事有自身不变的规律，天道影响人道。荀子所谓：“天行有常，不为尧存，不为桀亡。应之以治则吉，应之以乱则凶。”说明天道不因人意志、人的努力而改变。《国语・越语》记载先秦范蠡思想：“夫人事必将与天地相参，然后乃可以成功。”“天人合一”是晚于《黄帝内经》成书时代在宋代出现的提法，表述上侧重于二者合一不分主次。“人与天地相参”是先秦思想在医药学上的直接运用，明确人主动与天地相参，更能反映天人关系中人的主动性。

天行有常，即为天道。天道阴阳，生杀本始，治病求本。中医药学就是参照天地阴阳之道、因应天地阴阳之道、调生命阴阳之平衡，让生命可持续的学科。换言之，就是参照天地阴阳、求人体阴阳动态平衡，找到中华民族活法的学科。其一，天地有大道；其二，人类必须主动顺应天地之道，才能获得可持续发展的机会与能力。健康生命的要义就在于顺应天地规律，获得可持续性，而养生就是培养顺应天地规律的好习惯。

二、“人与天地相参”的临证意义

“人与天地相参”模式的标准化思维，规定了人体与天体合拍的“整体观念”，而抽象的“整体观念”体现在人体与天地之间从天时、地理、人体三个要素相参的路径，并以此规范中医药活动的临证行为。同时，需要把“人与天地相参”的理念转化为实实在在的临证医学行为，寻找人与天地之间相参照的工作系统，让“人与天地相参”的理念转化为切实可行的医学模型。

（一）建立人体与天地联系的整体观念

“人与天地相参”模式，让临证医学活动具备了人与天地协调统一的整体化思维，中医称之为“整体观念”。整体观念仍然强调以人为本，认为人以五脏为中心，人体各个部分密不可分、在生理功能上相互协调、相互为用、在病理上相互影响，是一个整体统一的有机生命体。当人体与天地相参之时，形成人体小宇宙与天体大宇宙二者协调统一的整体关系。

整体观念决定了中医药学所有活动、处理人体任何问题，都必须参照、比照、模拟大自然的规律。整体观念成为“人与天地相参”模式的临证表达。

（二）确立“三因治宜”的行为准则

天地以时空呈现。人体与天地相参，参照的要点在于顺应天时地利，维护人体和谐平衡。人与天时相合指按季节规律作息，称“因时制宜”，如“日出而作日落而息”；人与地理相合则指按地貌特点生存，称“因地制宜”，如适合南方潮湿之地的河姆渡“干栏式”房屋与适合北方的半坡人“半地穴式”房屋；而人总是矛盾的主体，人应对自然社会及人类社会的生理、心理素质，就是与天地合拍的能力，称“因人制宜”。中医秉承《易经》天地人三才思维，临证与天地相参的行为规范，称“三因制宜”。

整体观念不再是抽象的人体与天体合拍的笼统概念，而是通过天、地、人三个指标有了具体操作的路径，完成与实现了人体与天地相参的目标。天地对人体的影响被归纳为因时、因地、因人的“三因”。“看病”的医学活动必须考虑季节因素、地域因素及人的体质因素对疾病状态的影响，“治病”的医学活动必须与季节特点、地区特点、人的生理、心理素质与生存状态相适应。“三因”成为评价人体参照天地的三个要素，“三因制宜”的原则一以贯之地规范着历朝历代中医人的临证行为。

（三）探寻人体与天地相参的运化体系

“人与天地相参”转化为临证的“整体观念”，而“三因制宜”的原则使“整体观念”通过天时、地利、体质三个因素得以实践。人是以五脏为中心的有机整体，五脏与六腑、五脏与经络、五脏与体表、五脏与窍道、五脏之间等为其内在关系，以及五脏与外界天时季节、五脏与地理区域、五脏与人类社会情绪等为其关系，所有内在与外在关系都在“整体观念”的统领之下，必须存在有支撑这些所有关系的生命工作系统。这些支撑生命关系工作系统的清晰与明确的表达，才能够真正将人体五脏中心与内在、外在各种关系建立起可操作

笔记栏

的工作系统。内在有机整体与外在天时地利的统一才会有具体形象性的表达形式与模型。“人与天地相参”的医学模式需要匹配相应的医学模型，只有建立起清晰与明确的医学模型，才能让医学模式切实可行。

三、“人与天地相参”的文化特色

医学模式“人与天地相参”秉承中华“天人合一”思维，确定了中华民族医药学活动的标准模式，解决了“如何生生不息”的问题。人作为学科对象不变，人类存活的愿望不变，人生存的时空环境不变，则这一学科既符合民族生存方式又符合人类的生存现实，就有了穿越时空的生命力。

（一）“人与天地相参”的社会学特色

“人与天地相参”是中华民族主体文化中“天人合一”民族思维的医学版，是中医药学活动的基本原则，承载、维护、发展、充实了传统文化思想成果，是民族生存模式与医学模式的完美结合与高度统一。

（二）“人与天地相参”的医药学特色

“人与天地相参”的医学模式必须将人体研究放置于天地之中。因此，天地对人体影响、人对天地之中利弊策略等都会纳入医药学研究之中。人类取天地之利，可以顺时调气与采天地之灵气。人类避天地之弊害，可以发现天之“六淫”与地之五味伤人，也可以发现人世间“七情”致病。这正是中医药学能够发现显微镜下看不到的风寒暑湿燥火外来“六淫”与喜怒忧思悲恐惊内伤“七情”的缘由。中医药学发现客观存在“六淫”、“七情”的现实意义在于，为此找到有相应的措施乃至相应的药物去治疗“六淫”与“七情”导致的疾病，而这正是西方医药学触及不到的死角。

人是医药学活动的主体，天地是人类的生存环境。中医药学的医学模式符合事实、符合天理、具备了不变的可持续能力。

第四节　中医药学的模型——“阴阳五行”

“人与天地相参”的医学模式需要有与之相应配套的医学模型。这个配套的医学模型需要完成天人之间的对接，阐释天人之间的内在共性及相参的逻辑规律。人以五脏为中心，天，以阴阳为纲，构建“人与天地相参”的医学模型，实际上是发现、总结人体五脏与天地阴阳之间对接沟通的理论结构体系，解决人与天“凭借什么进行沟通”和“如何沟通”的问题，从而引导中医药学将传统文化“天人合一”理念进行医学化研究，论证“人与天地相参”的可行性。

一、“阴阳五行”学说的医药学意义

医学模型指与医学模式配套的医药学活动模型。阴阳为天地之道，五行为天体阴阳落在大地的参照物。利用五行将天体与人体进行系统化整理，借助五行实现人与天地阴阳的沟通，保证“人与天地相参”的医学模式实现。中医学建立阴阳五行理论医学模型的意义在于为人类在医药学领域寻找到“法天则地”的坐标，以此为人体五脏建立起“法天则地”的模型，让治病求本，本于天地阴阳有了可操作性。

（一）“阴阳五行”学说确定法天则地的坐标

“人与天地相参”在于“法天则地”，首先需要发现被参照的天体对象，所谓“天地之道”“万物之纲纪”，即天之道、地之理。观天文在于察时变，天时就是千秋万代的年年岁岁的岁月延续与积累，年年岁岁不过是春夏秋冬周而复始、春夏秋冬不过是寒暑往来交替、寒暑往来不过是阴阳多少的变化。所有变化的核心就是阴阳多少，消长转化。天道就是阴阳。效法阴阳，就等于效法天道。

阴阳，天道，在天成象。《黄帝内经》谓：“阴阳者，有名而无形。”其无处不在，似日月往来、似寒温、似冷暖、似明暗、似大小、似刚柔、似升降、似快慢、似曲直等感受……毕竟是感受为主的抽象概念。人类生存在大地，需要参照大地的“万物之纲纪”。阴阳在天成象，在地成形。象，天上阴阳的样子；形，大地的物体器形。天之气象必须转化为地之物形，才能为生活在大地上的人类提供效法天道的直观参照物。地势坤，就是指大地承载上天阴阳变化，有责任展示上天的样子。所以阴阳在天上消长变化，阴阳变化落在大

笔记栏

地上，大地五方以五行物形展示出阴阳之象。如春天地之象是生机勃发、郁郁葱葱、满目青翠；夏天地之象是茂盛壮大、隐天蔽日、骄阳似火；暑天地之象是闷热熟湿、孕育力量、作物澄黄；秋天地之象是清肃潇条、西风落叶、白露成霜；冬天地之象是冰天雪地、寒冬腊月、夜黑昼短。所以天时季节的阴阳变化决定了大地五方冷暖、明暗及作物生化收藏的态势。换言之阴阳在天之象，落在地上就是五行在地之形的表达。五行就是天体阴阳在大地的代表。大地人类效法五行，就等于效法天体阴阳。

如此，人体五脏与五行匹配：东方肝木、南方心火、中央脾土、西方肺金、北方肾水；天道阴阳东方春、南方夏、中央暑、西方秋、北方冬也与五行相配，如此通过五行建立起人与天地阴阳沟通的桥梁，完成老子所谓："人法地(五行)、地法天(阴阳)、天法道(规律)、道法自然(事物本然)"的思想理路。阴阳五行就是人类"法天则地"的坐标。

（二）"阴阳五行"学说建立法天则地的模型

中医药学将"阴阳五行"学说落实在建立学科研究模型上。人体以五脏为中心，将五脏及与五脏关联的各种人体组织纳入人体五行系统。人体以五脏为中心，以阴阳五行为纲纪，联系六腑、官窍、形体、情志、物质、脉象等，形成结构、功能、物质三位一体的有机体系(表 5-1)。

表 5-1　人体阴阳五行五脏系统

阴阳	人　体						
五行	五脏	五腑	五官	五体	五志	五液	五脉
木	肝	胆	目	筋	怒	泪	弦
火	心	小肠	舌	脉	喜	汗	洪
土	脾	胃	口	肉	思	涎	缓
金	肺	大肠	鼻	皮毛	悲	涕	浮
水	肾	膀胱	耳	骨	恐	唾	沉

天地以阴阳为道。天时——春、夏、长夏、秋、冬；地域——东、西、南、北、中，将天地时空及其相关联的各种人体存活关系纳入大自然五行系统，被五行化的天地阴阳关乎四时、方位、气象、长势、色象、庄稼、声音、味道、数字等等自然万物(表 5-2)。

表 5-2　天地四时阴阳五行系统

大　自　然												阴阳
五数	五音	五味	五菜	五果	五畜	五谷	五色	五化	五气	五方	四时	五行
三八	角 3	酸	韭	李	牛	麦	青	生	风	东	春	木
二七	徵 5	苦	薤	杏	犬	黍	赤	长	热	南	夏	火
五十	宫 1	甘	葵	枣	羊	稷	黄	化	湿	中	长夏	土
四九	商 2	辛	葱	桃	鸡	稻	白	收	燥	西	秋	金
一六	羽 6	咸	藿	栗	豕	豆	黑	藏	寒	北	冬	水

当人体与大自然借助阴阳五行系统相互沟通，阴阳五行成为人体与天地相通共用的桥梁与纲领。人体阴阳变化与大自然阴阳变化相参不再是抽象的概念，中医药学由此以阴阳五行学说建立了"人与天地相参"的工作模型(表 5-3)。

表 5-3　四时阴阳五脏系统

大　自　然												阴阳标杆	人　体						
五数	五音	五味	五菜	五果	五畜	五谷	五色	五化	五气	五方	四时	五行	五脏	五腑	五官	五体	五志	五液	五脉
三八	角 3	酸	韭	李	牛	麦	青	生	风	东	春	木	肝	胆	目	筋	怒	泪	弦
二七	徵 5	苦	薤	杏	犬	黍	赤	长	热	南	夏	火	心	小肠	舌	脉	喜	汗	洪
五十	宫 1	甘	葵	枣	羊	稷	黄	化	湿	中	长夏	土	脾	胃	口	肉	思	涎	缓
四九	商 2	辛	葱	桃	鸡	稻	白	收	燥	西	秋	金	肺	大肠	鼻	皮毛	悲	涕	浮
一六	羽 6	咸	藿	栗	豕	豆	黑	藏	寒	北	冬	水	肾	膀胱	耳	骨	恐	唾	沉

笔记栏

二、"阴阳五行"学说的临证意义

中医药学成功引入阴阳五行学说，建立起"人与天地相参"的医学模型，首先是实现了对人体的时空化管理，让"人与天地相参"有了临证相参的理论基础与可行性；同时完成五脏为中心的阴阳五行对应体系建设，实现了将天地阴阳通过五行落实到脏腑，让调脏腑阴阳变为切实可行的医药学活动行为。其次以阴阳为纲完成人体评价体系的建立，整个医药学活动以调整阴阳平衡为最基本目的；五脏中心系统的物象表达，从人体到自然具备了可参照的对象。藏象不再是仅仅限于人体本身的生命现象，而是与大自然息息相关的生命表征。

（一）人体生命实现时空化的途径

万物变化主要取决于大自然春夏秋冬、寒暑往来的阴阳多少。五行是天上阴阳多少变化在大地空间的呈现，五脏是人体生命活动中心。将五脏对应大地五行，等于对应了上天阴阳，人体五脏中心的研究放置于天时阴阳与大地五行体系之中，实现了天上阴阳、大地五行、人体五脏中心的一体化管理目标，如此为人体五脏建立起四时阴阳五行的工作模型。时空化的五脏、阴阳五行化的人体与大自然，让"人与天地相参"变得充分可行与可操作，成为"人与天地相参"能够看得见、摸得着的工作体系。模型中无论是人体还是大自然，同一系列的物种、物象具备了相参、相通、比照、模拟乃至关联、互动的基础。

（二）建立人体生命活动评价体系

阴阳为天之道，人体生命活动不离阴阳之道，其一，建立阴阳五行藏象模型，用于研究人体阴阳动态。通过五脏与大地五行阴阳之气相通，将人体脏腑五行化，实现阴阳直接落实到脏腑，并将人体脏腑及其功能阴阳化的目的；其二，脏腑是人体核心，被阴阳化的脏腑只需判断其阴阳动态情况，即可知人体生杀之本、治病之本。以阴阳五行阐释人体生理、病理、诊断、治疗、养生等，阴阳五行成为整个医药学活动各个环节的评价体系，所有医药学活动均以阴阳动态平衡为目的。

人体生理：阴平阳秘（维持人体阴阳动态平衡，就维护了人体健康状态）。

人体病理：阴阳失调（疾病就是阴阳双方维持事物正常化动态平衡关系被打破的表现）。

人体诊断：先别阴阳（诊断就是分析阴阳双方失衡状态、找出失衡原因、变化机理的过程）。

人体治疗：调整阴阳（治疗就在于恢复阴阳动态平衡的关系）。

治疗目的：以平为期（治疗目的就是维护机体阴阳动态平衡，保持生命可持续发展的机会）。

三、"阴阳五行"学说的文化特色

阴阳五行思维是中国传统文化思维在医药学科中最完整、最准确、最形象的表达，也由此建立起与"人与天地相参"医药学科模式配套的研究模型。医药学研究模型本身是"人与天地相参"之器，医药学研究模型所承载之道，是阴阳之道，"道器并重"就是其最大的特色。

（一）"阴阳五行"学说的社会学特色

阴阳是人们对世界普遍矛盾的概念抽象。借助这一基本哲学范畴，人们寻找其内在规律，逐步建立起更为完善和系统的阴阳五行学说。阴阳五行学说，将阴阳关系以"五行"为表达形式落地，让抽象的天上阴阳有了大地上形象性代表。阴阳（天）—五行（地）—五脏（人）之间的类似等量代换的关系，建立起天地人一体化系统，使人体与天地自然相通的时空模型得以建立，由此中华民族的生存智慧"天人合一"就有了形象化、医学化展示，人体的阴阳矛盾也变为可控、可操作的对象。

与中国传统文化一脉相承的中医药学，借助医学化的阴阳五行研究模型、工作模型的形式，保留与展示了传统的阴阳五行学说，这是任何现代学科、传统学科都未能实现的伟大成就。

（二）"阴阳五行"学说的医药学特色

中医药学以阴阳五行建立人体与天地相通模型，阴阳五行学说成为天人一体化的桥梁，构建了以阴阳、五行为经纬的人体生命活动管理体系。人体与天地的阴阳五行化，使医药学的"生生"目标有了通过人体组织结构、脏腑功能、物质基础与天地自然相参而实现的最佳路径与方式。

四时阴阳五行五脏模型，就是天人一体化生命管理系统的建立，是医学模型为医学模式的实现提供

笔记栏

保证的完美范例。模型是模式的具象化展示，为模式实现提供了配套保证，具有高度的现实意义和实践价值。如此对医药学活动起着难以估量的重要作用，犹如实验室动物模型只能配套单纯生物医学模式，难以实现与生物—心理—社会的医学模式的配套。而有四时阴阳五行模型配套保证的“人与天地相参”的中医药医学模式，有了模式实现的可行性保障，自然具备了稳步前行、始终如一、穿越时空的发展能力。

“天人”模型的建立，沟通与连接了人体生命的内外环境，使得医药学活动所有环节都纳入了无始终的时间与无边际的空间的天地之中。“人与天地相参”不再仅仅是思想理念，而是成为能够规范医药学行为、具有可操作性的医药学行为模式。

笔记栏

第六章　中医药行为文化特色

导　学

本章主要讨论关于中医药行为规范——淳德全道，行为方式——颐养天年与防患未然，行为方法——环境、情绪、饮食、劳逸、经络、本草等生命调摄的中医药行为文化特色，本章学习目的在于理解中医药行为的文化特色，掌握中医药行为规范、行为方式、行为方法等具体内涵与文化特点。

中医药行为，是在中医药理论指导下针对生命调摄采取的具体实施方式与方法。行为的规范仍然是遵道而为，称其为“淳德全道”。淳德全道是中医药行为的规范；颐养天年与防患未然是中医药行为的方式；环境调摄、情绪调摄、饮食调摄、劳逸调摄、经络调摄、本草调摄是中医药行为的方法。

由于中医药是关于人体生命的学科，中医药行为手段，涉及相关人体生命活动的环境、情绪、饮食、劳逸各个环节，渗透在日常生活行为中，辅以经络与中药的专业手段，形成生命日常调摄方法与专业调摄方法相结合的中医药行为的文化特色。

第一节　淳德·全道

淳德全道是以“生生”为目标的中医药学的行为规范。倡导生命养护需以淳朴之德，全自然之道。德是全道行为的心理活动基准，是守道而为的结果。遵道、守道、得道、全道，是“生生”医学行为活动的准绳。上古三皇德侔天地，周朝人“得道”王天下，孔子主张“仁者寿”以“德润身”，在民俗中德与吉祥、高寿关联。受德文化影响的中医药学，将“淳德全道”理念融注于医药学活动中，建立起中医药学的行为规范。

一、“淳德全道”的医学意义

生命周期延续与德关联，生命质量改善与德关联，生命调理手段与德关联，而维护生命的医者本身必须是遵道守德之人。德就是遵道而为的体现，约束着历代中医人的行为，是医药学行为与活动符合“生生”目标要求的保证。中医药学的所有行为活动都是为“生生”争取可持续机会，与上天的“好生之德”天然契合。反之，古人认为凡是悖“天道”而行，则可能导致折寿、早衰、早亡等灾祸。健康与长寿，都是符合阴阳之道、生生之道、吉祥之道、长寿之道的结果。

（一）“生生”医学的行为必须符合生命持续之道

《素问·上古天真论》指出：“夫道者，能却老而全形”。“生生”医学就是追求与实践“却老而全形”的活动与行为。《庄子·天地》指出：“物得以生谓之德”，“生生”医学遵道而为，就是为人类生命寻找“得以生”的可持续机会。

中医药学活动行为的准则是遵天道而为的淳朴之德体现。脏腑、经络、体表、筋骨、外窍等，每一个生命组成部分都有自己的活动准则，尊重每一个生命组成部分的活动准则，维护好每一个生命组成部分的功能之道，就获得了该生命组成部分的可持续机会，当生命的每个组成部分可持续机会增加，整个机体的可持续能力就得到相应的提升。从生命整体而言，需要遵循生命规律，维护生命规律，调整生命规律到最佳状态，保持生命规律合拍于天道，这也正是“生生”医学的不懈追求。

（二）生生医学必须杜绝违逆生命之道的行为

《素问·四气调神大论》指出：“与道相失，则未央绝灭。”即人若违背天道未及半百（中央）已经气绝人

笔记栏

亡。“故阴阳四时者，万物之终始也，死生之本也。逆之则灾害生，从之则苛疾不起，是谓得道。道者，圣人行之，愚者佩（悖）之。”生命是依靠其可持续的能力在延续，延年即是延续生命可持续的能力。违背生命之道的行为，诸如熬夜、抽烟、生气、饮食不节等，因其不符合生命延续规律，若逐渐累积就会导致早衰与夭折。晋代医家葛洪明确指出：“凡言伤者，亦不便觉而，谓久则寿损耳”。早衰与早亡都是平时不易觉察的悖道行为逐渐积累的结果。反之，遵道就获得了可持续机会。

二、“淳德全道”的临证意义

中医学行为规范的核心在于医药学活动“遵道”，为患者争取生命可持续机会。医者，是“遵道”医学活动的实施者。大德，是对医者最基本的要求；德，不仅仅是“道德”，也是中医药学用以平衡人体内心，维持内环境稳定的手段之一。

（一）大医有大德

生生医学所有活动行为都要求遵道守德，而其实践者即医者，必须葆有崇德、敬德之心，其行为亦必须遵道、得道、守道。唐代大医家孙思邈倡导“大医精诚”，精即医术精湛；诚即医德高尚，如此才当得起大医之名。孙思邈有医药学行业之德，重视医者品德修养，不仅融修德于行医之中，而且以德修身、以德养性，以性养命，从年幼时的体弱多病活到百岁高寿，传为“仁者寿”的佳话。这其中的道理不在于微观生理，而在于对淳道全德的真切体会和虔诚实践。

万物皆有道，万业皆有德。医学正是关乎生生之德与道，重若社稷江山之安危，故有“不为良相，便为良医”一说。医德的好坏直接关系着人命的安危，正如明代龚廷贤所言：“病家求医，寄以生死”。医学道德规范是医务人员在各种医学活动中应遵守的行为准则。医者所为，须靠内在医德的约束和规范。医德是调整医者与患者，乃至医者之间关系的行为准则，是一般社会道德在医疗卫生领域中的特殊表现，并且有着更高的要求和标准。

术有行，行有规。行业有德，尤重于医疗与教育。医疗是治病救人，教育是教书育人。救治和培育其行为实施对象都是人，医疗与教育行业的道德至关重要。

（二）长寿有大德

长寿就是生命“得以生”可持续的高寿结果。长寿需要生命过程中尽可能地不违悖颐养之道。《素问·上古天真论》强调：“其知道者，法与阴阳，合于术数。”其所描述的上古真人能“寿蔽天地”、中古至人“益其寿命而强者”、圣人“亦可以百数”、贤人“益寿而有极时”，都是道德臻于完满，与天地合拍，乃至达到与天地相通的地步，一举一动无不合于天道，才能够有益寿延年的结果。遵道、得道、守道、全道就成为生命的保护措施，长寿就是遵道、得道、守道、全道的行为结果，“德全不危”，成就了“德高寿自长”的理论与实践。

（三）以德养心

中国传统文化中“德”不仅仅是社会行为规范，更是养生防病治病的手段。中国人心中的“道”和“德”是心身问题的根源，自然也包涵了解决心身问题的相应方法。《灵枢·本神》指出：“天之在我者德也，地之在我者气也，德流气薄而生者也。”人体遵天之道，聚地之气成为“德”的载体，“德”具备了生理学上的意义。

“德”全乎“道”，生命得道，心安理得，人体内环境自然平稳；人的生命在于气量充足与气的运行畅通、气的方向正确。人处事于社会，因应于客观环境，必然会有喜怒忧思悲恐惊等主观情绪产生，每一个情绪变化都会直接改变气的运行，当气的运行超出合理极限，就直接破坏了脏腑功能。因此，或是背道而驰、或是心生恐惧或是恐惧伤肾或是忐忑不安或是七上八下等不守德的心态所带来的不良情绪变化，必然导致人体内环境紊乱。生命需要正能量，正如《庄子·刻意》谓“平易恬淡则忧患不能入，邪气不能袭，故其德全而神不亏。”汉代董仲舒强调“仁者多以多寿，外无贪而内心静，心平和而不失中正，取天地之美以养其身”也是“施善则神安，神安则寿延，行恶则心恐，心恐则损寿。”因此，得道而为带来心态从容，是维护体内环境稳定，保持身体与大自然、与人类社会良好适应度的有效手段，也是医者疏导患者常用的调控手段。不论历史发展到什么阶段，只有拥有正确的“德”观、“德”行，才会有内心的平静与人体内环境的稳定，这也是中国人将道德修养作为机体生理健康调理手段的缘由所在。

笔记栏

德的观念，影响了中医药学对人体与疾病的看法。生命活动乃至于日常生活行为，成为全乎天道之德的体现。人体生命内环境稳定受到情绪状态影响，良好的心境、积极的心态释放积极的生命信号（分泌积极的激素），带来人体内环境稳定，各种生命能力被调动起来，使人体处于积极的生命活动状态；恶劣的心境、消极的心态促使身体释放消极的生命信号（分泌消极的激素），带来人体内环境紊乱，各种生命能力被抑制消沉，使人体处于消极的生命活动状态。生命积极与消极之间蕴含着道德水平状况。因此，生命的可持续能力已经不是单纯的生物问题与单纯的医技水平能够解决，“德”修养成为医药学不可忽略的生命调摄方式方法与手段。正确的解决方式只能是“返身修性”，激发和调动人体生理功能的全道能力，使机体重新趋向平衡。所以正如嵇康所言，只有清虚静泰，旷然无忧，无为自得才能逍遥于天地之间，长生久视，以尽性命。

三、“淳德全道”的文化特色

淳德全道是中国传统文化的精髓。德修身，以生理健康适应自然环境；德养性，以心理健康适应社会环境。“德”强化、充实了中华民族做人守规矩、做事讲道理的核心价值观，是中华民族适应自然环境与社会环境的有效行为规范。“德”思维成功引入中医药行为体系，成为中医药行为规范，让中医药活动，更注重对生命之“道”的把握。

（一）“淳德全道”的社会学特色

淳德全道强调全天道讲天理。首先，符合民族价值观。其次，遵道、守道、得道、全道，必须对“道”进行深入了解，如世间万物之道、人事之道，人生之道，生命之道等，所有“道”的研究无非是满足万事万物“得以生”的可持续发展机会。历史上，“知道”是成就圣人之举的要义，“知道”就等于掌握了万事万物可持续的基础，才能让所知的“道”落实于“生生”之用。

“知道”成为“得道”的前提条件，“得道”的结果即是“德”。“知道”之人、得道之人、有德之人即是圣人。圣人并非遥不可及，高不可攀，是可以通过淳朴而全乎天道的学习与德的修练实现，人人皆可以努力追求。

（二）“淳德全道”的医药学特色

“德”思维成功引入中医药行为体系，成为学科行为规范。医药学活动中，医者与患者始终是主体。医者具备大德，成为学科化要求；患者有德，容易获取生命可持续机会。医者淳化自身之德，守患者生命之道；患者淳化自身之德，配合医者的守道行为争取生命可持续机会，如此建立起符合医药学活动之道的医患关系。

遵道、守道、得道、全道、有德的思维，让中医药活动，更注重对“道”的把握，所谓“看病”就是需要看疾病的演变之道，看患者的生命之道，重点落实在“证”与“病机”；还要看机体可持续的机会，重点落实在“人”，人体脏腑工作能力、人体驱邪能力、人体修复能力、人体康复能力。淳德全道的思想，引导医学活动在穷究疾病变化之理，顺其生命自然之道的基础上，利用患病机体现有生命基础，实现颐养、驱邪、修复、康复的目标。

第二节　颐养·防患

颐养是指颐养天年，即保护、培育、调养大自然赋予人体的自然寿命；防患是指防患未然，即防备、防范、防止尚未发生的灾祸与病患。一个是针对生命正气的保护性措施，一个是针对疾病邪气的避害性措施，都是中医药调摄身体的重要方式。

一、颐 养 天 年

笔记栏

颐养之词源自《易经》二十七卦“颐”卦（图6－1），“颐”之本意指面颊及腮，动腮帮进食，自食其力找到饮食。“颐”卦之画象是上艮下震，上面的艮象征停止，下面的震象征运动，上面不动，下巴在动，看起来像

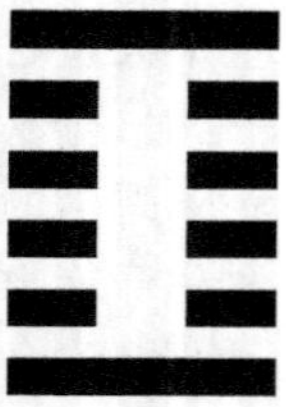

图 6-1　颐卦

人在吃东西，有嘴巴上下咀嚼之象，而一动一静正是养生的秘诀所在，寓意雷出山中，万物萌发，故称颐养。

天年，就是天赋的年寿，是我国古代对人的寿命提出的一个有意义的命题。《周礼》认为“百二十岁为上寿、百岁为中寿、八十为下寿”。《左传》、《庄子》、《尚书》、《内经》等均论述人的寿命应该在百岁以上。如《尚书·洪范》篇曰：“寿、百二十岁也”；东汉哲学家王充著《论衡》，其内容以哲学为主，也涉及养生学，对后世影响很大。在《论衡·气寿》篇指出 120 岁才是人生的“既济”；三国时期竹林七贤之一的魏末文学家、思想家嵇康在《养身论》对寿命的论述最为周详：“上寿百二十，古今所同”，认为人类的上寿天年是 120 岁。论述之准确，经数千年仍不失为“天才的论断”，被誉为“嵇康定律”。

颐养天年就在于生命自强，保护、培育生命能力，享受大自然赋予人类的天寿。

（一）“颐养天年”的医学意义

《黄帝内经》不仅开篇就提到“天年”“天数”概念，还专列《灵枢·天年》、《灵枢·寿夭刚柔》等篇讨论影响人体自然寿命的因素以及人体按年龄衰退的征象。围绕“尽终天年”做出的种种努力，成就了中医药养生理念与术数。

1. 颐养是生命保护的有效方式　生命必然会经历健康、亚健康、甚至疾病与病后康复乃至衰老与死亡的各个生命阶段，尽终天年，寿终而进入正寝，是每个生命最佳的结束状态。“天年”面对的不仅仅是对疾病侵害的畏惧，即便是非疾病阶段的日常生活方式同样会影响天年的质量与日期。因此，服务于人体生命保护的医药学就不可能只针对疾病阶段服务而放弃非疾病阶段的管理。生命的能力、生命的正气、生命的潜能在任何生命阶段都需要有效的保护、培育、调养，才能达到尽终天年的目标。

《黄帝内经》开篇明意提出“形与神俱，而尽终天年，度百岁乃去”的实现天年的指标，因此，将养生、颐养天年作为生命管理的必要医学方式，将颐养天年的文化理念成功引入医学领域。

2. 颐养的原则就是以不伤为本　《庄子》、《楚辞》、《史记》都有记载一位上古时代的养生家彭祖。战国时期史官所编辑的《世本》比较清楚地记载了彭祖的身世。称之为“上古大贤，道家先师，中华寿神，气功开源”。中国历史上的彭祖，先秦视之为大贤，汉代视之为硕仙，历史文史学家多引彭祖入史、入文、入诗、入画。晋代医学家葛洪撰写的《神仙传》中还特别为彭祖立传。

彭祖之道和养生术、养生之道被后人整理成为《彭祖养性经》、《彭祖摄生论》、《彭祖导引法》、《彭祖导引图》等。彭祖的养生之道是原始社会后期中华民族医疗保健实践记载。诸子百家尽管学术思想不尽相同，但多引彭祖为据以增强其立论的权威性和说服力。道家更把彭祖奉为先驱和奠基人之一，历代道家或医学著作中零零散散保存着彭祖的养生学内容，陶弘景《养性延命录》记载彭祖所言：“养寿之道，但莫伤之而已”。

颐养天年，在于依乎天理，因其固然、尽天之数、守天之道。《易经》指出：“其道甚大，百物不废，惧以始终，其要无咎，此为易之道也。”易道虽大，天之大道至简，道法自然；人之大道至简，其要无咎。养生需要维护生命的天数，不受伤害。“其要无咎”说明人生性命要领在于“无咎”。《吕氏春秋》专列“尽数篇”强调“圣人察阴阳之宜，辨万物之利，以便生，故精神安乎形，而年寿得长焉。”认为尽天数就是趋利的行为，《黄帝内经》在开篇第一篇《素问·上古天真论》就批评指出：“以酒为浆、以妄为常、醉以入房，以欲竭其精，以耗散其真，不知持满，不时御神，务快其心，逆于生乐，起居无节”的行为是当下受伤害减寿“故半百而衰也”的缘由。“半百而衰”是因为“务快其心”而透支生命，这样的结果是咎由自取。后世晋代医家葛洪直接明确“养生以不伤为本，积伤至尽则早亡”。强调养生的行为就是不受伤害为原则，将伤害积累起来就是导致夭折的因素。因此，养生就是保护生命不受伤害之举，一个好习惯坚持几十年就是养，一个坏习惯持续几十年就是积累伤害。养生的原则就是尽量减轻与降低对生命伤害的风险。

（二）“颐养天年”的临证意义

笔记栏

颐养天年的文化理念引入医药学领域，对医学临证活动的意义在于：首先“颐养”的对象是生命各个阶段，其次“颐养”需要时间过程才会看到生命变化的结果。

1. 颐养针对生命各个阶段　颐养，就是“因其固然”听天命，在物种的“天数”之内，尽“不恣意妄为，减少伤害”之人意。当“颐养”之举成为医药学活动方式，颐养的目标是尽终天年，颐养的对象必然从生命各个阶段加以明确以延续天年。天年是连续不断的生命健康延续的结果。那么每个生命阶段的生命质量都会影响天年的延续。只有每个生命阶段、各种生命状态都有持续不断的能力，才可能实现尽终天年的目标。这也是君子观二十七颐卦卦象，思生养之不易，从而谨慎言语，避免灾祸的缘由。由此启发颐养生命小心谨慎每个生命阶段，让生命的每个阶段都处于谨慎保护、小心呵护之中，将每一个生命时段、每一次颐养举动、每一天生命保护累积起来就是尽终天年的作为。

从古至今，人类不乏“度百岁乃去”，这已经成为不争的事实。选择“尽终其天年，度百岁乃去”，还是选择“起居无常，故半百而衰”，全在一个“养”字。如果没有活到一百二十岁的愿望，当然不会有活到一百二十岁的行为，自然不会有活到一百二十岁的结果。《吕氏春秋》尤其强调“长也者，非短而续之也，毕其数也”。长寿来自颐养天年，而不是短寿行为接续的结果。大自然赋予人类120岁的自然寿命，生命各个阶段精心培养，毕其天数、尽其天年就是中国养生文化的精髓。

2. 颐养需要时间证明变化　养，来自农耕文化的感悟，保护生命、培养生命能力、调摄生命状态的变化结果需要时间的证明。在医药学实践中培养生命的可持续能力，必须有生命的持续时间才能证明，并非是立竿见影的，尤其是需要等待生命自强能力的展示，犹如农作物发芽、开花、结果、收割、储藏的生命周期性变化需要劳作养护的时间才能有结果，所有的阴阳变化需要时间才能展示。

养，重在养育、培养、调养。颐养行为本身需要有过程，需要生命周期变化的时间投入。养的行为并不是复杂的技术，只是良好的生活习惯，需要几十年如一日的坚持。比如戒烟限酒，饮食清淡少吃盐、饭后百步走、按时作息、保持心情愉悦等。关键在于心态，是否重视养生的理念，能否长时间坚持，坚持的习惯是否符合养生之道。所以养重在养心态、养规律、养习惯，称为养生三要素。有养生的心态才会有养生的坚持，养生的方法合拍于道，把将有利于健康的规律转换成良好的生活习惯，坚持几十年就是养。养生不能一蹴而就，欲速则不达。养就需要心态、需要时间。

3. 颐养有术数　颐养天年不仅是文化现象、医药学文化理念，更是颐养实践的行为方式与术数。《素问·上古天真论》是《黄帝内经》162篇的开篇之作，第一段文字就强调“其知道者，法于阴阳，和于术数，食饮有节，起居有常，不妄作劳，故能形与神俱，而尽终其天年，度百岁乃去”，几千年来成为脍炙人口的养生纲要。于此，中医药文化将养生纲领放置到怎样的地位可见一斑。“知道”是知晓颐养之道、养生之道，道法阴阳；“和”是合于养生、颐养的“术数”。

养生的术数、颐养的术数涉及到每日所处的天地阴阳环境因素、每日不离提供生命物质基础的饮食因素、每日必需的起居有常，不妄作劳的劳逸因素、每日处于社会生活的内心情感因素，以及须臾不离沟通生命信息联络生命整体的经络疏通、与饮食同在的本草药物利用等关于生命调摄术数。如此，中医药学不仅受中国传统文化影响，形成颐养理论，同时将颐养行为形成实践术数，铸就了颐养医药学活动方式，最后达到的目标是“因其固然”尽“天数”而去。

（三）“颐养天年”的文化特色

颐养天年的养生文化根植于几千年源远流长的中国传统文化，具有根基深厚的文化认同感，宣传和教育历史源远流长，其形式丰富，范围广泛。它不仅对生命体自身生命力有培育作用，而且更有助于民族文化的对外传播。养生手段在日常生活中可操作性强，通过养生养成稳定的情绪，会带来社会和谐，因此具有较高的社会与经济性价比。

1. “颐养天年”的社会学特色　春秋战国时期庄子在《庄子·内篇·养生主》中明确了养生理念，“养生主”即是养生的主导、养生的纲领，并将养生作为“可以保身，可以全生，可以养亲，可以尽年”即可以保全性命，可以保存天性，可以保养精神，可以尽享天年的生命保护方式。古人曾以不同的名字来称谓养生之道，如摄生之术、贵生之术、还有遵生、重生、全生、奉生等，不一而足。只有庄子首先以“养生”命名，其他称谓虽然与此名都是寓意相近的互词，但细加比较，只有“养生”这一名称更科学、更准确、更贴切。虽历经两千多年，迄今为止，“养生”这一名称意境深邃，隽永上口，历久弥新。

在中华民族的历史长河中，历代劳动人民，在养生方面积累了丰富的实践经验，对防病、防衰、祛病延年，形成了一套完整的理论体系和方法，为中华民族的繁衍昌盛作出了不可磨灭的贡献，并且产生了深远积极的社会效应。传统养生及其文化能够提升人类的道德情操和人格修养，传统养生融入全民健身有助于社会和谐，传统养生融入全民健身有助于全人类医学的发展，这也是易学所谓“其道甚大”。

（1）根基深厚的文化认同感：早在《易经》、《老子》、《庄子》、《论语》、《孟子》、《吕氏春秋》等典籍中，

笔记栏

就有不少关于摄生保养的论述。自秦汉以来，直到清朝，仅养生著作就达200余部，并有500余种版本流传至今。北京皇家园林颐和园，就是1888年光绪皇帝取“颐养冲和”之意，颁谕将清漪园改名为“颐和园”，并亲写匾额作为慈禧颐养天年的地方。

在我国医药学史上产生过华佗、葛洪、陶弘景、孙思邈等许多著名的养生学家。他们的养生理论和实践如一颗颗璀璨的明珠，照耀着中华民族的健康之路，大大丰富了我国传统养生学的内容。5 000多年的探索和实践，使得中国的传统养生文化积累了丰富的经验和智慧，具体的养生案例不知凡几，长沙马王堆汉墓出土的14种医书中，有关养生的就占了7种之多；“养生”一词在文渊阁四库全书光盘版出现了6 279次，几乎涉及了经史子集的所有范围。这样的一种文化底蕴、文化渗透和文化覆盖，使广大人民群众对养生已经耳熟能详，并对此有着很高的文化认同感和极高的接受度，这极大提高了全民的健康水平和素养。

(2) 宣传和教育意义源远流长：世界卫生组织数据指出，父母遗传、环境、医疗和生活方式对健康的影响分别占到了15%、17%、8%、60%，这说明生活方式对人体健康的影响居于首位。西方国家对健康生活方式与体育锻炼的宣传经常是分割开来的，而中医传统养生理论从古至今一再强调：“我命在我不在天”，肯定了人的生命健康取决于后天自身的保养和调理。《黄帝内经》有云：“其知道者，法于阴阳，和于术数，食饮有节，起居有常，不妄作劳，故能形与神俱，而尽终其天年，度百岁乃去”，更是对健康行为方式提出了非常明确的要求。像这样对个体健康生活方式的宣传和教育，在传统养生文化典籍中随处可见，潜移默化，深入人心，对人们避免因不健康生活方式导致疾病具有十分重要的指导作用。

(3) 形式丰富与范围广泛：丰富多彩的颐养内容及形式，独特简便乃至日常生活化的实践形式，使得传统养生适合于不同年龄、体质的人选用，一生相伴相随。人自幼年到老年，每个年龄阶段都可以找到相对应的养生方法。此外，人无论在未病之时，患病之际，还是病愈之后，都有养生的必要。不仅如此，不同体质、不同性别、不同地区的人都有适应各自不同情况的养生措施。传统养生可以不拘于时间、地点、器械的限制，特别是还有专门适宜老年人和体质虚弱的人开展的养生运动。所以，传统养生的适用范围非常广，这对传统养生的宣传、推广和普及也有极大的好处。

(4) 具有较高经济性价比：传统养生可以节约医疗成本和费用。巨额医药费不仅普通的家庭难以承受，其造成的因病致贫、因病返贫等问题同样会给国家和社会带来巨大的经济负担。即便国家不断增加医疗投入或是完善医疗保险都不能解决根本问题，只有推广、普及传统养生理念，使其具备良好的群众基础，认同度增高，加上其本身具备的因时因地因人制宜、心身并调、适用范围广、操作性强等特点，才能全面提高国民的健康素质。未病先养，未病先防，有效降低人群发病率，从而大大节约社会医疗成本及负担。

(5) 有助民族文化的对外传播：任何民族、任何人对生命无不珍惜，正如《黄帝内经》所谓：“人之情，莫不恶死而乐生”。颐养文化是重视生命保护生命的文化，最利于任何民族、任何人接受；颐养方式是其他医学所不具备的方式，《中国科学技术史》作者英国学者李约瑟明确指出：“在世界文化当中，唯独中国人的养生学是其他民族所没有的”。这就是中医药最具“人无我有”优势所在，最容易填补其他医药学空白；而且颐养行为具备十分实用的术数，是中国传统文化“道器并重”的载体，利用颐养文化与术数的文化传播是传统文化向外传播的有效方式。

2. “颐养天年”的医药学特色 “颐养天年”从医药学特色而论，不仅将生命全过程处于小心谨慎的有目标的保护之中，还具备日常手段可操作性强、稳定情绪等独特作用的积极意义。

(1) 日常手段可操作性强：生命本身处于日常生活之中，日常生活的每个细节都可能对生命造成积极或消极的影响。传统养生中大多数的方法、措施或手段其可操作性都很强，其强度可大可小，其时间也可长可短，场地可因地制宜，这一点非常符合当前国际健身领域提倡的中、小强度运动健身的原则。这一便利的优势特点也让繁忙的公务员和企业职工等人群健身的愿望随时随地得以实现。同时这也是医药学日常化与专业化方法结合紧密之处。

(2) 情绪调理具独特作用：心理健康是人体健康的核心因素。目前世界各国都在研究人类长寿的秘密。研究表明，长寿之人都拥有性格随和、情绪乐观、心胸开阔、心地善良等共同心理特质。世界卫生组织也指出，“健康是指生理、心理及社会适应三个方面全部良好的一种状况，而不仅仅是指没有生病或者体质健壮”。故心理健康是人体健康的关键，起着决定性作用。西方现代医学主要是通过药物来进行心理调节，但往往在治疗效果之外会产生很多消极因素，如药物的副作用等。这不仅使医生感到棘手，在

笔记栏

治疗中常常投鼠忌器，更让患者顾虑重重乃至望而却步。而中国传统养生几千年来则一直注重形神俱养、心身并调，在运气调息、内守心神、稳定情绪等方面都有独特认识和策略。这些宝贵经验如果能在现代养生实践中善加吸收运用，对于预防和调理心理疾病，减轻人们的工作压力、竞争压力和人际交往压力，改善人们的情绪，整体优化人体功能，都将起到不可替代的作用。

二、防患未然

“防患未然”一词出自《易经》，坤卦初六爻辞“履霜坚冰至”，提醒人们需要有忧患意识，对未然隐患要有防微杜渐的警惕。在中国传统文化中有关忧患意识的记载甚多，如《易・象传》所谓：“君子以思患而豫(预)防之。”《易・系辞传》指出：“君子安而不忘危，存而不忘亡，治而不忘乱；是以，身安而国家可保也。”孟子也强调：“生于忧患而死于安乐”，欧阳修《新五代史・伶官传序》指出：“忧劳可以兴国，逸豫可以亡身”等，都是忧患意识的具体体现，忧患意识已经内化为“君子”自身道德修养的重要内容。

中华先民对于自身的健康和疾病问题也充满着忧患意识，《老子・七十一章》也说：“知不知上，不知知病。夫唯病病，是以不病。圣人不病，以其病病，是以不病。”对于医生来说，也如《淮南子》所谓：“良医者，常治无病之病，故无病；圣人常治无患之患，故无患也。”而“忧患”的积极意义就在于将忧患意识转化为积极的防御行为，思考“未然之患”正是建立预防行为的思想基础。受中国传统文化的深刻影响，《黄帝内经》在《素问・四气调神大论》中提出：“是故圣人不治已病治未病，不治已乱治未乱，此之谓也。夫病已成而后药之，乱已成而后治之，譬犹渴而穿井，斗而铸锥，不亦晚乎”，明确而生动地指出了“治未病”的重要意义。“治未病”思想肇始于中国古代传统文化中的忧患意识，将传统文化中“防患未然”的思想理念，转化为医药学行为方式，为后世医家“治未病”的理论研究奠定了基础。

（一）“防患未然”的医学意义

“防患未然”是中国传统文化的思想理念，向医学渗透，凝练成为中医药“治未病”理论。中医药“治未病”不仅仅是医药学策略，也是医疗水平的体现，在临证实践中更有针对“未病”的不同理解。总而言之，凡是疾病未发生、未传变、未复杂、未复发、未加重等一切未然状态，防患未然而治未病，就有机会去防，“防”是中医药学不可或缺，乃至优先的医学策略。

1. 防患是生命保护的有效方式　生命必然会面对疾病医患、意外风险，躲避祸害、减少与降低风险是每个生命过程最佳的存活状态。“防患”不仅仅是针对正在发生的疾病侵害，还需要对未来必然发生、可能发生的疾病伤害、功能退化有所警惕、加以防范。因此，服务于人体生命保护的医药学，就不可能只针对已经发生的疾病阶段服务而放弃未来生命阶段的管理。未来的生命、未来的疾病、未来的风险、未来发生的对生命所有可能的伤害都需要有效的防范与规避，才能达到尽终天年的目标。尤其现实中的一些疑难疾病医治，身体修复成本高昂，永无止境。防患，却是较之成本最低、却行之有效的举措。

《黄帝内经》强调：“不治已病治未病”就是医药学对人体未来风险防范的有效举措，因此，将“治未病”作为生命管理的必要医学方式，将防患未然的文化理念成功引入医学领域。

2. 治未病是医者水平的直接体现　《黄帝内经》时代的中医药学已认识到人体由健康向疾病的转化是一个渐进的过程，在此过程中，早期预防，早期发现，早期干预具有积极意义。因此，“治未病”被《黄帝内经》视为是圣人之举，上工之为。强调圣人“治未病”“治未乱”“上工不治已病治未病”。诚如《证治心传》所说：“欲求最上之道，莫妙于治其未病”。“治未病”是“最上之道”，也就是医学的最高境界。元代医家朱丹溪说：“今以顺四时，调养神志，而为治未病者，是何意耶？盖保身长全者，所以圣人之道”。明代张介宾《类经附翼・医易义》说：“履霜坚冰至，贵在谨于微，此诚医学之纲领，生命之枢机也”。张氏认为，“履霜坚冰至”强调“谨于微”，施之于医，则为“治未病”，并把这一思想提到“医学之纲领，生命之枢机”的高度。

从扁鹊见魏文王评价其三兄弟医术的典故，长兄治“未病”为上工，二哥治“已病”为中工之道，扁鹊有治疗疑难重症“起死回生”的千古美名，而医术评价却是不以此为上。频临濒危不得已的力挽狂澜被视为是无可奈何的下工作为。如此得知，传统文化中对医者医术的评价标准表明的价值取向并非越难、越重的治疗技术才能表示医技水平高超，而以治未病为上乘，奠定了防重于治的医药学指导思想基础。

唐代医学家孙思邈在《备急千金要方・卷七十二》中也有“上医医未病之病，中医医欲起之病，下医医已病之病。”之说，合而言之，其认为人的生命可以分为“未病”“欲起之病”“已病”三种状态，据此可将人分为健康状态、欲病状态（亚健康状态）、患病状态；医疗措施也相应分为三等，高明的医者（上工）与上策，指

笔记栏

的是能够掌发现潜在的致病或发病风险，在疾病还未发生之时，就已经将疾病隐患消除；普通的医者(中工)与中等策略则指在疾病症状出现之时进行医治，但已然疾病已经发生，错过了最佳治疗时机；医术较差的医者与下策是只对明显的疾病症状实施治疗，即头痛治头、脚痛医脚，治标不治本的疗法，或不得已的应急之举，显然治病时机把握不当，治疗效果不佳。

"治未病"其核心就是一个"防"字，并特别强调"防重于治，防治结合"。以此为基础，中医"治未病"对医生的治疗经验和水平有着较高的要求，要想成为一名高明的医生，就要善于预防疾病，防患于未然。

(二)"防患未然"的临证意义

中医药学"治未病"是围绕"未病"展开的治疗活动，包括了疾病未发生之前、疾病刚发生未传变之时、疾病发生较为单纯尚为复杂化阶段、疾病将愈尚未复发的阶段，概言之为疾病趋势尚未发展到下一阶段之时的各个阶段，都有防患未然、治疗未病的机会。中医药学重视从功能与整体的变化上来把握生命与健康，认为未病先防、有病早治、已病防变、病后调护不仅符合机体的生命活动规律，而且有可能成为杜绝疾病加重或复杂化，降低现代社会疑难杂症发病率的重要方法。

1. 未病先防 未病先防是指在未病之时，先行采取各种措施，做好预防工作，以避免疾病的产生。《金匮要略》开篇指出："若人能养慎，不令邪风干忤经络""更能无犯王法，禽兽灾伤，房室勿令竭乏，服食节其冷、热、苦、酸、辛、甘，不遣形体有衰，病则无由入其腠理"，论述了养慎的重要性，指出摄生养慎对未病时预防疾病有积极意义，并介绍了具体的预防措施。提示如若能内养正气，外慎风寒，与大自然四时气候相适应，就可以抵御外邪侵袭，避免疾病的发生。这是预防疾病的关键所在，仲景遵"若人能养慎，不令邪风干忤经络"的防病原则，提出了养慎的具体措施：一是节制房事，"勿令竭乏"以免损伤元真之气，因肾为先天之本，主藏精，肾精决定着人之生长、发育、生殖、强壮、衰老。二是服食适宜，穿着要随气候变化而相应增减即所谓"适寒温"。饮食要有节制，节其冷热，避免大寒大热，过饥过饱，这些都易克伐胃气。另外饮食还要求全面，不偏食，五味调和，保证营养齐全。三是防备金刃、虫兽等其他方面的伤害。四是"导引、吐纳"，即进行自我按摩，调整呼吸等养生体育活动。这些摄生方法都使人体对外抗御功能增强，使腠理这一气血流行和内脏正气通会之处成为防御外邪的坚强门户，御邪于外，则病无从可生。

2. 已病早治 已病早治是指疾病发生的初期，就及时采取措施，积极治疗，防止疾病的发展与传变，这也应属于治未病的内容。《金匮要略》强调："适中经络，未流传脏腑，即医治之。四肢才觉重滞，即导引、吐纳、针灸、膏摩，勿令九窍闭塞"。仲景警示人们若一时不慎而感受外邪，必须及时早期治疗，防微杜渐，防止病邪深入于内，灭病邪于萌芽之时。如在经络开始受邪，趁尚未深入脏腑之时，即及早治疗；四肢刚刚感觉重着不适，即用导引、吐纳、针灸、膏摩等方法，使机体气血畅行，提高抗病能力，杜绝疾病的进一步发展。仲景十分重视在疾病初发，邪位浅表时的治疗善于抓住疾病的典型病证，及早诊断，早治已成之病，避免贻误病情，防止疾病由浅至深，由轻至重。

3. 既病防变 既病防变是指在疾病发生的初级阶段，较为单纯阶段，应力求做到早期治疗，以防止疾病的趋于复杂。《金匮要略》以肝脏疾病为例明确："夫治未病者，见肝之病，知肝传脾，当先实脾。"仲景依据脏腑病证的传变规律，以治肝实脾为例阐明了已病后对未病脏腑在治疗上的预防措施，指出在治疗疾病时应注意照顾未病的脏腑，防止疾病的传变，先治或先安未病的脏腑，截断疾病的传变途径，防其蔓延为患，从而使疾病向痊愈方向转化。同时还提出对已成之病，要采取积极的救治措施，防止病情的逆变，阻止病势的发展，控制疾病的复杂化发展。

4. 病后防复 病后防复是指疾病初向愈，要补养正气，注意调摄，促进康复，防止原病复发或复生它病。"治未病"还应包括病后防复，即采取各种措施，防止疾病的复发。疾病刚好转或初愈，若调理不当，容易复发或留下后遗症，如《素问·热论》云："诸遗者，热甚而强食之，故有所遗也。"又曰："病热少愈，食肉则复，多食则遗。"意为热病虽减，但还有余热蕴藏于内，若此时勉强多进饮食则会助长热邪。这是因为疾病初愈，尽管症状消失，然邪气未尽，正气未复，气血未定，阴阳未平，需要调理才能完全康复；反之，如适逢新感病邪，饮食不慎，过于劳累，都可能导致助邪伤正，使得正气更虚，余邪复盛，引起疾病复发。如《伤寒论》于六经病篇之后，设有"辨阴阳易差后劳复病脉证并治"，提到伤寒新愈，若起居作劳，或饮食不节，就会发生劳复、食复之变。故疾病初愈，应慎起居，节饮食，勿劳作，认真做好疾病瘥后的调理康复，才能巩固疗效，防止复发。

笔记栏

(三)"防患未然"的文化特色

忧患意识的积极意义在于转化为防患未然的预防策略与行为，中医"治未病"体系产生、形成、发展了丰富的实践手段、措施及方法。针对社会发展而言有着降低医疗费用减少患病人群，大大节约医疗成本及费用，帮助国家减轻医疗负担，同时人民群众亦受益匪浅的优势；针对中医药行为方式而言，防患与颐养并存，形成配合之势，展示了中医药扶正驱邪双管齐下的战略思想。

1. “防患未然”的社会学特色　“治未病”思想主导下的中医药学，利国利民，在古代取得了卓越的成就。即便在今天，这一理念也极具前瞻性、先进性。据调查，近年来我国卫生医疗费用大幅增长，远远超过了同期 GDP 增长的速度。而其医药费用的增长尤为突出。另一方面，由于经济困难未就诊人次更是高达几十亿之巨。高额医疗开支让贫困甚至普通家庭都难以承受，其造成的因病致贫、因病返贫，也给国家带来巨大的经济负担。即便国家不断增加公费医疗投入或是提高医疗保险水平都不能从根本上解决这一问题。“治未病”的特色是防重于治，降低疾病发生、减少或减轻发疾病发生等，从而降低疾病风险，相当程度避免或减少个人、家庭、社会、国家在医药治疗环节的高额费用。这无疑对缓解医疗费用快速增长的压力具有非常积极的作用，在减少人群发病率有着无法替代的专业优势，尤其是对于低收入地区广大民众的疾病预防，更具实际意义。

2. “防患未然”的医药学特色　针对人体采取正气颐养，针对疾病采取风险防患，成为中医药学行为方式的选择。单纯颐养无法躲避客观存在的疾病隐患，单纯防患无法扶助人体生命正气。《素问·上古天真论》篇曰：“虚邪贼风，避之有时。恬淡虚无，真气从之。精神内守，病安从来。”阐述了中医药学的病因学说核心思想，只有扶正与驱邪（包括未然与当下病邪）同时并存、灵活运用，才能有效的提高生命质量、延长生命生命周期。

医圣张仲景秉《黄帝内经》之旨，在临床医学实践中贯彻“治未病”思想，对中医“治未病”思想多有阐发。唐代医家孙思邈“治未病”的思想对后世影响深远。提出了“上医医未病之病，中医医欲病之病，下医医已病之病”，将人体状态分为“未病”“欲病”“已病”三个阶段，这是中医学中最早的三级预防概念。

保养生命是医学的最高境界。随着现代医学模式的转变和健康观的不断发展，以预防为主的医疗理念越来越得到人们的认同，“治未病”已有了更深层次的现实意义。无论是西医的发展战略还是现代的三级预防思想，与中医的“治未病”都有着许多契合之处。而“体质三级预防学说”，则正是中西医学科在“治未病”方面交融和合，推陈出新的成果。其基本理念是针对不同人群制定相应的预防保健措施。一级预防是针对个体体质的特殊性，积极改善特殊体质，增强自身的抵抗力，从而实现对特殊人群的病因预防，阻止相关疾病的发生。二级预防也就是临床前期预防，即在疾病的临床前期作好早期发现、早期诊断、早期治疗的“三早”预防措施。三级预防即临床预防，对已患某些疾病者，结合体质的特异性及时治疗，防止恶化。

第三节　调摄·术数

中医药调摄是借用日常生活起居而生命存活离不开的环境、情绪、饮食、劳逸各个环节进行的中医药保护与防患行为，辅以经络与中药专业的手段，形成了与日常生活高度融合的专业化中医药养生保健与治疗康复术数，成为中医药理论与文化临证实践的载体。

一、环境调摄

环境调摄，主要是指利用人类生存的自然环境进行身体调摄的方法。人类无法离开时空而独立存在，大自然中的一切运动变化，必然会影响到人体生理、病理变化。人类生存受天地之间的变化规律影响，人体的生理活动必须与大自然的变化规律相适应，才能获取生命延续与发展的机会。同时，大自然为人类提供生存的物质条件，但也存在对人类生存的某些不利因素。

大自然天时无终止、地大无边际，但总有自身规律可循。人类生存，最明智的选择就是建立起“人与天地相参”的行为模式。目的在于追求一种人体生命与自然万物的整体和谐状态。面对万物利弊，《吕氏春秋·尽数》指出：“天生阴阳、寒暑、燥湿、四时之化、万物之变，莫不为利，莫不为害。圣人察阴阳之宜，辨万物之利，以便生。”可见，趋利避害与自强，才能让生命获得最大利益。

笔记栏

（一）趋自然之利

人类依赖大自然而存在，大自然对人体之利，《黄帝内经》指出："天食人以五气，地食人以五味"，上天提供了人类生存的五时五气（天时节拍与呼吸环境），大地提供了人类赖以生存的五方五味（生命物质来源与居处环境）。天之利是天的节拍、天养万物之六气；地之利，就是大地奉献的五谷五味之食气。人类能够做的就是合天地节拍，调整自己的生命节拍，即所谓顺天时调气息，强调的是"因时制宜"。人类从天地获取赖以生存的物质，尽量利用上天空气清新的呼吸环境，即所谓采天之灵气；尽量利用大地沁润心脾所提供的饮食环境与居处环境，即所谓采地之灵气，强调的是"因地制宜"。

当大自然天地之利都能够为人类所用，人类就在天地之间获取了生命存活与延续的最佳状态，"因时制宜"与"因地制宜"就是对生命调摄的最具现实意义的实施原则。

1. 顺天时调气息 一年之中，由于日照时间长短不同的周期变化，天上阴阳寒暑往来在大地形成春暖、夏热、暑湿、秋燥、冬寒的时序变化特点，不仅影响了大地万物春生、夏长、暑熟、秋收、冬藏的生命规律，也是地上人类的生命节拍。人类只有主动了解、掌握、遵循大自然的变化规律，合理利用自然变化的规律来进行生命活动实践才能够达到长寿的目的。顺天时，即是顺应天的时间节拍，根据不同的天时气候节律，调适生命之气的作息方法。中医学的"因时制宜"，强调的就是生命节拍符合天时规律。正如《素问・八正神明论》指出："以日之寒温，月之虚盛，四时气之浮沉，参伍相合而调之"。

2. 采天地之灵气 天地生万物，万物有利弊。天之利，即张仲景《金匮要略・脏腑经络先后病》篇指出："夫人禀五常，因风气而生长，风气虽能生万物，亦能害万物，如水能浮舟，亦能覆舟。"

上天五常之气（寒暑燥湿风）常态为"气"，异常为"淫"。生命需要正能量、正物质、正常态。天之利，是上天阴阳变化正常的规律与生命呼吸的清新环境。趋天之利，无非就是合天时，尽量让生命存活在清新空气的环境之中；地之利，是大地提供的生命物质来源与居处环境。趋地之利，无非就是尽量让生命存活在应合天时，沁人心脾的食物环境与居处环境之中。

同时，即便是相同天时阶段，不同地域有不同的自然地理条件，形成不一样的气候、水质、土质等，社会发展的不同程度也会存在很大差异，这些因素对生命质量与天年都会造成影响。正如《素问・五常政大论》指出："地有高下，气有温凉，高者气寒，下者气热"。因此，在不同地域长期生活的人们，其生存环境、生活习惯、生活方式也不尽相同，这就是所谓："五方有别，患病不一，治法各异"。因而，在生命调摄手段上自然有不同差异，如同《素问・宜法方宜论》指出：东方"海滨傍水，其民食鱼而嗜咸，砭石者，亦从东方来"；西方"天地之收引也，其民华食而脂肥，毒药者，亦从西方来"；北方"天地所闭藏之域，其民野处而乳食，灸焫者，亦从北方来"；南方"天地所长养，阳之所盛之处，其民嗜酸而食胕，九针者，亦从南方来"；中央"其地平以湿，天地所以生万物也众，其民杂食而不劳，导引按跷者，亦从中央来"。强调的是生命依地理条件不同的"因地制宜"，并注重不断地主动去适应和改善生存环境、优化个人的生活居处环境。

（二）避自然之害

环境之中避害是让生命不受或减少大自然客观存在的不良因素的干扰，降低生命遭遇大自然伤害的风险。分析大自然客观存在的邪气，研究对大自然邪气的应对方法、有效躲避大自然之害不失为明智之举。

环境之中避免四时气候异常的"六淫"和邪毒更强的"疫疠"侵害，针对其有效防范就是避害。

1. 避天时异常之弊 天时异常之弊主要是指一年四季气候变化异常状态造成人体患病的主要因素。《素问・六微旨大论》与《金匮要略》针对疾病与气候关系"有未至而至，有至而不至，有至而不去，有至而太过"的论述。所谓"未至而至"，即是季节未到而气候已到；"至而不至"，即是季节已到而气候未到；"至而不去"，即季节已去而气候仍留滞；"至而太过"，即季节已到而气候太过。总体上，都是气候与季节不吻合。正常的气候是人体生存的必要条件，异常的气候就是造成疾病的缘由。因此中医有正常气候条件的"六气"与异常变化的"六淫"之分。

人体适应大自然气候变化的能力是有限的，有效躲避大自然存在的邪气，是防患未然"治未病"的上工之举，也是中医药调摄生命的有效行为手段之一，正如《素问・上古天真论》所谓："虚邪贼风，避之有时"。

笔记栏

2. 避戾气流行之弊 "戾气"是指具有强烈传染性和致病性的一类病因。《素问・刺法论》称之："五疫之至，皆相染易。"明代吴又可著《瘟疫论》更发现天地之间"戾气"存在，提出经口鼻而入的"天受"（空气传染），并提出一整套辨证施治法则。对传染病从病因、病位、病性、病势都有详细的论述，提出了针对各个环节的治法、方药等对策。在2003年春季流行的SARS治疗中，《瘟疫论》中的“达原饮”发挥了很好作用。

随着人类活动的深入与广泛，大自然中微生物、病毒也与时俱进，不断变异，抵御人类的杀灭。“戾气”是一种必然存在还在不断更新换代的致病因素，保护自然生态环境、人类与大自然和谐相处，仍不失为躲避“戾气”带来的伤害的有效方法之一。

（三）强生命之体

天地利弊客观存在，利弊发生总是以机体为载体。机体对大自然利弊的趋就与躲避，可以有效让生命机体最大利益化。而机体自身对大自然的适应能力、和谐相处的能力，仍然影响着生命体的利弊效果。所谓“自强”才能不息。

未病之时，担忧疾患而尽力自强。然而，生命毕竟有衰老与虚弱之时，此时针对性的强体有利于提高与大自然和谐相处的能力及其抗御邪气的能力。自强生命之体，分为无病痛时的强自然之体与有针对的强衰弱之体。

1. 强自然之体　强自然之体，在于维护生命的天数。首先生命有的生、长、壮、老、已的发展规律，生命最终必然结束在生命体的衰老与退化及生命能力耗竭之时。在身体自然衰老退化、卫气下降的生命阶段，维护生命体与功能的强壮状态，尽量保持生命活力，成为强体与延年的必然选择，也是提高防范外邪入侵能力的基础。

其次大自然客观存在着导致人体疾病的因素，面对客观存在的伤害，除了有效躲避的策略以外，增强体质，增强机体卫外能力，才是主动有效提高人与大自然和谐能力，延缓衰老的根本。

2. 强虚弱之体　强虚弱之体，在于提高生命的质量。环境因素中，因正气不足，反复出现疾病干扰状态、免疫能力下降，或是机体病后的痊愈与康复能力下降，就是机体的虚弱不足，生命能力下降。在环境调摄因素中，生命力主要体现在抵御外邪的免疫能力上。

提高防御能力的途径有很多，锻炼与补养是重要的手段。锻炼，包括机体适应性锻炼与增强性锻炼。人存在于天地之间，各种致病因素必然存在，一味躲避，并不是人类主动适应自然环境的态度。并非所有的细菌、病毒、微生物、癌细胞都会造成疾病，只有机体适应能力下降的情况下，疾病才会发生。所以，增强性锻炼对预防疾病不失是一种有效方法，对不足的身体更需要有的放矢的针对性进行锻炼；而补养，可以借助饮食、药物或情绪、劳逸、经络等提高机体抗病能力。

二、情志调摄

情志，是对人类在社会活动中，为人处事所带来的喜怒忧思悲恐惊等感觉的统称。中医药学中情志与脏腑器官密切相关，脏腑，是情志活动的生理结构基础，情志变动直接影响脏腑气机变化的方向，带来脏腑功能改变而导致疾病产生。同理，利用情志对脏腑进行有效的调控，可以达到治疗疾病的目的。健康，就是脏腑器官生理形态与心理情志都维持正常状态，即“形神合一”。因此，情志是中医药学身体调摄中必不可少的手段。

（一）“五神藏”与藏气影响

“五神藏”，是指神志有专属的脏腑基础，以喜怒忧思悲恐惊七种情志表现于外；情志，是脏腑神明的外在表现形式。藏气，是脏腑功能的物质基础，如肝主疏泄、脾主运化、心主血脉、肺主气、肾主生长发育等都是气运动的结果和表现。五脏，即是以藏气为表达的生命功能活动的基础，也是以情志为表达的神明活动的基础。

1. 情志与五脏　情志，喜、怒、忧、思、悲、恐、惊等脏腑活动的七种心情状态的外在表现，简称“七情”。情志客观存在，其变化如同大自然气候变化，寒暑燥湿风是大自然会中气候的客观反映，人体喜怒悲忧恐是社会活动中人体对客观事物的客观反映。如《素问·阴阳应象大论》指出：“天有四时五行，以生长收藏，以生寒暑燥湿风。人有五脏化五气，以生喜怒悲忧恐。”

笔记栏

人以五脏为中心，五脏有肝血、脾营、心脉、肺气、肾精等物质基础，发挥生理功能时表现为肝主疏泄、脾主运化、心主血脉、肺主气、肾主生长发育等功能活动；发挥神明作用就是《灵枢·本神》指出：“肝血舍魂”“脾营舍意”“心脉舍神”“肺气舍魄”“肾精舍志”。即将五脏所藏神、魂、魄、意、志等神，以喜、怒、忧、思、悲、恐、惊等七种心情状态表达于外。情志与五脏直接发生密切关系，被称为“五神藏”。

神，有广义与狭义之分，广义的神，是生命能力的综合体现。有神被描述为目光炯炯、反应灵敏、动作协调、应答自如等；狭义的神，是分属各个脏腑的神魂魄意志体现，称为“五神藏”。“五神藏”一词，源于《素问・六节藏象论》所谓“神藏五”王冰注：“所谓神藏者，肝藏魂，心藏神，脾藏意，肺藏魄，肾藏志也”。“五神藏”明确了情志与五脏的密切关系。

“五神藏”涵义丰富：其一，神志有各自专属的脏腑。如《素问・宣明五气》篇所谓：“五脏所藏，心藏神，肺藏魄，肝藏魂，脾藏意，肾藏志”每个脏腑有各自不同的情志活动特点；其二，生理上的情志与脏腑联系，病理上直接影响相应的脏腑功能。如《素问・阴阳应象大论》具体描述：“怒伤肝”“喜伤心”“思伤脾”“忧伤肺”“恐伤肾”。说明情志因素与脏腑在生理、病理上密切关联，这也促使中医药学将情志作为致病因素研究的缘由。而且不单是研究社会活动心理状态，还包括心理活动影响的脏腑生理状态改变。

2. 百病生于气 脏腑活动如肝主疏泄、脾主运化、心主血脉、肺主气、肾主生长发育等均以“气机”形式展现，“七情”的每一种活动都会改变脏腑之“气”的作用，直接影响脏腑气机的方向改变而带来生理与病理变化。中医在情志活动对生理功能影响的认识程度方面，大大超过了西方医学，衍生出不同于单纯兴奋与抑制的中国式情志调摄方法。

《素问・举痛论》谓：“百病生于气也，怒则气上，喜则气缓，悲则气消，恐则气下，寒则气收，炅则气泄，惊则气乱，劳则气耗，思则气结”说明每一种情志活动都是影响气的运动方向。如怒发冲冠，则气上而升血压、义愤填膺则气满膨胀而胸胁胀满、焦虑躁扰则火烧火燎而心气不宁、惊恐则气下而屁滚尿流、思虑则气结不畅而郁闷、惊慌失措则气不安宁而忐忑不安、肝胆气虚则气机上下不定而魂飞胆丧等，每一个脏腑的活动形式都在于气的升降出入，气的方向改变就会影响脏腑功能。因此，中医学强调“七情，直接损伤脏腑功能”，以此指导临证对情志改变引起脏腑生理与病理变化的调摄，才会有疏肝、解郁、和解、安神、息风、定惊等针对情志改变进行调摄的方法，以及诸如合欢、远志、酸枣仁、桂圆肉、朱砂等药食的应用。

（二）情志致病与情志治病

情志致病是指因为机体自身情绪过激或不良情绪积累时间过长可以导致五脏功能紊乱而引起疾病。情绪既然能够改变和影响人体五脏的功能，因此良好的情绪也可以稳定人体内环境，即是情志可以致病，也可以治病。利用情绪之间依赖五脏建立的生克制化关系，可以调整人体五脏功能。情志治病因此变为现实。

1. 情志致病 情志致病是指因情绪过激或不良情绪持续时间过长，直接导致人体生理功能异常而产生的病理状态。情绪不良自然会导致机体产生不良影响与不良结果，这种影响历来为中医重视，明确认识到人类在社会活动中情绪对机体所产生的影响，并作为影响机体病因之一，中医药学常常要针对情绪问题寻找解决策略与手段。

在传统文化中最著名的历史典故有：《东周列国志》、《吴越春秋》记载的春秋时期，伍子胥过昭关，因焦虑伤脾、克伐肾水一夜愁白少年头；《史记・孙子吴起列传》庞涓马陵道羞愤难当被迫自刎，《黄帝内经》也记载有“曾贵后贱”的“脱营”与“曾富后贫”的“失精”之证，或“思想无穷，所愿不得，意淫于外，入房太甚，宗筋弛纵，发为筋痿，乃为白淫”或“怵惕思虑者则伤神，神伤则恐惧，流淫而不止”以及《儒林外史》记载的“范进中举”大喜伤心，神魄飞扬等。无论是历史文献、还是中医典籍都明确记载了情志过激是产生疾病的原因。

2. 情志治病 情志变化直接与脏腑生理活动密切相关，启发了情志既然可以致病，也应可以治病的中医思维。情志活动的生理学基础与病理学影响，成为中医药治疗中不可忽视的因素。因此人体情志相对稳定成为健康标准之一。

《素问・阴阳应象大论》以脏腑之间的五行生克制化关系提示了脏腑所属情志活动之间的生克制化规律。利用五志相胜关系来治疗情志过极所致疾病的方法，认为：“怒伤肝，悲胜怒；喜伤心，恐胜喜；思伤脾，怒胜思；忧伤肺，喜胜忧；恐伤肾，思胜恐。”《吕氏春秋》记载战国时期文挚治齐闵王、《华佗传》记载华佗治郡守之郁闷的故事，都是借怒而胜思的典型例证。自古以来，中医都将情志作为有效调摄手段之一。

笔记栏

（三）修身养性与形神兼备

修练身体与保护生命不仅在于机体脏腑的形态及功能维护，更在于性情颐养与情绪稳定。中医药文化对生命的的修养过程，要求身体修炼与颐养性情手段同时进行，达到形体与心神合一的目标。“修身养性”与“形神毕具”铸造了修炼方式与健康标准，指导与规范着中华民族几千年临证治疗与颐养天年的实践活动。

1. 修身养性　身，人之躯体、形体。修身，即是人体生物属性的保护；性，即是德性，道德品性。是人的自然至诚之性。语出《礼记·中庸》：“故君子遵德性而道问学。”郑玄注：“德性，谓性至诚者也。”养性，即是人体社会属性的保护。

修身养性，在于保持生物人与社会人的和谐与健康状态。在中医药学文化中，生命健康不仅在于形体的修炼，更是性情颐养的结果。

2. 形神毕具　修身的目标是生命形体状态健康，养性的目标是生命神明状态完善。修身养性成为形神毕具的实现途径。即便是形体锻炼的术数都不同于单纯的筋骨肌肉运动，一定是手到、眼到、心到的“形神合一”的锻炼方法。

形体健康，或是《易经》强调的“耳目聪明”或是《黄帝内经》描述的“骨正筋柔，气血以流，腠理以密”等都是“形正”的表现；神明智达，老子描述为“淡然无为、神气自满”的心理状态，或是《论语》中的“至正而明达”，或是《黄帝内经》描述的“独立守神”“淳德全道”“积精全神”，最起码是“无恚瞋之心”等，都是恬淡状态。身心健康，即是：“外不劳形于事，内无思想之患，以恬愉为务，以自得为功，形体不敝，精神不散，亦可以百岁数”。

三、饮食调摄

饮食，是人类生命延续的基本保证。每个民族所处的地理条件制约着其饮食结构，饮食结构与加工方式决定着该民族的胃肠适应能力。《黄帝内经》时代已经明确中华民族的饮食结构、主要烹饪方式与进食习惯。饮食因不同季节、不同地域、不同人群体质乃至与本草结合成药膳，或因色香味美，或因进餐环境不同，或因民族习俗而调整了心情与食欲，从最初的日常生活果腹功能，发展成为具有医药学调摄作用的药膳。

中医药学认为脾胃是消化饮食、吸收精华、形成宗气、获取生命能量的主要脏腑，被誉为“后天之本”“气血生化之源”，其功能关乎人类健康与寿命。先民们按胃排空的规律建立起一日三餐的饮食习惯，以及在大病初愈、产前产后、月经期、婴幼儿需添加辅食特殊时期不同的饮食调养。中华民族所有的饮食习惯都是遵道而为，目的是脾胃功能和维持生命的可持续状态。

饮食加工有多种多样的形式。先民们从最早的“石燔法”与“烧烤”式的加工方式，逐渐摸索出更利于养生的汤、粥、茶、酒等饮食形式。

中华民族的饮食行为本着中医药学“谨和五味”“食饮有节”的原则，经过长期的演化和发展，已经形成了一整套符合中国人健康需求和实际生活的饮食文化体系。中华民族的饮食文化是中国传统文化，特别是中医药文化中重要且独具特色的组成部分。

（一）中华饮食文化渊源

远古先民们过着采集、渔猎生活，他们从茹毛饮血到取火熟食，从原始狩猎到伏羲氏“养六畜，以充庖厨”“结网罟以渔”，从原始采摘野生果实行为到神农尝百草到驯化植物、发明农耕，从游猎生活到农耕定居，以及黄帝“作碗碟”“蒸谷为饭，烹谷为粥”，把稻谷变为饭和粥。种种实践经验表明，先民的生活在合于自然之道的同时，其饮食结构由渔猎采储果实和螺蚌之肉为主的对大自然的依赖形式，转向创造性补充饮食来源和延续饮食资源的形式。中华民族饮食结构的调整与农耕文明的起源同步。

历经神农的茶与陆羽《茶经》、黄帝的粥与黄云鹄《粥谱》、仪狄“始作酒醪”与解忧的杜康酒、彭祖烹雉献尧与伊尹制《汤液本草》、孔子针对饮食问题，关于“不食”的讨论、忽思慧《饮膳正要》等，无一不是先民为生存在吃的问题上下的功夫。任何民族生存都离不开吃饭问题，但中华祖先在吃喝的同时，吃出了智慧、文化和特色。这应该说是中华民族为丰富食物资源与饮食健康养生作出的不懈努力。当然，所有的食物资源都受地域性物资条件限制。地理环境、自然资源等客观条件制约着每一个民族对自身赖以生存的求食方式、饮食内容、加工方式的选择。

1. 饮食来源　中国古代，依自然地理条件，形成黄河流域以五谷杂粮为饮食基础，长江流域以稻为基本食料，北方广阔草原地带依附畜牧与狩猎等三大史前饮食文化区域类型。充沛的水源及大河两岸肥

笔记栏

沃的土地，最终使得散落在大河周围的各原始部落归于统一。中原传统文化就是依附黄河灌溉的大河文化类型。

神农时代开创的土地耕种，是中华民族最主要的生产及生活方式。“农耕”的贡献，在于充分发挥了土地的潜力，让先前肉食不足的饮食结构得到了有效补充，并将“可食植物”变为中华民族赖以生存的重要物质来源。农耕发明转变了远古人们依赖天然野生物种的生存状态，依靠土地耕种维持生存成为神农时代的客观现实。因此炎帝被誉为“神农氏”和“五谷爷”，亦称“地皇”。

中国独特的地理和气候条件促进了物种的形成和保存，形成了丰富的潜在的食物原材料资源。广袤的山川河流、肥沃的土地孕育了灿烂的农耕文化。湖南道州玉蟾岩文化遗址、江西万年吊桶环文化遗址、河南贾湖文化遗址，出土的水稻遗迹，将人类栽培水稻的历史推进到了万年前的中国新石器时代前期。《论语·宪问》云：“禹躬稼而有天下”，《汉书·食货志》记载了大禹时代的农耕文化状态：“禹平洪水，定九州，制土田，各因所生，远近赋入贡”。北京昌平张营出土距今约 3 000～4 000 年间石器磨制的镰刀、铲、斧，河南安阳殷墟出土的耒耜、石斧、石刀等典型农耕劳动工具反映着先民们的农耕状态，也反映出耕作已成商代人普遍的生产生活方式。安阳小屯村一次就集中发掘出上千把石镰，显示商王收割活动规模之大。西周时期，中原地区在井田制基础上形成了相对统一的社会形态，土地作为生活资源分封诸侯，从属王臣。《诗经·小雅·北山》所谓：“普天之下，莫非王土，率土之滨，莫非王臣”。春秋战国时期，中原农业作物已有“五谷”“九谷”之说。因此，中原人又被称为“粮食之民”。先秦时期，每个中国人都是农民。汉代更是以土地为资源的时代，汉人获取天下之后，返田务农成为国家策略，“与民休息”对庄稼人采取“轻徭薄赋”，减租减息的政策调动了农民的积极性。西汉年间，景帝强调“农，天下之本”，守着土地种庄稼的先民有了保障，成为汉武帝时期经济富庶、兵强马壮的国家基础。这种合拍自然规律，养育生命的农耕思维，必然对传统文化思想下成长起来的中医药文化产生影响。

2. 饮食结构 夏商周时期，农耕文明不断发展，以农耕为主要生产方式的国家，必然选择以植物类食材为主。湖南道县玉蟾岩旧石器晚期遗址出土的古稻谷、数量众多的鹿牙、蚌壳、螺壳、水鸟骨头、猕猴桃、梅的果实，是目前世界上人工遗存中发现最古老的标本，客观呈现出早期中华先民的饮食来源与饮食结构。青海民和喇家遗址出土一碗距今 4 000 年的古老面条，说明北方以粟、黍为主制作面条，为面条起源于中国找到文化物证。

商代出现了“圃”，即菜园子，到周代已经有果园，食材种类不断丰富，粮食作物增加了粱、菰米等，蔬菜增加了芥、蔓青、芹菜等，水果有了桑、杏、枣、瓜、柚等。至秦汉时期，石磨已经广泛使用，使原本不易下咽、难以消化的粗粮成为受人欢迎的粮食。到汉代，张骞等人从西域引进了胡瓜、胡桃、胡麻、胡萝卜、石榴、葡萄、葡萄酒，也把中原的桃、梨、杏、李、姜、茶叶等传到了西域。明代之前，北方人主食小米、小麦，南方人主食大米。自嘉靖年间，北方种植水稻成功，小麦在南方也开始种植，使大米、面食都呈现在南北方人的餐桌上。此间，去麦加朝圣的回民把原产于美洲的玉米带入中国，明万历年间，番薯（又名地瓜、红薯）传入中国，并得到推广种植，丰富了国人的主食种类。

饮食理论随着生活实践不断探索，在灾荒频发年代，人们开始探索新的食物资源，明永乐年间“救荒”食书《救荒本草》出世，不仅指导灾民补充食物来源，还开创了野生食用植物的研究，影响深远。至清朝，随着海外华侨的增多和华工的跨国流动，中国饮食文化传至许多国家。与此同时，西方的饮食物如啤酒、罐头、汽水、咖啡等也逐渐传入中国。但中华民族独特的“食草”情节，及其产生的思想方式与价值观念，使禽、蛋、奶等食品，最终没能在中国人的饮食中占主导地位。

早在周朝，人们对饮食宜忌就有了一定认识，西周时期宫廷中设置食医，专门负责帝王的饮食营养。《黄帝内经》中记载了大量关于饮食调摄的原理和方法。如《素问·藏气法时论》中提出了中华民族最早的膳食指南：“五谷为养，五果为助，五畜为益，五菜为充，气味合而服之，以补益精气”。《素问·五常政大论》云：“谷肉果菜，食养尽之，无使过之，伤其正也”。《汉书·艺文志》中著录有《神农黄帝食禁》，表明饮食结构及其对生命的维护作用在当时已受到重视，并且有了较深入的研究。

中国式餐饮，主食，是五谷杂粮与豆类；副食，主要是植物类蔬菜、水果、菌与藻类等，搭配少量的禽蛋类。茶是天然的大众饮料。调料多是由粮发酵而成的大豆酱、酱油、醋、豆豉等。其与现代推行的《中国居民膳食指南》与《中国居民平衡膳食宝塔》有着从古到今的一致性。可见，祖先留给我们的饮食结构模式，是民族生存的健康智慧和优势。保持这种优势的原则就是“少荤多素”。即便是今天从现代营养学角度考虑仍然合理。然而，少荤不是绝对素食，任何物品不及则患，太过则害，传统文化的“中庸”之道无处

笔记栏

不在。直到元代，现存中华第一部饮食专著的作者忽思慧，在《饮膳正要》中特别强调“保养之道，莫若守中。”标明适合的才是最好的，饮食中荤素都得适量。

3. 素食文化　在人类进化和社会演变的过程中，东西方几乎都同时经历了茹毛饮血的食肉时代，之后又不约而同地进入以种植各类谷物谋生的食草时代。而大部分西方国家生存在北寒带地区，寒冷的气候致使其无法耕种植物作为主要生活资源补充。

中华先民在适应环境、维护生存的过程中，为补充渔猎之不足而开始种植栽培农作物，标志着中国社会由渔猎向农耕转化，确立了其以农耕为主的生产生活方式，决定了中华民族的食材资源主要取自植物的根、茎、叶、果，甚至还有花。“可食植物”奠定了中华民族饮食以“素食文化”为基础，尤其是唐代以后，受到佛教观念的影响，国人餐桌上的肉食一直未能取代素食的主体地位。东西方的饮食结构，因自然地理条件大相径庭，西方人转而“食肉”，中华民族却一直延续着“食草”的传统，并让“素食”养成了中华民族千秋万代的饮食基因与器官适应。

素食文化历史悠久，伏羲时代是“驯六畜、充庖厨”，及至神农时代以植物补充禽兽渔猎资源不足，重新寻找驯养目标，主要是解决当时“人民众禽兽寡”的矛盾。从此，中华民族钟爱素食的情愫一直没有改变，形成了饮食清淡，忌味重肥浓的饮食习惯。孔子《论语》曾说：“肉虽多，不使胜食气。”即肉类不可能超过主食；《吕氏春秋》把“肥肉美酒”称为“烂肠之食”。唐代著名医药学家孙思邈强调：“善养老者……非其食勿食。非其食者，所谓猪豚鸡鱼蒜脍生肉生菜白酒巴大酢大咸也，常学淡食。”“勿进肥浓羹(足奇)，酥油酪饮等”“每食必用重肉，喜生百病”。元末明初著名养生家冷谦在《修龄要旨》所谓：“厚味伤人无所知，能甘淡薄是吾师，三千功行从此始，淡食多补信有之。”程国彭在《医学心悟》中明确指出：“莫嗜膏粱，淡食为最”。淡薄饮食，是自古饮食养生的关键。

《黄帝内经》记载了大量如“膏粱之变足生大疔”“肥者令人内热，甘者令人中满，故其气上溢，转为消渴”“凡治消瘅、仆击、偏枯、痿厥、气满发逆，肥贵人，则膏粱之疾也”等进食肥厚之食导致各种疾病的例子。认识到疔疮肿毒、糖尿病与中风发生均与饮食肥甘密切相关。肥甘厚腻之所以导致各种疾病发生，其机理在于肥甘厚腻之品“满中”超越了脾主升清、胃主浊降的运化能力，阻碍了中焦气机正常运行，从而导致代谢性疾病。由此表明中华先民两千多年前就已经认识到，高血糖、高血脂、高血压以及中风等疾病与肥甘厚味饮食相关。

几千年的地理条件所形成的民族食材选择与胃肠器官适应性，决定了只有与脾胃功能特点相适应的清淡平和食物，才易于被消化吸收而滋养人体。反之，脾胃难以消化吸收、甚至与其功能特点相背的肥腻厚浊之品，不仅损伤脾胃，而且容易引发多种疾病产生，这也是近三十年国人因为饮食结构趋于西方化，导致疾病谱改变的原因之一。因此，淡薄之食对于保养脾胃及生命维护具有重要意义。

4. 五味平衡　饮食结构需要合理搭配，饮食气味也需要均衡。《素问·生气通天论》指出：“谨和五味，骨正筋柔，气血以流，腠理以密，如是则骨气以精，谨道如法，长有天命。”现代研究同样表明，人体对营养元素的需求是多方面的，单一食品无法满足人体对所有营养素的需要，只有尽可能做好食品的多样化和合理搭配，才能够满足人体正常生理活动需要，维持机体健康。

首先，五味入口各有喜好与归属的脏腑，《灵枢·五味》所指：“五味各走其所喜”，《素问·至真要大论》明确：“夫五味入胃，各归所喜，故酸先入肝，苦先入心，甘先入脾，辛先入肺，咸先入肾”。五味合五脏，五味调和，则脏腑功能协调，机体健康长寿；其次，五味各有性味特点，如辛味性温发散、酸味阴寒收敛、甘味温和补益、苦味气寒坚阴泻下、咸味性寒软坚散结。脏腑赖饮食化生气血维持生命活动，但饮食不合理同样伤害脏腑功能，《素问·生气通天论》明确指出：“阴之所生，本在五味；阴之五宫，伤在五味”，《素问·五脏生成》举例阐述五味太过的伤害：“多食咸，则脉凝泣而变色；多食苦，则皮槁而毛拔；多食辛，则筋急而爪枯；多食酸，则肉胝皱而唇揭；多食甘，则骨痛而发落。”故《素问·至真要大论》强调：“久而增气，物化之常也。气增日久，夭之由也。”太过与不及会都导致脏腑功能的偏盛或偏衰，引发疾病。五味偏嗜，既可引起本脏功能失调，也可因脏气偏盛，以致脏腑之间平衡关系失调而出现他脏的病理改变。

流行病调查显示，高血压的患病率存在规律性的变化：沿海高于内地，北方高于南方，天津＜上海＜广州，北京是广州的4.4倍，东北地区还出现高血压村，认为与“南甜北咸”的饮食习惯相对应。可见，长期嗜好某种性味的食物，会导致该脏的脏气偏颇，以致整体功能活动失调而发生多种病变，这印证着中医药食气味平衡观念的正确性。中医不仅认识到饮食药物气味对人体脏腑功能影响，更重要的是几千年来就以此作为药食对脏腑功能维护与修复的理论基础。

笔记栏

尧舜禹时期被誉为庖厨祖师爷的彭祖将采用了酱、醋、肉酱、盐、梅子等五味调制的雉羹献给尧帝，治愈了尧帝的厌食症，被尧帝封为官吏，留下了“制羹受封”的故事。周代，王室贵族在祭祀、宴会时都要有肉食，所以，对肉食的加工更为考究。至夏商周三代，随着青铜冶炼技术的飞速发展，出现了煮肉的鼎，煮水和食物的鬲，盛放食物的簋等青铜材质的炊具。新炊具的出现，改进了烹调方法，食物除了烤、蒸、煮、涮之外，还可炸、熘、炒等。也形成了一日三餐的进食规矩，中华民族进入了美味时代。春秋战国时期，各地先民就地取材，创造了不同的烹饪技术，制造出了不同风格的美食，孕育着各大菜系的雏形。《吕氏春秋·本味》首次总结了先秦以前的烹调技术，介绍了当时的美味食物及制作方法，对火候及调味作了专门的论述，第一次将厨师的经验上升为理论。春秋战国时期，廉价的铁制炊具广泛使用，催生了油烹法。后期张仲景“猪膏发煎”是动物膏脂取油方法在医药学上的运用。筷子的普遍应用，取代了先前以手抓食的进食形式，让进食更为简便、卫生与享受。诺贝尔物理学奖得主李政道赞誉：“如此简单的两根东西，却高妙绝伦地运用了物理学上的杠杆原理”。人们孜孜不倦地研究美食，制作美味，形成中华蔚为大观的饮食文化。

（二）饮食的医药学作用

中国人的饮食除发挥饮食最基本的果腹作用以外，还有食节气、食调养、食药膳、食享受、食习俗、食社交、食吉祥、食仪式多种作用。与医药学关系较为密切的是按季节气候安排饮食，体现人与天地相参的思想。顺时而养的饮食调养、药食同源的药膳、营造美好心情的食享受，这些实际上都是按照天时（食材应季与合季节规律饮食）地利（产地利于进食新鲜）人和（体质适应）的“三因治宜”原则的体现。

1. 果腹充饥与美食享受　“民以食为天”，自古以来，伏羲、神农、黄帝及至各朝当政无不将饮食作为解决民生问题的当务之急。随着农耕生产方式出现，中华民族从夏商周的祭祀活动到明清的祈年殿，一直延续着祭天地，祈祷风调雨顺好收成的习俗。《礼记·礼运》指出：“饮食男女，人之大欲存焉。”《孟子·告子》强调：“食色，性也。”《周礼·天官冢宰》记载中：“食医，掌和王之六食、六饮、六膳、百馐、百酱、八珍之齐。”祭祀礼器之精美，饮食等次之严格，饮食物种之丰富，饮食加工之讲究，食医位居疾医、疡医、兽医之首而倍受重视。《素问·平人气象论》说：“人以水谷为本，故人绝水谷则死”，中华先圣不仅意识到饮食是人类生存必不可少的基本手段，有非同一般重要性，更重要的是将饮食的基本果腹作用，发展至美食享受。

美食，在于饮食本身与进食的享受美感。食材的视觉色彩，调出的嗅觉烹香、进食的味觉可口，甚至听觉上油炸哧溜声、寒热温凉与季节和体质相适宜，足以引起食欲与美的感受。果腹的同时，又有视觉、嗅觉、味觉甚至与听觉等感觉器官满足、能够带来令人口有滋味、胃肠舒适、沁肺润脾、神清气爽、心满意足的享受。从彭祖烹鸡开始，直至今天鲁菜、苏菜、川菜、粤菜等四大菜系、各种食品极尽全能，调动着人体食欲与进食的美好心情。甚至古代达官显贵在正式用膳时往往还有乐队或乐师演奏音乐，除了营造风雅的氛围之外，就与健康相关的缘由来讲，或正如《寿世保元》中所说“脾好音声，闻声即动而磨食”有关。果腹仅仅是饮食基础保证，吃饭是活着的必要条件与能力，吃出美好感受，更有助于稳定体内各脏腑功能协调。

2. 饮食调养与药膳保健　饮食调养，主要是以饮食为载体，或是食材，或是饮食形式，或是饮食寒热温凉适宜、或是饮食味道适应等，在果腹基础上强调发挥饮食对身体的最佳效益。如产后饮食、晨起饮食、季节性饮食等针对身体生理功能不同，起到养护性调摄作用；如糖尿病饮食、感冒饮食、痛风饮食等针对疾病，起到辅助治疗的调摄作用。每天需要进食，饮食调养不过是利用进食的机会，加入调摄理念，有的放矢的将果腹饮食变为有调摄功能的“吃饭”。进食是生命能力体现，能吃还要会吃，吃得更符合季节与体质状况、吃得更道地、吃得更健康、吃得容光焕发，饮食才会真正具备调养功能。

药膳是餐饮膳食为主的药材辅助搭配。餐饮、膳食不是药，因此，选用搭配的药材在强调功能的前提下，还需考虑药材口感与药效温和。一般更趋向于选择性味平和、药食两用的食材，如大枣、枸杞、沙参、麦冬、天麻、杜仲、何首乌、黑芝麻、蜂蜜、姜、葱、蒜、鸡、鸭、鱼、肉、鳖、龟等，即便长期食用也不会造成阴阳气血偏盛偏衰。一般不会选择药味十足，甚至嗅觉不佳，或是难以下咽、或是浑汤黏锅等能够造成不良感觉的药材配伍。目的在于强调饮食调养保健的同时，不影响饮食的享受美感。药与食在功能上有一定的差别，药用以治病，食侧重于养生，药膳是药物治疗与食疗调养相互配合。

3. 饮食习惯与“三因治宜”　按季节宜忌选择饮食，是“因时制宜”饮食行为的具体体现。其原则是脏气当季之时较为偏旺，进食避免增加本脏腑滋味，以防当季脏气消耗所胜（克制）之脏气。《金匮要略》

笔记栏

指出："春不食肝，夏不食心，秋不食肺，冬不食肾，四季不食脾，如能不食此五脏，乃顺天理"。药王孙思邈在《千金方》中有"春七十二日，省酸增甘，以养脾气"之说，春时木旺，与肝相应，肝气太过则克脾土，所以春季的饮食偏向，提倡少食酸而多食甘，"春不食肝（酸）"之说。其他藏气当令季节同理，夏季，"夏不食心（苦）"宜省苦增咸；秋季，"秋不食肺（辛）"，宜省辛增酸；冬季，"冬不食肾（咸）"，宜省咸增苦。四季，"四季不食脾（甘）"，宜咸为主、甘为辅。可见中医药文化已经影响到人们对食材的具体选择了。

人体体质和所在地域的关系是密不可分的，因此，饮食行为中"因地制宜"和"因人制宜"往往是融合在一起的。如金元四大家之一的朱丹溪认为"西北之人，阳气易于降；东南之人，阴火易于升"。众所周知，在中国西北地区饮食结构中羊肉占了重要的比例，而羊肉性温热，在《名医别录》称为"味甘，大热"，恰合西北地区寒风凛冽，人体阳气宜予以补充的特点。反观东南地区，凉茶大行其道，其滋阴降火也正对应了东南人"阴火易于升"的特点。由此可见，中国人饮食行为也受到了中医"因地制宜"及"因人制宜"思想的深刻影响。各种菜系，实际上都是因地制宜的产物，是不同区域内，由于历史、地理、气候、物产及饮食风俗的不同，逐渐演变而形成的烹饪技艺和风味体系。

4. 饮食习俗与社交礼仪　饮食习俗，是国人在饮食方面的传统风尚、礼节、习性，更多的是一种饮食讲究。如北方就有"三十捏鼻、初一饺子、初二面、初三盒子往家转"的过年习俗。即大年三十包饺子，寓意团年，初一吃饺子寓意元宝，恭喜发财，初二面条，长长有寿，初三烙有馅的面饼"烙"本身需要不断转动避免饼糊，也寓意初三转回娘家；而南方过年初一早起吃汤圆，中午或晚上正餐全家吃团年饭，寓意团团圆圆过新年。过年团圆是主题，同时也看出南北方主食米和面的不同利用状态。中国大型的传统节气，从过年的饺子、十五的元宵、立春的春卷、清明与寒食节、端午的粽子雄黄酒、中秋的月饼桂花酒、冬至羊肉汤、腊八粥等基本上都与饮食有直接的联系。这些习俗也成为密切家庭、宗亲、邻里、君臣等社会关系的媒介与手段，中华民族在这些交往中更追求的是人际和谐、社会祥和，带来的是人心愉悦、机体康健。

《礼记》记载周人饮食生活状况："天子之豆（豆，古人盛食器具）二十有六，诸公十有六，诸侯十有二，上大夫八，下大夫六"。吃的状态与排场，有明显等级之分。至今也有大排档、小吃店、餐馆、酒楼、包房、大厅等区别。在吃的食材、吃的环境、吃的餐具、吃的服务等仍然有礼节、习俗的不同。

不同的进食感受，如尊崇感、成就感、享受感带来了不同的进食心情，犹如悲愤状态与心情愉悦状态饮酒、进餐，直接影响着进食者身体功能状态，带来机体生理病理不同的改变。饮食，不再是单纯的果腹与美食功能，已经涉及社会往来中饮食礼仪及对人体健康的影响等问题。进食时"食不言"，"食勿大言"，除了礼仪教养的因素，也考虑到饮食过程中语言交流容易引发情绪反应，从而影响脾胃的运化功能。因此，美食不仅仅是食材本身美感，更有进食状态的美感，这些对身体功能都会产生影响。

（三）脾胃的功能与饮食

饮食入胃，胃主受纳与腐熟，脾主运化。在饮食转化为生命能量的过程中，脾胃被中医认为是不可或缺的必经环节，在中医药养生治病中都有举足轻重的地位，为历代医家所重视，最终形成"后天之本""气血生化之源"的理论，直接影响着历代医家临证思维。

1. 脾胃为后天之本　《韩非子·五蠹》记载："上古之时，民食果瓜蚌蛤，腥臊恶臭，而伤害肠胃，民多疾病。"火的出现成为人类文明的催化剂，首先熟食成为现实，改变了生食腥臊恶臭、伤害肠胃的状况，让中华先民体会到胃肠保护与防病患的关系。胃主纳，盛装饮食，并腐熟为易于吸收的精微与待排泄的糟粕。脾主运化水谷精微，升清至肺与呼吸大自然之清气合成宗气，共同形成维持生命的基本物质来源，故称脾胃为"后天之本"。

中医以有无"胃气"，作为人体逆顺与生死依据。《素问·平人气象论》指出："平人之常气禀于胃，胃者平人之常气也。人无胃气曰逆，逆则死。"在《素问·热论》所指"今见三死不见一生"，"一生"的症状就是指不能饮食。虽然有许多疾病因为饮食太过，但也不提倡过度节食减肥，尤其是人生奠定基础的青春期以及体力与智力耗比的衰老期，不堪承受生命资源不足的伤害，临床上常见的多囊卵巢综合征、闭经、不孕、结核、糖尿病、缺氧晕倒等都与此相关。"胃气"就是生命能力的体现，后世演绎为"有胃气则生，无胃气则死"，金元四大家之一李东垣专著《脾胃论》直接强调"人以胃气为本"。

笔记栏

胃中饮食物精华，必须依赖脾的升清作用才能到肺形成宗气营养周身。脾胃之间的关系是"脾为胃行其津液"，二者升降相因，形成精华由脾气上升至肺、糟粕由胃气下降至肠；胃腑腐熟需湿润，脾脏运化喜干燥，升降相因、刚柔和合、燥湿相济。《黄帝内经》将脾胃誉为"仓廪之官"就是指二者消化功能上配合，消化食物，吸收精华，化生气血，故称“气血生化之源”。李东垣《脾胃论》指出：“内伤脾胃百病由生”，至今仍是指导临证选方用药的经典理论。

2. 脾胃功能与饮食习惯 脾胃功能关乎生命质量，而饮食习惯直接影响脾胃功能。中华民族以生生为目标，保护脾胃功能自然成为中华圣人与医药学的关注点。

《孔子·乡党》对饮食蕴含的医学理论有相当详细的阐述，“食不厌精，脍不厌细。食饐而餲，鱼馁而肉败，不食。色恶，不食。臭恶，不食。失饪，不食。不时，不食。割不正，不食。不得其酱，不食……沽酒市脯，不食……祭于公，不宿肉。祭肉不出三日。出三日，不食之矣。”在山东一带，五谷粗杂粮丰富，饮食精细更有利于消化；其次，如果食材颜色、嗅觉不佳、失于烹饪、不应季节、祭肉出三日都表明食材不鲜美、失去了安全进食的条件；同时，食材颜色、嗅觉、刀法、作料等不佳，直接影响进食的美感。孔子并非医者，其认知水平代表了当时的饮食生活条件，也体现了遵道而为、趋利避害的思维。

除了饮食对脾胃、肠胃的直接影响受到古人重视，中国式的一日三餐的进餐习惯，也是中华先圣依据胃排空时间之道进行摸索的结果。《素问·五藏别论》指出：“水谷入口，则胃实而肠虚；食下，则肠实而胃虚。故曰，实而不满，满而不实也。”《灵枢·决气》也提到：“胃满则肠虚，肠满则胃虚，更虚更满，故气得上下，五脏安定，血脉和利，精神乃居。故神者，水谷之精气也。”就是胃肠满与空状态的交替，这样更利于遵气机升清降浊之道。同时，饮食通过脾胃、胃肠影响其他脏腑乃至整体的生理功能，一直都是中医药学研究的重点。

《素问·咳论》就对寒凉饮食入胃、经过肺脉传至肺藏引起咳嗽有详细论述。生冷饮食因寒凝损伤脾胃，若月经期或产后过食寒凉，还会导致寒凝血瘀，因此才有“宫寒”之说。因此，中医学关于经期宜保暖宜温，产前宜凉，产后宜温；老年体弱、幼儿未壮、大病初愈等人群都宜进食细、软、温和的食材等观念，都是为了保护脾胃与胃肠。“少吃一口活到九十九”“饭后百步走，活到九十九”也是考虑因年龄引起功能退化、饭后胃肠负担较重，需要对脾胃与胃肠适当减负的举措。饭后慢走、舒缓肢体或揉腹按摩等保健养生方法，都是顾护脾胃功能，带有显著中医思维的饮食行为表现。符合规律的好习惯坚持几十年，往往能延年益寿。

（四）医学饮食运用类型

利用合理饮食对人体功能状态进行调摄，是中医药的特色。健康的饮食，可以吃出生命周期和生命质量。在中医药学理论基础上，最核心的饮食原则就是顾护脾胃，最具特色和代表性的饮食样式是汤、粥、茶、酒。

1. 食材加工与原则 随着社会的发展，食材加工技术日趋精细。旧石器中期对火的掌握使中华初民脱离了茹毛饮血状态减少了生食致病的因素。《周礼》记载：“燧人氏钻木取火，炮生为熟，令人无腹疾，有异于禽兽。”《礼记·礼运》指出：“昔者先王……未有火化，食草木之实、鸟兽之肉，饮其血，茹其毛……后圣有作，然后修火之利……以炮，以燔，以亨，以炙，以为醴酪”。火的发现和使用，让人类区别于动物。第一次借助自然力，完成了从生食社会向熟食社会的过渡，避免和减少了“腥臊多，害肠胃”，肠胃也因此得以进化。同时，生食熟吃，减少了牙齿对动物纤维的撕咬，牙体变小，下颌前凸不再明显，促进了人类向现代人的演化。新石器时期制陶技术的出现和发展，让中华先民拥有了炊具和容器，为食物加热与保存提供了更好的必要条件。在此基础上，先民们学会了对食物进行加工发酵，开启了酿酒、制酱和制醋的历史。黄帝时代的灶和蒸锅的出现，使食物加工更加便利、高效。而制盐技术的发明，成为人类饮食史上的一个飞跃，结束了有“烹”无“调”的历史，从而建立起“烹调”的完整概念。

餐饮与生命有了更为直接而紧密的联系，烹调方法和技术层出不穷，除了将食材加工成美食，医药学更注重饮食的健康之道。不同疾病的患者、不同年龄体质的人群、不同季节、不同产地的食材加工都会有不同。如当秋燥时以雪梨润肺，就有老弱用蒸煮、年轻生食的不同，但总的原则仍然是脾胃为本，食材的运用则根据其寒热温凉、四气五味，再结合三因制宜因而灵活变化。

2. 中医药学饮食运用形式 在中医药文化中，饮食是生命调摄的重要手段。中华诸多饮食形态中，最常见与最普遍的选择是汤、粥、茶、酒四种。药汤、药粥、药茶、药酒，渊源于药食同源文化，将养生与日常饮食紧密结合，不仅将中医药手段日常化与专业化，更是对中医药文化的丰富和完善做出了贡献。

（1）汤：汤剂的饮食形式，主要是食材置于水中煎煮而得。《说文解字》的解释是“热水”，这也是日常饮食形态的汤及药剂形态的汤共同的基本特征。屈原《天问》记载的彭祖雉羹，可谓中华民族最早的汤羹。殷商时期伊尹生长在庖厨之家，陪嫁到商朝宫廷，不仅成功辅助君王治国，还因庖厨经历启发了汤剂发明。《史记·殷本纪》皇甫谧注："尹，正也，谓汤使之以正天下。"庖厨内各种食物配搭、各种汤剂运用让伊尹将食物与食物、食物与药物、药物与药物的搭配得以尝试，最终启发了药膳、药汤的运用，促成药材本草配伍运用的实现。元代医家王好古曾说："殷伊尹用《本草》为汤液，汉仲景广《汤液》为大法，此医家之正学，虽后世之明哲有作，皆不越此。"清代陈修园也指出："明药性者，始自神农，而伊尹配合而为汤液。"

鸡、鸭、鱼、鳖、羊肉等食材可以成汤补养人体；温补人参鸡、凉补虫草鸭、催奶鲫鱼汤、滋阴枸杞鳖汤、产后当归生姜羊肉汤等，让药与膳结合补益人体变为现实。即便是蔬菜瓜果等药食两用如防斑生姜蜂蜜水、治感冒红糖姜汤、顺气柚子汤、润肺雪梨汤、补血猪肝菠菜汤、清涤血管海带汤等也是洋洋洒洒；中药本草，实现了几千年延续至今的方剂运用，发挥着汗、吐、下、和、温、清、消、补的作用，汤，其配伍组成也几乎包含了所有可入药之物，成为最重要药剂形态。

（2）粥：粥的食材主要是稻谷。魏晋史学家谯周撰《古史考》载："黄帝始蒸谷为饭，烹谷为粥。黄帝作釜甑。"明代罗颀《物原》载："轩辕作碗碟"，清代汪汲撰《事物原会》载："黄帝作灶，死为灶神"锅灶让黄帝"蒸谷为饭，烹谷为粥"，把稻谷变为饭和粥至今惠泽万代。粥是中国的"招牌饮食"。粥首先是充饥果腹，"粥"字本作"鬻"，形似米在鬲中煮。"鬲"是周代奴隶专用餐具，《说文·鬲部》："鬲，三足釜也，有柄喙"，即是说鬲的沿口上有伸出来的长嘴，便于器内液体流出，不是煮粥就是烧开水用的器皿，说明粥与开水是商周之时能够果腹的最低限度。

进入中古时期，将粥的"食用"与"药用"功能高度融合。长沙马王堆汉墓出土的《五十二病方》载有用"青粱米粥"治疗蛇咬伤。《史记》扁鹊仓公列传载有西汉名医淳于意（仓公）用"火齐粥"治齐王病。东汉张仲景《伤寒论》用桂枝汤解表寒，方后注明"服已须臾，啜热稀粥一升余，以助药力"。晋、隋、唐时葛洪、巢源方、王焘等对药粥有零星记载。宋代《太平圣惠方》载药粥方 129 首。元代宫廷御医忽思慧《饮膳正要》列粥方 23 首。元代医家邹铉《寿亲养老新书》载粥方 77 首。明代《本草纲目》举常用粥方 62 首。到清代药粥更成熟，曹庭栋《老老恒言》载 100 首粥方，黄云鹄《粥谱》载粥方 247 首。至今中医药仍是以粥为养胃气最佳食物。刚接触谷物的婴幼儿、大病初愈的患者、生产失血的妇女、醉酒与汗、吐、下后伤胃者，无不以"粥"始建胃气。重病患者以能否进食粥汤判断"胃气"有无与生命可持续能力，粥与胃气形成紧密关系。

粥碗里盛载了中国人的生存哲学和人生态度。后世从煮粥小火慢熬的功夫和像粥本身稠黏绵密，相濡以沫的状态，进入了带有人文色彩的"养生"层次。平民化的粥被赋予了中庸、隐忍的文化色彩。南宋著名诗人陆游作诗《粥食》谓："世人个个学长年，不悟长年在目前，我得宛丘平易法，只将食粥致神仙。"粥作为一种传统食品，在中国人心中的地位更是超过了世界上任何一个民族。

（3）茶：茶，是神农尝百草"皆口尝而身试之"实践活动的发现。茶与神农尝百草，"查"毒谐音相关联，从出现之时就直接呈现其药用功效。《神农本草经》记载"神农尝百草，日遇七十二毒，得茶而解之"。唐代陆羽《茶经》指出："茶之为饮，发乎神农氏"。茶在传统文化中至今都是解毒去害的佳品，唐代陈藏器在《本草拾遗》中写道："诸药为各病之药，茶为万病之药"。

茶最基本的服用方法即加水煎煮或冲泡，由此也就产生了饮食形态意义上的茶，或称茶汤。中医药用茶，取其沁润心脾、颐养醒神、清理胃肠等作用，不仅具有生理调摄作用，更重要的还具有心理调养之功效。茶的材质选择，扩充到药食两用与单纯药用，如生姜蜂蜜茶、玫瑰花茶与石决明茶、荷芯茶、小青龙汤茶、小柴胡汤茶等。茶作为药食与药材的载体，常常实际应用接用到调养或治疗中。

大量物证和文史资料显示，在世界上饮茶的习惯，都是直接或间接由中国发源，茶叶的种植、制作加工、茶具、茶礼、茶道等，都成为中华民族对中国与世界饮食文化的贡献。茶作为一种饮食原料及形态，除了物质层面的概念，中国人甚至赋予其"道"的至高意义，对中国人而言，茶已然成为一种博大精深的生活方式、文化乃至哲学。茶之为道，蔚为大观，未有穷已，一言难尽。"最宜精行俭德之人""茶可以清心""禅茶一味"、"和敬清寂"等，皆可谓茶中真味。对于陶冶性情，颐养精神，茶道的作用可谓善莫大焉。

（4）酒：酒，在中国绝大多数是以果实和粮食酿造，《黄帝内经》称之为"熟谷之液"，是农业经济的一部分。

相传造酒发现的启蒙过程，是因夏代杜康牧羊于空桑涧（今汝阳县杜康村），"余粥弃于桑，郁积成香，竟有奇味，杜康尝而甘美，遂得酿酒之秘"。不知余粥剩饭是否如此启发杜康发现造酒方法，但杜康造酒的说法代代相传至今。都必须有神农发明农耕"种五谷"，黄帝"蒸谷为饭，烹谷为粥"，才会有杜康发现余

笔记栏

粥，启发酿酒的可能。酿酒的最早文字记载见于汉代刘向《战国策·魏策》："昔者，帝女令仪狄作酒而美，进之禹，禹饮而甘之"。也有《世本八种》（增订本）陈其荣谓："仪狄始作，酒醪，变五味，少康（杜康）作秫酒。"周平王封杜康为"酒仙"，杜康酒被封为"宫廷御酒"，杜康造酒之处被封为"杜康仙庄"。因而才有曹操的"何以解忧，惟有杜康"之说，唐朝诗人杜甫"杜酒劳频劝"的感叹。自此，更多认为酒是杜康所创。但河南省舞阳县贾湖遗址出土陶罐飘着几千年前的酒香，酿酒原料包括稻米、蜂蜜、水果等研究发现可将中国酿酒史往前推到大大早于杜康、仪狄时代的 8 600 年前，使中国成为世界上最早学会酿酒的国家。

《周礼》记载酿酒的六字诀：强调精选原料、发酵有时、加工卫生、水泉必香、器具必良、火候得当六个因素。《素问·汤液醪醴论》指出："五谷汤液及醪醴奈何？岐伯对曰：必以稻米，炊之稻薪，稻米者完，稻薪者坚。帝曰：何以然？岐伯曰：此得天地之和，高下之宜，故能至完，伐取得时，故能至坚也。"说明无论汤液与醪醴都讲究天地之和的合天时与道地；到元代忽思慧《饮膳正要》记载了蒸馏酒。中国人"无酒不成席"，从古到今喝酒已经喝出了许多酒文化。

中医药学还以"酒"为载体，将具有治疗作用和滋补作用的动植物药材，按一定比例浸泡在酒中，发展了药材内服、外用的中华"药酒"文化。在养生文化中养生酒独树一帜，明代徐春甫《古今医统》载范蠡有"服饮药饵"之法，授术于孔安国等，"寿皆百岁，面如童颜"。

四、劳 逸 调 摄

劳逸调摄，就是针对生命过程中各种生理功能的消耗与补充及其安逸与运动之间进行平衡调整的过程。既需要避免过度劳累、休息不足，又需要避免过度安逸、运动不足。劳逸调摄主要体现在体力、脑力、房劳三个方面。

（一）体力劳逸

体力在生命活动中被消耗，一方面需要进行修整补充，另一方面需要适当运动，增强体力。体力活动主要由筋骨支撑，所以主要是筋骨的锻炼与休息。

1. 筋骨劳逸 筋骨主要指涉及人体构架的肌肉、肌腱、韧带与骨头、关节，联系到人体运动系统，泛指体格。从《孟子·告子下》中"故天将降大任于斯人也，必先苦其心志，劳其筋骨。"可见自古筋骨与心志并列，似今指功能体格与心理志向。体力，涉及心肺、胃肠、排泄等内脏功能，但筋骨活动，是支撑身体构架体力的主要因素。筋骨劳逸，主要指肌肉、肌腱、韧带与骨头、关节的活动状态与休息。

筋骨的运动与休息本身就是一对矛盾，人体每天的生命活动都离不开筋骨活动。运动能够为筋骨带来更丰富的供血而发挥功能，正如《素问·五脏生成》篇所谓："足受血而能步，掌受血而能握，指受血而能摄"。然而，运动过多又会出现《素问·宣明五气》篇指出："久坐伤肉，久立伤骨，久行伤筋。""久"即长久之谓，并非仅仅是一次性爆发性消耗损伤，更有长久磨损性消耗损伤之意。这也是生命时间积累过久的老年阶段，一辈子筋骨运动中磨损消耗或老年性肝肾不足，自然会出现背曲肩随、不能久立、屈伸不能、转摇不能、行则振掉、行则偻附等筋骨不利现象，滑膜炎、骨折、风湿等疾病成为衰老机体的常见病。当然，筋骨不利并非老年阶段专属，现代社会随着科学技术高速发展，对筋骨损伤的"肩周炎""鼠标手"在年轻人中同样呈现高发态势。

生命在于运动，筋骨是运动的主要对象，运动是生命功能活动的基础与主流，不动不行。动就会有体力的消耗，就需要有相应的休息以补充体力。而运动的整体与局部、主动与被动、内脏与外形是其值得关注的方面。筋骨的全身性运动，如跑步、举重、游泳、体操、跳远、骑车等，机体运动受益范围较大；筋骨的局部运动，如摇头、转腰、甩手、养生十三法等，针对性更强。一般而言运动量较大，形式较为激烈的运动更适合年轻人群。运动量较小，形式较为缓和的运动更适合年纪较大的人群。但不论年龄大小老少、体质强弱，都应选择适合自身体力的运动项目，但关键是动起来。"动"才是生命的基础形式。筋骨运动，不仅通过伸展筋骨，让筋骨本身得到锻炼，同时还可以促进内脏功能活动，并非只对筋骨、形体起作用。简单的体操、跑步、跳舞等都可以达到筋骨活动与振奋心情的作用，但中医更讲究筋骨运动中的形神合一。太极拳、八段锦、易筋经、六字诀、五禽戏等中华传统导引术，都能起到形神合一的锻炼效果。

笔记栏

2. 睡眠调摄 人类的生命在运动与休息中交替进行，每天近 1/3 的时间处于休息状态。睡眠是人类主要而有效的休息方式。体力、脑力、组织修复力都在睡眠中得以恢复。睡眠具有消除疲劳、保护大脑、增强免疫、促进发育、利于美容的作用。因此，睡眠本身就是人类的能力体现之一。《灵枢・营卫生会》篇以“昼精而夜瞑”与“昼不精，夜不瞑”解释少壮之体与衰老之体的睡眠状态区别，将“夜瞑”视为“昼精”的基础，即夜晚瞑目睡眠是白天精力充沛的缘由。由此可见，中医对睡眠重要性的认识。

睡眠机制，以阴阳理论被视为“阳入于阴则寐”，与之对应的是“阳出于阴则寤”，因此，人体阴阳犹如大自然太阳出没。白昼，人体阳气如旭日东升冲出阴分，所以精力充沛，称之“寤”；黑夜如日落西山，人体阳气潜入阴分，人体相对安静，需要闭目而瞑，称之“寐”。“寐”与“寤”都在阴阳出入之间。“阳入于阴”的条件在于“阴”需要借大自然夜晚旺盛的阴气，自身足够强大，占领主导地位，能够控制住日落西山的阳气，人就会进入寐的状态。反之如若阴气不足或阳气过旺，就会造成阳不能入于阴的不寐状态。这也是瘦体型之人，相对睡眠较少的缘由；相对而言，“阳出于阴”的条件在于“阳”需要借大自然白昼旺盛的阳气，自身足够强大，占领主导地位，能够冲出夜晚阴气对阳气的制约，人就会进入寤的状态。反之，如若阳气不足或阴气过旺，则能造成阳不能出于阴的不寤状态。这也是胖体型之人，相对睡眠较多的缘由。子午觉就是使睡眠模式符合一日昼夜晨昏的变化规律，提高睡眠质量的基本保障。

睡眠是人体处于安静状态的过程，从阳到阴除了借助大自然阴阳转化规律，更需要心静。夜晚阴气占主导地位，才会有人类“万民皆卧”的“合阴”状态。《素问・痹论》指出：“阴气者，静则神藏，躁则消亡”。因此安静就是保证阴气不被躁扰的条件，安静就能养生命之神。然而安静不仅仅是体力安静、更还要内心安静。此外，中医认为的安静方式并非仅仅是睡眠状态，未进入睡眠也可以达到安静养神的境地。心无杂念、形体放松，幂目遐想、放飞心灵同样可以起到积极休息的作用。

（二）脑力劳逸

大脑是一个让人感到十分迷惑的器官，尤其是在有关生与死、意识、睡眠、幻觉、记忆等问题上，中西方医学对其有不同的阐述。但对于大脑器官、大脑功能作用的保护，中西方有共同的劳逸结合的认识，只是各自有不同的方法，中医更有从益肾补骨生髓立足的养脑方法。

1. 脑力开发与防衰　大脑是最精密的器官，是人体进行思维活动的生物学基础。西方医学认为：左脑负责逻辑思维而又可称为数学家的脑；右脑负责创造思维而又可称为文学家、艺术家的脑。构成神经系统结构和功能的基本单位是神经元。十多年前认为神经元会随着年龄的增长慢慢衰亡，之后也不会再生长出新的神经元，同时人们在学习、记忆等方面的心智能力也会伴随年龄增加逐渐退化。仿佛大脑衰老，越来越笨是生命的定势。而自 20 世纪 60 年代，麻省理工学院的学者在成年老鼠的脑中发现了新生的细胞，至 90 年代末，科学家们证实了部分神经元在一生中会不断的再生、并形成新的联结，被称之为神经元再生。提示了大脑并非越用越笨，还具备开发性使用的潜能。

勤于思考，显然成为锻炼大脑的方法之一。除此以外，中医利用“脑为髓之海”“肾主骨生髓”的原理，立足益肾补骨髓进而达到补脑的目的，并且用实验证明“肾主骨生髓”的原理与神经元样细胞的相关性。

益肾，是中医药对抗衰老的有效方法。益肾对因雌激素减少的老年骨质疏松、阴道炎、高血压、肥胖、围绝经期综合征等都有治疗协同作用。除药物之外，通过饮食、经络等渠道也可以实现健脑，而且可操作性强、无毒副作用，是值得推广运用的养脑之道。

2. 大脑供氧与耗氧　脏腑组织器官“用进废退”的规律同样适用于大脑。要防止脑功能衰退，最好的办法是勤于用脑。实践证明人用脑越勤，大脑各种神经细胞之间的联系越多，形成的条件反射也越多，大脑功能也越强健。越懒于用脑者，脑功能的衰退越快。然而，大脑工作需要供血供氧。血液是氧气的载体，一旦大脑缺血就会供氧不足。虽然脑的重量只占体重的 2%～3%，但大脑占人体供血量的五分之一，是人体对氧需求最大的器官。神经系统对于缺氧最为敏感，即便轻度缺氧也有可能出现智力和视觉的功能紊乱，用脑过多会因供血不足而使大脑神经系统产生紊乱。另一方面，大脑长期处于紧张状态，可致脑血管紧张度增加，脑部供血不足，而产生头晕头痛，久而久之，则易产生神经衰弱证候群。脑力劳动者又往往经常昼夜伏案，长期承受单一姿势的静力性劳动，使肌肉处于持续紧张的状态，易致气血瘀滞，诱发多种疾病。适度而合理的休息，可使机体与大脑得以修整，有利于保持充沛的体力和旺盛的精力。但若过度安逸，用脑不足，如长期懒散不用脑、睡眠过多等，会使人体气血壅滞，体内代谢废物堆积，导致思维呆滞。而过饱、少思、酗酒、蒙头睡觉、硬撑、空气污浊、失眠、沉默寡言、常年吸烟等都会减少大脑的供氧。大脑缺氧 5～6 分钟就会发生细胞不可逆转的死亡。

因此，保证大脑的供血供氧成为脑力劳逸调摄的首要问题。首先思考活动是为大脑提供血液与氧气的有效方法，所谓才思敏捷、神清气爽是其表现。但是过度思考反而会增加大脑的耗氧量，所谓心力交

笔记栏

痹、力不从心的状态。《遵生八笺》指出："精神不运则愚，血脉不运则病"。合理使用大脑，劳逸结合，实质上就是避免用脑太过或不及，寻找大脑使用的最佳状态。

（三）房事劳逸

房事，指性活动。房事劳逸，即是保持性活动的适度状态。

性行为是人类的一种本能，是人类生活的重要内容之一。故有人把性生活与物质生活和精神生活列为人类的三大生活。古人高度重视性活动在人体健康长寿中的特殊作用，专门研究性与性相关的延年益寿方法，称之"房中术"，即中国古代的性科学。

1. 房事劳逸的文化渊源 孔子认为男女关系是"人伦之始""五代之基"，《孟子·告子》谓："食色，性也"，《礼记·礼运》也谓："饮食男女，人之大欲存焉"。将性欲和食欲并举，说明了它是不可抗拒的自然法则，担负着生物"保存自己"和"繁衍种族"的两大使命。因此，"食"与"色"乃为生物体的自然属性。

古人不仅重视性自然本能，东方哲学将阴阳、天地、男女，统成一体，以阴阳思辨自然，以阴阳剖析自身，认为人类的繁衍昌盛亦需遵循男女阴阳规律。正如《易经》说"天地氤氲，万物化醇；男女构精，万物化生"。元代李鹏飞在《三元延寿参赞书》指出："男女居室，人之大伦，独阳不生，独阴不成，人道有不可废者"。《玉房秘诀》中亦指出："男女相成，犹天地相生，天地得交会之道，故无终竟之限。人失交接之道，故有夭折之渐，能避渐伤之事而得阴阳之道也"。男女相需好比是天地相合，若男女两者不合，则违背阴阳之道。由此可见，房事生活本乎自然之道，是人体生命活动的重要内容之一，关乎健康长寿。

先秦时期"食"与"色"被视为生命本能，先秦时期长寿人物彭祖也被描绘成通晓房中术之人；马王堆汉墓出土《合阴阳方》和《天下至道谈》的竹简即是"房中术"的典籍。秦汉时期相关墓地出土的陶俑中大量"秘戏"陶俑可见一斑。道教很重视"阴阳之道"的研究，把它看成修炼的重要方法之一。由此可见先秦时期对房事的开放态度。至宋代儒释道三教合一，独遵儒术，程朱理学兴起，对性文化与性实践的态度发生明显转变。程朱理学倡导"存天理，灭人欲"与"饿死事小，失节事大"。"房中术"没有在学术上得到发展，而被认为是淫荡的文化现象。直到明清时期，难有此方面研究的专著出现。

2. 房事劳逸与肾主生殖 中医认为"肾"是性活动的生理基础，故称"肾主生殖"。其主生殖的物质基础是"天癸"。天癸关乎人体性成熟、性能力、子嗣延续等。《素问·上古天真论》将"天癸"作为判断性能力的标识。强调肾气作用下"天癸至"，女子"月事以时下"，男子"精气溢泻"，此时人体才"阴阳和，故能有子"。而"天癸竭"，则"形坏而无子也。"可见天癸与人体的生殖功能相伴始终，而天癸是肾精充盈到一定程度才能产生。

女子二七月事以时下、男子二八精气溢泄，即女性 14 岁、男性 16 岁生理上初步具备了生殖能力，但尚未达到成熟。女子至三七、四七，男子至三八、四八，肾精充沛，肾气盛则"肾气平均"，功能成熟而稳定。肾精充足关乎自身健康与优生优育，正如孙思邈在《千金方》中指出："字育太早，或童孺而擅气""生子愚痴，多病短寿"；其二，"男三十而婚，女二十而嫁"。婚嫁除生理成熟外，还需要心智成熟。因为心理成熟关乎家庭与社会稳定，正如《泰定养生主论》中指出："古法以男三十而婚，女二十而嫁。又当观其血色强弱而抑扬之；察其禀性淳漓而权变之，则无旷夫怨女过时之瘝也"。可见，性活动是肾精充盈，满而后溢的需要，是抑之不得的本能。适当的性活动，有助于肝肾功能的协调。若过度压抑会导致肝郁气滞，纵欲太过又会耗伤肾精，导致早衰。

3. 房事劳逸意义与原则 男女相互依存，正常的性生活可以调协体内的各种生理功能，促进性激素的正常分泌，有利于防止衰老。良好的房事生活可以增强夫妻和谐、婚姻情趣和家庭幸福，有人提出"性与生命同在"是有道理的。实践证明，独处或旷男怨女多病而不寿，"独身主义"不符合生理性规律。正常的房事生活可促进和保持健康的心理，它可以缓解压力，预防疾病和不良行为。健康的性爱可鼓舞斗志，使人生乐观，积极向上，奋斗有成。现代医学调查研究发现，终身未嫁及离婚、鳏寡之男女，乳癌发病率比一般人高，患病率、死亡率也较高，这说明正常适度、规律协调的性生活对疾病的预防也是有积极意义的。古人对待房事活动态度总分禁欲、纵欲、节欲三种，房事也存在劳动与休息，需要避免太过与不及。

禁欲，既是违反自然规律的，也是违背人类天性和生理规律的。如果不适当地抑制性功能，会引起一定的病理变化，带来许多疾病。《素女经》指出："阴阳不交，则生痈瘀之疾，故幽、闲、怨、旷多病而不寿"。《备急千金要方》中指出："男不可无女，女不可无男，无女则意动，意动则神劳，神劳则损寿，若念真正无可患者，则大佳长生也，然而万无一有，强抑闭之，难持易失，使人漏精尿浊以致鬼交之病，损一而当百也"。这些观点都是反对禁欲的。

笔记栏

纵欲，是劳倦内伤致病的重要原因。《史记·仓公传》载病例25个，其中病因于“内”即房劳者有8例之多。因为失精过度，或不懂方法，违反禁忌，必然耗伤精气，导致肾气虚损，致使百病丛生。《黄帝内经》开篇就批评“以欲竭其精，以耗散其真……故半百而衰也”的恣意纵欲行为。孙思邈指出：“人年四十以下，多有放恣，四十以上，即顿觉乏力，一时衰退，衰退既至，众病蜂起”“所以善摄生者，凡觉阳事辄盛，必谨而抑之，不可纵心竭意以自贼也”。

提倡节欲，正如古人所言：“房中之事，能生人，能煞人，譬如水火，知用者，可以养生；不能用之者，立可尸矣”。警示世人房事活动应该有所节制。元代养生家李鹏飞，认为“元气有限，人欲无涯”，提出房事活动“四不可”即：“欲不可绝，欲不可早，欲不可纵，欲不可强”，强调性欲人伦大事，没有不行、早了不行、多了不行、勉强不行；与“四有所”即“欲有所忌、欲有所避、欲有所德、欲有所技”。强调性欲不能肆无忌惮、冒犯忌讳、冲犯社会道德，要避免卫生条件不佳的环境，还需要有德行、有技术，这些都是值得现代人思考的房事活动原则。

五、经络调摄

经络调摄，就是利用经络系统对人体进行适当调节与保养。经络从每个脏腑发出，由内向外逐级分支到达体表，形成特有的经脉网络结构。在经脉中循行的经脉之气，按照气血流注次序、定点按时到达每条经脉，发挥着滋养组织器官、传递生物信号、协调气血运行、稳定人体内环境平衡等作用。经络是人体结构与功能的综合体现，经络理论，是中医药学的重要组成部分。

经络系统是针刺、按摩、导引、火罐、艾灸、浸泡、熏蒸、刮痧、贴敷等身体调摄物理手段的物质与功能的基础。针刺、按摩、导引、火罐、艾灸、浸泡、熏蒸、刮痧、贴敷等手段都是在经络理论指导下的具体应用。经络调摄，操作相对简便、易行、经济，是副作用极小的有效物理调摄手段。中医药学在千百年的经络医学实践中形成了特有的经络调摄文化，在世界医药学领域中大放异彩。

（一）经络文化渊源

中医药学在经络发现、理论建立、技术成熟、文化形成过程中经历了漫长的岁月。原始艰难困苦的生存条件迫使人类发明了许多简单易行的医治疾病、创伤的方法，为文明社会中的各民族的医药学奠定了基础。中华先圣受生活生产实践启发，发现、总结其中规律，逐渐认识经络系统客观存在，并发掘利用、不断走向成熟，形成中医药特有的经络理论基础与临证实践技能以及经络文化现象。

1. 经络理论的形成 在生产力水平低下的石器时期，劳累酸楚的身体无意中与石头碰撞而获得舒适感或是以身体主动砥砺石头所带来的身体痛感或疾患消失的经历，启发了古人发明砭石。《素问·异法方宜论》记载：东方临海多食鱼易生疮疡，需要切开引流，触发砭石发明；西方陵居收引，用药易重，触发毒药发明；北方寒冷，需要取暖，触发灸焫发明；南方炎热，嗜酸食腐，需要微针通络，触发九针发明；中原富足，不劳而获，经络气血需要通畅，触发导引按跷发明。生活地域与气候环境选择了生存方式，也促进和发展了身体调摄技术与手段。

值得关注的是：先辈们实施导引术养生过程中，经气感传导的体验也推进了经络理论的发展和形成。在无数次“导引”“针刺”“灸治”“按摩”的过程中，出现各种感觉传导现象，经过不断的体验、观察和总结，促使中华先圣找到了经络的感传规律、身体的敏感点，最终形成了经络概念及理论。

四川绵阳双包山出土西汉时期针灸漆人模型，被称为“涪水经脉木人”或“经脉漆雕木俑”，是现今发现最早的人体经络模型。黑漆模型上用红色漆线描绘着手三阴脉、手三阳脉、足三阳脉、与督脉经脉路径，但无文字记录。被称为“针灸木人的十脉系统”（实际为脏腑九经加督脉）。长沙马王堆汉墓下葬时间是汉文帝十二年（公元前168年），出土帛书描述了《足臂十一脉灸经》、《阴阳十一脉灸经》，但十一条经络之间、脏腑经络之间尚且没有建立表里络属关系；《黄帝内经》记载了已有表里络属关系的脏腑十二经脉与任督二脉，共称十四正经。《灵枢·经别》指出：“夫十二经脉者，人之所以生，病之所以成，人之所以治，病之所以起，学之所始，工之所止也。”表明这一时期在生理、病理、诊断、治疗等方面对经络的认识已很成熟，已经被广泛应用，用于阐述人体生理、病理，用于指导临床诊断和治疗，是医工必学的内容。经络理论的建立，经历了原始感悟，确定经络存在，探明经络数量、走向、生理病理功效，人体实践探索及其理论升华的过程。

《黄帝内经》成书时代，明确了“气”的概念，而气的交汇聚集之处，又称之为“节”“会”“气穴”“气府”

笔记栏

等，启发了对经络调节作用点——穴位的发现与应用。经络与天合拍，有穴位 365 个，实际所载 160 穴。西晋皇甫谧著《针灸甲乙经》，是第一部针灸学专著，认为"气穴所发，各有处名"称其为"孔穴"，载 349 穴；宋代《太平圣惠方》有称"穴道"，北宋王惟一著《铜人腧穴针灸图经》通称为"腧穴"，载 354 穴。北宋天圣五年（1027），宋仁宗诏命翰林医官王惟一制造针灸铜人，其高度与正常成年人相近，胸背前后两面可以开合，体内雕有脏腑器官，铜人表面镂有穴位，穴旁刻题穴名。同时以黄蜡封涂铜人外表的孔穴，其内注水。如取穴准确，针入而水流出；取穴不准，针不能刺入。成为世界上第一具标准化针灸穴位教具模型。"宋天圣铜人"不仅是医药学专业的精品，甚至是国宝级艺术品。现流传于世的铜人。因年代久远，穴位标记逐渐模糊，明代重新仿其锻铸。明代《针灸大成》载 359 穴，清代《医宗金鉴》记载 360 穴。清代《针灸逢源》将经穴增加至 361 穴，现代延续了北宋王惟一"腧穴"与清代《神灸经纶》的"穴位"之称。经络标志着脏腑气血运行线路。腧穴，成为经络路线上的作用点、调节点。

2. 经络系统的构成　经络是承载运行气血、联系脏腑组织、沟通表里上下、传导信息的通道与网络，也是人体功能的调控系统。利用经络系统能够实现对人体功能进行调摄，是因为经络从每个脏腑发出，调节该经络，相当于调节该脏腑。经络成为人体功能调控的物质基础。每条经络上相隔一定距离之内，都有对该经络起到调节作用的孔穴，被命名为"腧穴"或"穴位"。刺激经络上的穴位，就可实现对经络的管理与调节。当全身每条经络依照脏腑中心整体整合在一起，自然就形成了以脏腑为中心、穴位遍布周身的经络调摄网络系统。

经脉从脏腑发出，五脏配六腑，心脏增加保护层（心包络）形成六脏六腑，加贯通全身阴阳的任督二脉，构成均为纵向行驶的全身主干线，称"十四正经"。带脉对"十四正经"起到横向拦腰围拢约束作用，阴维脉、阳维脉、阴跷脉、阳跷脉均起到加强联系作用，而任脉、冲脉在于加强与生殖功能相关的脏腑的联系。外加十五络脉、十二经别、十二经筋、十二皮部。共同构成经络系统。脉是主干，其余均为分支与加强，从脉到络甚至到浮行与表的浮络与最细的孙络，整个人体由内向外形成强大的、无处不在的经脉网络系统。《灵枢·海论》曰："夫十二经脉者，内属脏腑，外络于肢节"。所以，经络调摄无非是通过对经络走向及调节，是对这个网络系统的应用。

3. 经络的物质基础　经络的生理功能现代总结为沟通联系、感应传导、运输、调节等四方面。细究其功能则发现联系、传导、运输都是建立在经络畅通基础之上，调节也必须经络通畅。经络内如环无端运行的是"经气"。经气循环，才能把调节信号输送到脏腑中心。《素问·调经论》所谓"经脉者，所以决生死，处百病，调虚实，不可不通者也。"

"通"的目标物是经络中流行的"经气"，实现联络、传导作用的物质基础也是经络中运行的"经气"，经气才是人体上传下达生物信号的基础物质。凡是能够对人体起到运输通畅的体液、血液、淋巴液、神经信号传递、内分泌调节、骨骼肌运动、免疫等都在此范围内，应该是维护人体物质与传递功能畅通的保证。经气的调节点或经络信号传导接收器，就是经气"气穴所发，各有处名"的"腧穴"或"穴位"。

（二）经络临证应用

经络调摄，可以通过穴位刺激实现，也可以通过经络刺激实现。"穴位"又称"腧穴"，是人体脏腑经络之气输注出入的特殊部位，既是疾病的反应点，又是针灸的刺激点。穴位由经络承载，经络由脏腑发出，所以在穴位上实施刺激可以实现对脏腑的调节，即所谓"主治所在"；经络分布全身上下表里内外，必然形成对路径所通过部位的管理，正因为其布"网"范围，才会发挥网的路径作用，即所谓"经脉所过"。针刺、按摩、导引、火罐、艾灸、浸泡、熏蒸、刮痧、贴敷等手段，都是在中医基本理论指导下对经络系统的利用。

1. "通络"思维下的针刺、推拿、导引　经与络的区别在于经为干、络为支，都是人体气血运行的通路。按照"道"思维，"通"才是经络网络系统（通路、管道、路线）的调摄关键。针刺、按摩、导引等是保持经络通畅的有效手段。

（1）针刺文化：针刺，是以"针"为工具，通过刺激经络上的穴位与人体经络信号传递、对脏腑进行调摄的方法。穴位—经络—脏腑三者密不可分的生理联系，成为其调节经络与脏腑的生理结构与功能途径。当"针"刺向穴位，经络上的穴位收到刺激信息，通过穴位的近治、远治、特殊作用，开始对经络以及经络所属脏腑进行调摄。因此，针刺的适应证、选针具、刺的位置、刺的强度与时间、进针的时间与深浅选择、针刺的禁忌等，均成为针刺手段与技术必须面对需要解决的问题。

"针"从最早的砭石、石针、骨针、竹针而逐步衍变为金属针。历史上曾采用金、银等金属制作针刺用具，称为金针和银针。《黄帝内经》已经有"九针"即：鑱针、员针、鍉针、锋针、铍针、员利针、毫针、长针和

笔记栏

大针等不同针具的表述。公元前113年下葬于河北满城的西汉刘胜墓出土的四枚金针与五枚银针，经考证认定属九针之针具。代表着医学伴随着生产力水平提高逐步成熟，工具得以改进，针灸技术水平得到提高。现在临床上使用的针刺用具绝大多数是用韧性好、易保养、成本低的不锈钢制成。

针刺不仅需要施术的工具成熟，还需要考虑穴位选择的正确性、每条经脉特殊穴位、穴位之间的恰当配合、穴位空间与天时的对应、穴位进针的技巧与禁忌等。针刺具备调理人体脏腑经络气血的保健与治疗双重作用，但由于针刺的方法直接侵入人体，更需要专业训练的选穴理论与知识，也似“选穴如用兵”，并非仅仅是简单的技能。因此发展到今天的针刺方法，早已脱离原始感受，即便是以手指代替金属针具，同样是在中医药脏腑经络理论指导下的医药学专业手段。

穴位是针刺实施的主要部位。虽然从古至今称呼不同，会意其命名都有聚会、汇合、交接等作用与凹陷处形象。穴位的运用，从穴位命名、穴位空间定位、穴位加强作用、穴位配合运用、穴位的时空概念、穴位操作工具与技巧各个方面形成了成熟的理论体系，积累了丰富的实践经验。穴位命名显示出：依据人体解剖部位，如腕骨、大椎、颧髎等；依据所在部位，如乳根、膻中、足三里等；依据穴位功效，如精明、承泣、百会等；依据地貌，如合谷、昆仑、风池等；参照动物植物名称，如犊鼻、攒竹、伏兔等；借用建筑物比喻，如神阙、命门、地仓等；强化脏腑概念，如心肝脾肺肾俞、与胆胃大肠小肠三焦膀胱俞等。穴位空间定位常用有解剖标志定位法、骨度分寸定位法、手指同身寸取穴法和简便取穴法，以解决人体穴位空间定位准确性；穴位加强作用可以利用经脉特殊穴位，如五输穴，八脉交会穴，八会穴、郄穴，俞募穴，原穴、络穴、下合穴等提升针刺的作用发挥，解决每条经脉的特殊穴位最大化利用问题；穴位配合运用是指穴位按照一定的配方原则相互配合，类似处方中君臣佐使运用，可以使之达到较高的疗效，解决穴位之间配合的问题；穴位的时空概念即配合脏腑气血流注情况按时辰选择穴位，体现穴位空间与天时对应的关系；穴位操作工具与技巧，针具选用、进针方向、角度、手法、禁忌、捻针方向、频率、振幅等，展现的是穴位针刺的技巧。

(2) 按摩文化：按摩，是以“手法”为载体，在人体体表的特定部位与穴位，施予以按或摩为代表的手部各种动作，简称“按摩”。通过按摩手法所发生的外力，刺激体表局部或经络上的穴位，对人体局部或经络脏腑进行调摄。当“手法”外力施予体表局部或穴位，通过经络、内脏接收到来自手法的外力刺激信息，对局部或脏腑进行调摄。因此，什么情况适合按摩、用什么手法按摩最合适、按摩在什么位置最合适、什么时候按摩最合适、按摩的强度与时间多少最合适、按摩的禁忌是什么等，都是按摩必须考虑的问题。

人类最初的本能动作，如摩擦取暖、抚按伤痛、母婴间抚摸及人体间相互触摸等，是推拿手法的起源，在此基础上，逐步发展成专业化的操作技能。《黄帝内经》载：“中央者，其地平以湿，天地所以生万物也。其民食杂而不劳，故其病多痿、厥、寒热，其治宜导引、按跷。故导引按跷者，亦从中央出也。”《汉书·艺文志》记载有秦汉时期成书的十卷《黄帝岐伯按摩经》，虽书已佚，但可见秦汉以前按摩已经成为专有门类。魏晋时期不仅有按摩专科，而且还有按摩专科医者。唐代还有按摩博士、按摩师、按摩工的等级区分。隋唐时期自我按摩盛行，并发明了保护皮肤的按摩介质——中药膏。按摩适用范围从保健、急救、催生、治病等影响到小儿推拿，至明代形成独特的小儿推拿体系，出现许多小儿推拿按摩专著，其中《小儿按摩经》是我国现存最早的推拿按摩专著。

按摩手法主要是指按或摩为代表的如推、拿、摇、搬、抖、拍、提、捏、挤、压、板、捶、揉、打等各种以手给力的方法。通过在体表局部与经络穴位给力，转化为能量传递而产生生物信息，达到对局部与脏腑经络的调摄目的。手法体现在帮助肢体运动、关节运动、经气运动、脏腑的脏气运动等作用。“动”成为其最有特色的手法调理基础，手法调理的效果体现在经脉通达、经气顺畅。不论是专业治疗或是业余保健，通经畅气是其目标，最后达到“骨正筋柔，气血以流”的健康状态。

手法施力于经络穴位产生的效应一是梳理经脉，以通为顺，通过适当手法，顺经络而梳理，排除广泛的经脉空间受阻状态，恢复经络的畅通；二是以指代针，点穴调经。以施术的手指代针具进行穴位点按，较针刺方法大大提高经穴调摄的安全性，即便是非专业的操作，仍然可以根据受术者主观感受控制手法、力度，选择施术的部位，达到对穴位、经络、脏腑的调摄。

按摩不仅仅是一种“技巧”，在实施操作中，还必须依据中医脏象、经络等理论为指导进行整体辨证，再决定其施治的具体方案。

(3) 导引文化：导引，即导形引气。导形就是通过规定的形体动作达到身体调理的目标，可以理解为按需要主动进行肢体动作练习。引气是以形体动作引导身体内的气血运行。导形引气的目的，在于通

笔记栏

过舒展经络的形体动作引导经络中的气血运行。一是通过舒展经络的形体动作，维护与保持经脉的畅通状态；二是通过舒展经络的形体动作，引导气血到达相应的组织器官，起到营养作用。同时通过符合运动原理的形体动作锻炼，起到维护、保持内脏的功能及缓解、消除病痛的作用。气血方向除了形体动作引导以外，还可以用意念引导，意念引导可以有一定形体动作配合。如马步、打坐、闭目等等。因此，导引可以理解为，通过体内经络气血运行方向变化对人体经络、脏腑进行调摄的方法。

最早的导引归属于"舞"的范畴，《吕氏春秋·古乐》篇记载"昔陶唐之时(帝尧时期)""民气郁阏而滞着，筋骨瑟缩不达，故作舞以宣导之"；西汉马王堆汉墓出土了现存最早的导引图谱；《黄帝内经·素问·异法方宜论》有"痿厥寒热，其治宜导引按跷"，将其概括"导引按跷"；东汉张仲景在《金匮要略·脏腑经络先后病篇脉证第一》提出："四肢才觉重滞，即导引吐纳，针灸膏摩，勿令九窍闭塞，更能无犯王法"；华佗模仿虎、鹿、熊、猿、鸟的姿态创制"五禽戏"，是流传世间最长的仿生导引方法；唐代孙思邈创养生十三法今天仍为《中国公民中医养生保健素养》教育的蓝本。太极拳、五禽戏、六字诀、易筋经、八段锦等导引术，至今都是重要的养生方法。

人在世间靠的是阳气，阳气在保证量的前提下，就在于气的运行方向。如脾气升才能将饮食物精华带向肺，合成延续生命物质——宗气。胃气降才能将饮食物糟粕带出体外。人体五脏功能的实现就是要通过气的升降出入，导引的关键在于有效引导经脉中气的运行方向。气的运动是常态，该出就出、该入就入、该升就升、该降就降，如此则保证了人体生命"无器不有"的气机运动正常化。

2. "温运"思维下的艾灸、火罐、浸泡、熏蒸　经与络都是人体气血运行的通路，按照"道"思维，"通"就是经络系统的调摄关键。除针刺、按摩、导引可以维护经络通畅之外，由于经脉中的血液得温则行、得寒则凝，因此，通过艾灸、火罐、浸泡、熏蒸等在经络上实施温热效应的手段，也可以促进血脉通畅。

(1) 艾灸文化：艾即以艾炷、艾条为主的艾叶制品；灸即点燃艾叶制品灸烤人体经络上穴位。艾以叶入药，《本草纲目》记载其具有"苦，微温，无毒，温中、逐冷、除湿"等功效。艾叶本就性温，不论水煎还是点燃仍旧保持了温通特性。艾灸可以温阳散寒、健身延年。

"灸"字的本义就是给人带来火，带来温暖。灸法的应用，当起源于人类掌握用火之后。向火取暖，热能散寒缓解疼痛，启发先民主动以火为工具保护身体。《素问·异法方宜论》记载："北方者，天地所闭藏之域也。其地高陵居，风寒冰冽，其民乐野处而乳食，藏寒生病，其治宜灸，故灸焫者亦从北方来。"从被动向火到主动利用火源完成产生灸法的飞跃。起初灸法的部位就是疼痛的部位，即"阿是穴"，其后随着经络穴位学说的不断完善，在《灵枢·四时气》中就指出："灸刺之道，得气穴为定。"

灸火的燃料，经历摸索，排除松、柏、竹、橘、榆、枳、桑、枣等八木不宜作为灸，最终选择艾叶。艾叶芳香，芳香发散能够雾化湿浊。端午时节艾叶最应季，民谚有"清明插柳，端午插艾"。采艾叶都在端午前后，端午闷热湿重各种蚊虫活跃，传播疾病，相应就有许多驱邪辟恶的方法与物品，比如民间挂艾草、石菖蒲、抹雄黄、紫苏叶、野花椒等鲜品煮水泡澡、泡脚祛湿散热。艾叶制灸条，当端午时节采收，放置3～5年后使用，目的在于避其锋芒。《本草纲目》指出："凡用艾叶，须用陈久者，治令细软，谓之熟艾。若生艾灸火则伤人肌脉。"因此，灸条之用以陈为上，称之陈艾。而"治令细软"，以艾叶反复捣碎成色泽颜色发土黄或是金黄色的绒絮状，柔软无杂质视为上品为佳，称之熟艾。陈年艾绒，优点是含挥发油少，燃烧时热力温和，能穿透皮肤，直达深部，经久不消，功效强劲，燃着后烟少，艾灰不易脱落，而新艾则稍逊。

艾灸是点燃温性的艾叶去灸烤穴位。根据中间是否添加姜蒜之类介质分为直接灸与间接灸。间接灸的功效取决于所放的隔热物加热后发散的药性。如隔姜灸是在于利用姜性温燥能够散寒的功效；隔蒜灸是在于利用蒜能解毒的功效。艾条与皮肤保持一定距离决定灸的手法，垂直距离上似雀啄忽近忽远，为雀啄灸；回旋在皮肤上垂直距离不变，为回旋灸；保持艾条不动，为温和灸。不论哪种灸法，都根据病患决定受灸位置、距离、面积、深度等。现代温灸器灸实际就是温和灸，只是用器具代替了手持艾条的作用。艾条灸因其安全、易操作适合日常家用。

《黄帝内经》将灸法和针刺、汤药并称，可见灸法的重要性。针与灸，都是利用经络上的穴位对人体发挥调摄作用。两者还可配合使用，其作用一是与针刺有相辅相成的治疗作用，温针灸，就是针刺和艾灸合用，针刺留针后，在针柄挂一个2厘米左右艾条，使针刺同时传递热能，实现亦针亦灸，故称为针灸；二是可以弥补针刺与药物所不及之处，《灵枢·官能》曰："针所不为，灸之所宜"，《医学入门》指出："药之不及，针之不到，必须灸之。"但灸法有别于针刺，灸法是取其火热的特性，借灸火对经络穴位的温热性刺激，以期疏通经络气血，协调脏腑阴阳，针刺较灸法深入刺激，但无热源温通之效。二者并用可得事半功倍之效。

笔记栏

综上，艾灸是以艾叶为绒燃烧，灸烤穴位与局部的经络调适方法。艾叶质量、灸烤部位、灸的距离、范围、手法都会影响艾灸效果。但是艾灸非高深专业要求，只要不烫伤、不灸烤不该灸的位置即可以广泛运用，是常规有效保健手段之一。

（2）火罐文化：火罐，以罐为器，利用燃火、抽气等方法产生负压，使之吸附于体表，造成局部瘀血，对局部可形成机械刺激、负压效应和温热作用，机械刺激与负压效应可以缓解局部肌肉组织紧张、拘急、挛缩的状态，温热作用可以散寒、温运血脉，进而达到通经活络、行气活血、消肿止痛、祛风散寒等作用。

拔罐疗法在中国有着悠久的历史，早在成书于西汉时期的帛书《五十二病方》中就有关于“角法”的记载，“牡痔居窍旁，大者如枣，小者如核者，方以小角角之，如孰（熟）二斗米顷，而张角”。其中“以小角角之”，即指用小兽角吸拔。角法就类似于后世的火罐疗法。到了宋金元时代，则竹罐已完全代替了兽角。拔罐疗法的名称，亦由“吸筒法”替换了“角法”。在操作上，则进一步由单纯用水煮的煮拔筒法发展为药筒法。即先将竹罐在按一定处方配制的药物中煮过备用，需要时，再将此罐置于沸水中煮后，乘热拔在穴位上，以发挥吸拔和药物外治的双重作用。元代医家萨谦斋所撰的《瑞竹堂经验方》中曾明确地加以记述：“吸筒，以慈竹为之削去青。五倍子（多用），白矾（少用些子），二味和筒煮了收起。用时，再于沸汤煮令热，以筋箕（箝）筒，乘热安于患处。”至清代，拔罐法获得了更大的发展。首先是拔罐工具的又一次革新。竹罐尽管价廉易得，但吸力较差，且久置干燥后，易产生燥裂漏气。为补此不足，清代出现了陶土烧制成的陶罐，并正式提出了沿用至今的“火罐”一词。对此，清代赵学敏的《本草纲目拾遗》叙述颇详：“火罐：江右及闽中皆有之，系窑户烧售，小如人大指，腹大两头微狭，使促口以受火气，凡患一切风寒，皆用此罐。”由于这种方法简便易行、效果明显，所以在民间历代沿袭，至今不衰。

罐的运用包括单罐、多罐、闪罐、留罐、推罐、药罐、刺血（刺络）拔罐等多种形式。罐具种类有竹罐、玻璃罐、抽气罐等。现在临床广泛应用的仍是玻璃罐，其罐口光滑，质地透明，具备便于观察拔罐部位皮肤充血、瘀血程度，随时掌握留罐时间的优点，尤其适用于走罐、闪罐、刺络拔罐及留针拔罐。

综上，火罐作用效果直接、立竿见影，且不破损皮肤风险小，较为常用。在临床上，应根据需求选择罐具，注意手法讲究。如果结合放血刺伤皮肤，则需注意无菌操作。

（3）药浴文化：药浴，是以药液或含有药液的水浸泡与洗浴全身或局部的一种方法，其形式多种多样：洗全身浴称“药水澡”；局部洗浴的又有“烫洗”“熏洗”“坐浴”“足浴”等之称，其中以烫洗最为常用。药浴用药与内服药一样，亦需遵循处方原则，依据辨病辨证选择用药。即根据各自的体质、时间、地点、病情等因素，选用不同的方药，各司其属。煎药方法可以将药物粉碎后用纱布包好，亦可直接把药物放在锅内加水煎取。洗浴方法有先熏后浴之熏洗法，也有边擦边浴之擦浴法。

药浴，是利用皮肤为全身体表面积最大的器官，在浴水中加入不同的中草药，作用于全身肌表、局部、患处，并经皮吸收，循行经络血脉，内达脏腑，由表及里，因而产生效应。药浴，可起到疏通经络、活血化瘀、驱风散寒、清热解毒、消肿止痛、调整阴阳、协调脏腑、通行气血、濡养全身等养生功效。现代许多生活方式性疾病，如高血压、糖尿病、痛风、高血脂等代谢产物过剩的疾病，甚至包括年老功能减退带来代谢产物堆积，都可以通过药浴来促进代谢产物排泄。虽然药浴不能控制代谢产物的产生，但运用适当的药物作用，加快机体的代谢速度，仍不失为日常生活方式中的简便廉效的养生方法。

中药药浴，在中国已有几千年的历史。据记载自周朝开始，就流行香汤浴。所谓香汤，就是用中药佩兰煎的药水。其气味芬芳馥郁，有解暑祛湿、醒神爽脑的功效。伟大爱国诗人屈原在《云中君》里记述：“浴兰汤兮沐芳华。”其弟子宋玉在《神女赋》中亦说：“沐兰泽，含若芳。”最典型就是端午时节芳香兰类除瘴气、散湿气的药浴。《礼记》中记载：头有疮则沐，身有疡则浴。发展至清朝，著名外治大师吴尚先在《外治医说》中将药浴细分为洗、沐、浴、浸、浇、喷等，认为内、外、妇、儿、五官科之疾，皆可用药浴法。药浴，作为一种防病治病的有效方法受到历代中医的推崇。

综上，药浴是洗浴与适当的中药相结合，用以促进代谢的有效方法。尤其当机体功能衰退或发生慢性疾病等，代谢变慢，经常使用活血、祛风、除湿等中药予以浸浴，不失为日常保健的有效方法。

（4）熏蒸文化：中药熏蒸，利用药物煎煮后所产生的蒸汽，通过熏蒸机体或局部达到治疗目的的一种中医外治法。早在《黄帝内经》中就有“摩之浴之”之说，《理瀹骈文》曾指出“外治之理，即内治之理；外治之药，即内治之药，所异者法耳”。中药熏蒸治疗疗法就是利用皮肤分泌、吸收、渗透、排泄等多种生理特性，在熏蒸治疗时，由于蒸汽热敷的作用，使毛孔张开，毛细血管网开放，在蒸汽环境内，机体内邪外出，中药有效成份经皮肤吸收，对患病部位和经络病变区进行有效渗透，药力直达病灶，被熏蒸局部也因热效

笔记栏

应组织软化、代谢加速，对改善微循环，松弛骨骼、镇痛及活络关节有良好效果，利用中药熏蒸时的温热和药物双重效应，有效的将患者体内有毒物质排出体外。熏蒸与药浴浸泡可以并用，先熏蒸后浸泡洗浴效果更佳。

中药熏蒸疗法自先秦就有记载，后世不乏其术。《黄帝内经》亦曰："其有邪者，渍形以为汗"，即发汗除邪，邪可随汗解。马王堆汉墓出土的《五十二病方》明确提出用中药煎煮的热药蒸汽熏蒸治疗疾病，载有熏蒸洗浴八方，如用骆阮熏治痔疮；以韭与酒煮沸，熏治伤科病症等。东汉张仲景《金匮要略》亦记述了用苦参汤熏洗治疗狐惑病蚀于妇人下部的药方与手法。晋朝葛洪《肘后备急方》记述了用煮黄柏、黄芩熏洗治疗创伤与疡痈。唐代孙思邈《备急千金要方》记述了以大剂黄芪防风汤为中药熏蒸处方，用于皇宫深院治疗柳太后中风不语使其苏醒的方药与手法。足可窥见中药熏蒸疗法在当时的作用和影响之一斑。到清代，中药熏蒸趋于成熟。中华人民共和国成立后，随着科学技术的日新月异，中药熏蒸无论是理论还是实践均亦有相应发展，逐渐泛用于休闲保健、养颜护肤、康复疗养和临床治疗疾病的诸多方面。实践证明，中药熏蒸疗法作用直接，疗效确切，适应证广，无毒副作用。家庭式操作可以成为日常保健的常用手段。

综上，熏蒸时利用中药热蒸汽，与浸泡结合相得益彰。更有浸泡浴后将药包扎，熨烫如关节、背俞等重点局部，先熏蒸、后浸泡、再熨烫，起到加强作用。

3. "主治"与"所过"思维下的刮痧、敷贴　经络"主治"取决于经络发出的脏腑，经络"所过"取决于经络经过的部位区域，由此决定经络上穴位调理的远近距离。刮痧、敷贴都是远近兼而有之的经络调摄方法。

（1）刮痧文化：刮痧，是以中医经络腧穴理论为指导，通过特制的刮痧器具和相应的手法，蘸取一定的介质，在体表进行反复刮动、摩擦，使皮肤局部出现红色粟粒状，或暗红色出血点等"出痧"变化，从而达到活血透痧的作用。常见的刮痧板种类主要考虑对局部皮肤正常刺激而不至于损伤，常选牛角类、玉石类、砭石类等。为了减轻摩擦带来的伤害，自然需要介质介入，常用的刮痧油则有液体类和乳膏类。

刮痧，因其具有调气行血、活血化瘀、舒筋通络、驱邪排毒等功效，已广泛应用于内、外、妇、儿科的多种病症及美容、保健领域。尤其适宜于疼痛性疾病、骨关节退行性疾病如颈椎病、肩周炎的治疗。还可配合针灸、拔罐、刺络放血等疗法使用，加强局部刺激，增强活血化瘀、驱邪排毒的效果。人体背部面积相对广阔，除了上述提到的刮痧本身具有的功效，因后正中线（督脉）旁开 1.5 寸处，分布有五脏六腑之气输注于腰背部的俞穴，即背俞穴。对这些穴位进行刮痧刺激，则可达到调节相应脏腑功能的疗效。临床上背部刮痧较为常见。

相传远古时期，人类用砭石烤热后刺破脓肿，启发热石头可以治愈某些疾病，因而有了"刮痧"的治病雏形。到青铜器时代，随着经络理论的发展，民间出现了用边沿钝滑的铜钱、汤匙、玉器、纽扣等器具，在皮肤表面相关经络部位反复刮动，直到皮下出现红色或紫色瘀斑，来开泄腠理，驱邪外出。《保赤推拿法》中载："刮者，医指挨儿皮肤，略加力而下也。"发展至元、明时期，有较多的刮痧疗法记载。及至清代，有关刮痧的描述更为详细。郭志邃《痧胀玉衡》曰："刮痧法，背脊颈骨上下，又胸前胁肋两背肩臂痧，用铜钱蘸香油刮之。"吴尚先《理瀹骈文》载有如"阳痧腹痛，莫妙以瓷调羹蘸香油刮背，盖五脏之系，咸在于背，刮之则邪气随降，病自松解。"《串雅外编》、《七十二种痧证救治法》等医籍中也有记载。由于本疗法无需药物，见效也快，故现仍在民间广泛应用，我国南方地区更为流行。

（2）敷贴文化：敷贴疗法应用中草药制剂，外敷于皮肤、孔窍、腧穴及病变局部等部位的治病方法，属于中药外治法。敷贴的常用制剂包括散剂、糊剂、膏剂、丸剂、饼剂、锭剂等。简便易学，作用直接，容易推广，使用安全，副作用极小，容易被患者接受。它不仅在外科、骨伤、皮肤、五官、肛肠等科疾病的治疗方面显出特色，而且对内科、妇科疾病也有显著疗效，尤对老幼虚弱之体，攻补难施之时或不肯服药之人，不能服药之症，能发挥内服法所不具有的诸多优点。

敷贴疗法，既可以调理脏腑，也可以治疗局部。调理脏腑一般选用穴位敷贴，即将敷贴药物直接作用于体表穴位，对穴位有持续针刺样作用，以改善局部血液循环及周围组织营养，促使药物吸收。还可使药物透过皮毛腠理由表入里，通过经络的贯通运行，沟通表里，发挥较强的药效作用。"三伏贴"与"三九贴"是其典型代表，可以起到振奋阳气、促进血液循环、祛除寒邪、提高卫外功能的效果。"三伏贴"因其利用夏季阳气旺盛，在三伏天"冬病夏治"增强免疫。坚持敷贴三年以上，是因为免疫提高需要持之以恒，有利于加强机体记忆，对慢性支气管炎、支气管哮喘、过敏性鼻炎、体虚感冒咳嗽、风湿与类风湿性关节炎、更

笔记栏

年期荨麻疹等慢性虚损性疾病常有较好防治作用。

局部敷贴是直接将药物贴敷于患处。局部敷贴常用于骨骼、肌肉或韧带等组织损伤，有刺激局部血液循环，促进组织修复和再生，起到活血化瘀，祛瘀生新的功效。局部敷贴还被应用于美容，如唐代孙思邈在其所著的《千金翼方》中详细阐述了当归抗老、消斑、美容、健肤的功效，并将其称为“妇人面药”，专篇面药 81 首，不少美容药方，用于面部敷贴可以起到润泽面部、延缓衰老的功效，沿用至今乃至形成产业。

其实，甲骨文中就有大量相关文字描述。《周礼・天官》中记载了治疗疮疡常用的外敷药物法、药物腐蚀法等，如“疡医掌肿痛，溃疡、拆疡、金疡、祝药刮杀之齐，凡疗疡以五毒攻之”。其中“祝药”即敷药。在我国现存最早的临床医学文献《五十二病方》中，疮口外敷的有“傅”、“涂”、“封安”之法、春秋战国时期，在《黄帝内经》，还有“桂心渍酒，以熨寒痹”，用白酒和桂心涂治风中血脉等记载，被后世誉为膏药之始，开创现代膏药之先河。周秦时期，敷贴疗法无论是基础理论还是具体方法，虽无完整体系和专著出现，但其治疗思想已经形成，晋朝葛洪《肘后备急方》中首次记载了用生地黄或瓜蒌根捣烂外敷治伤；用软膏剂贴敷疗金疮，并收录了大量外用膏药，如续断膏、丹参膏、雄黄膏、五毒神膏等。其用狂犬脑外敷伤口治疗狂犬病的方法，实为免疫学之先驱。随着中药外治方法的不断改进和创新，晋、唐之后已出现敷贴疗法和其他学科相互渗透与结合的运用研究。如把敷药法和经络腧穴的特殊功能结合起来，创立了穴位敷药法，大大提高了疗效。李时珍《本草纲目》中就记载了不少穴位敷药疗法。清代是中药外治方法较为成熟的阶段。其中以《急救广生集》、《理瀹骈文》等中药外治专著的问世为代表，建立了较完整的理论体系，成为敷贴疗法成熟的标志。《急救广生集》是中医外治方面的第一部专著。该书详细记载了用敷贴疗法治疗各种疾病的方法，并强调在治疗过程中“饮食忌宜”“戒色欲”等，并在卷 3 末附录了药用引节要、用药戒、制剂法等六篇，是后世研究和应用外治的鼻祖，时至今日仍为临床沿用。继《急救广生集》之后，“外治之宗”吴尚先历时数十年，对外治法进行了系统的整理和理论探索，著成举世闻名的《理瀹骈文》，把敷贴疗法治愈疾病的范围推及到内、外、妇、儿、皮肤、五官等科，并提出了外治法可以“统治百病”的观点，为后世应用中药外敷法奠定基础。

六、本 草 调 摄

中华本草的研究，源远流长，从神农尝百草发现药用本草，到中华先民文字记载写下《神农本草经》，成就了里程碑式的本草典著。其后本草学得到不断补注、丰富与发展。至唐朝世界上第一部由政府颁布的国家药典《新修本草》(又称唐本草)问世，展示了本草药学的专业水平，在规范化道路上迈出了极其重要的一步。《本草纲目》及其拾遗则展示了本草药学文化上千年的传承与发展的积淀，至今仍然魅力无穷。

中医药学用本草药物自身的阴阳偏性，来纠正身体阴阳之偏颇。在阴阳五行学说影响下的本草学，药物分阴阳、药性分寒温、药味分功能、趋势分升降、归经分部位、药毒分药力，成就了本草学的药性理论。复方与药膳，在于药物与药物、药物与饮食之间的搭配，诸药共用、药食共用，组方、配搭有原则、煎服、烹饪有规矩。取材于大自然的本草，在中医药理论指导下，从栽培、采摘、炮制、组方、煎服有自身严格的规矩，形成区别于一般植物运用的中药学基础理论、基本知识、基本技能与特有的本草文化，成为中医进行机体调摄、保护生命的基本手段。

(一) 农耕文明与本草文化

神农时代，为了以植物食品补充动物资源不足，中华先民为了寻找“可食之物”、开始“尝百草”的创举。在野生百草驯化家养的过程中，中华民族发明了种植栽培技术，有了中华民族的农耕文明，也奠定了本草药物以植物为主、包含动物与矿物的组成结构。

中华民族药学的发端即从“尝百草”的萌芽状态开始。中华先民不断的实践与探索，努力使最早的本草原始形式，发展成为中华民族医药学发端与实践，成就了《神农本草经》的奠基，史无前例的《唐本草》和贡献世界的《本草纲目》，形成绵延几千年的本草文化。

笔记栏

1. 农耕起源与本草发现　“尝百草”成为中华先民寻找“可食之物”的有效途径，根据百草对人体功能的调整力度与口感，发现植物性食品与植物性药品。不论药与食，本草都需要从野生驯化变为家养种植栽培，从此中药本草与农耕结下不解之缘，至今本草仍归属于农作物范畴。

（1）“尝百草”带来本草发现与栽培：神农在寻找民族生存的食材资源“尝百草”的举措中，不仅仅发现可食植物可补充食物资源，同时发现了植物药用功能，启发了用本草药材治病救人，成为华夏本草药物的发现者和利用者。

药用本草如同农作物可驯化、可栽培。我国第一个以药用植物栽培为目的专业机构就是1937年在抗战大后方——重庆，为解决抗疟药源，种植抗疟植物——黄常山而建立。黄常山，为解除抗战时期军队士兵为疟疾所困，担起了中华民族的重任。位于重庆市南川的药用植物种植研究所成为我国最早因种植抗疟植物黄常山而建立的药用植物栽培研究所。同样是抗疟药用植物——青蒿，让屠呦呦获得了2015年诺贝尔医学奖。

（2）本草药物的构成：农耕发明的意义主要在于扩大植物可食范围，以及解决可食植物的可持续利用，造福千秋万代。然而此期的“可食之物”并不局限于单纯的植物。前期伏羲“师蜘蛛结捕鱼”与“驯六畜、充庖厨。”说明对动物性食物资源利用方式已经存在，植物性“可食之物”只是对中华先民饮食结构的补充。伏羲时代留存的动物类饮食“益气”“养血”“补虚”“壮阳”“滋阴”等原始体验感悟仍在，因此动物药物使用依旧被保留在本草学内。矿石类药物启发，类似山顶洞人用赤铁矿粉末染红装饰品增加美感，或在一些老年男子、中青年妇女尸骨的周围，撒有赤铁矿粉末。赤铁矿粉末与血色相同，人们推测，在饮血茹藿的年代，这可能表示给死者以新的血液，赋予新的生命；或是希望死者的灵魂，到另一个世界能够继续生存下去。最初的陶器颜色，是新石器时代早期的手制泥质或夹砂粗红陶。红陶到新石器时代晚期才由烧成技术进步的灰陶代替。在陶器上大量使用富含铁元素的原材料（氧化铁颜料和红胶泥），在动物类食物越来越少的情况下，有意无意中补充了人体需要的铁元素。

因此，农耕虽然扩充植物来源，本草也源于“百草”品尝，但中华民族“可食之物”渊源不排除动物与矿物。五代时期著名的药学家韩保异精辟论断：“药有玉、石、草、木、虫、兽，而直言本草者，为诸药中草类最多也。”至今中药仍以植物为主，保留动物与少量矿物类组成。

（3）本草药物的功效：神农本草促使中华先民“药”理念形成，《说文解字》不仅仅明确其“治病草”而且强调“从草，乐声”，即乐与药并重相通的地位与作用。

金鼎文时期，已经有“藥”字记载。周公制礼作乐（樂），“乐者天地之和也”，为心神和谐之器，化育人心；礼者天地之序，“为社会和谐之器”建立规矩。而“藥”与“樂”，樂之器，用以心神和谐，化育人心；藥之器，是本草之樂（草之樂），用以形体和谐、端正人形。强调“藥”如植物音乐同样用于人体偏颇调整，“樂”与“藥”成为中华民族形与神调摄的工具，折射出中医药学文化价值取向。形神和谐是人体健康的根本，自古就是中华医药努力的方向。

2. 本草文化贡献　中药由于先是发现药用植物，被命名为“本草”。但中华先民没有将“本草”发现停止在“可食”水平，而是积极探索本草资源扩充、药性保护、采摘时间、炮制方法、储存方式、分类方法、组成原则、制剂标准、煎服要领等相关理论与技能，形成了本草理论与实践的研究本草的专门学科，并且以延续几千年至今的本草药物学文化。

（1）本草药物的文化历程：本草，起源于中华先民“尝百草”的萌芽状态，在尝百草过程中，其被定义为可食的、有治疗作用的植物，《说文解字》将其训释为“治病草”。之后百草的药用作用被扩展为以植物为主，包括可食动物与可食矿物的本草。药物起源都在于人类对天然药用植物的利用，围绕本草最大利益化原则，本草的资源纳入、性味辨别、采摘、炮制、储存、分类、配伍、制剂、煎服等都成为影响本草作用发挥的要素，需要专门化、专业化的研究。因此，本草学发展至今，经历了从发现植物药用功能的本草萌芽阶段到文字记载的如《神农本草经》的本草记载阶段、再经历如《本草经集注》、《补注神农本草》、《本草纲目拾遗》等本草药味补充阶段，再到如《唐本草》、《本草纲目》创本草世界标准阶段，他如本草药物炮制加工、方剂组成、种植栽培、本草资源普查等举措，本草学科体系不断发展壮大的过程，形成中华民族延续几千年不断代的为本草努力的系统工程。

本草侧重在本草的形状、性味、作用趋势、作用部位、采摘时机、炮制加工方法、药性配伍、方剂组成等。对于本草药物反应带来的变化，如服药后发热、发汗、恶寒、神清、头晕、心跳加速等，都以药物与人体之间互动的主观感受所隐含，整体上偏重于本草物理性能研究；而西药本草，欧洲古代称药物为“drug”，即干燥的草，随着工业化程度提高，西方对传统本草放弃，19世纪开始对人类主观认定的本草有效成分进行提取，即本草化合物，这完全脱离了传统本草原生态研究。西方医药伴随着“西学东渐”进入中国，为区别于西药，本草有了“中药”的称谓。而“物理本草”与“化学本草”可能是对中药与西药较为显著的区

笔记栏

别。形成中药主要运用的是本草物理特性——阴阳、寒温、性味、升降的平衡，不排除对其化学成分的使用（如炼丹、炮制、煎服等都不可避免化学反应）；而西药或提取或合成，仅仅使用本草的化学成分。近年来"天然药物"的提出和兴起，是西方医药学针对西方人惧怕化学合成药物的毒副作用，从而转向大自然寻找新的药物途径。通过研究，从某些含有特殊药用成分的动植物身上，运用现代科学技术提取一种或（几种）药用成分，制成药物，用于临床，这无疑是当代制药学的一个新的领域、一种新的发展。但这是两种截然不同的本草药物利用现象与药物理念，可以解释中药标准化、现代化不能用西方标准的缘由。青蒿素的诺贝尔奖启发着本草现代发现，也说明本草文化从历史、人文、哲理、运用、传承、挖掘还有许许多多值得我们专题注视的领域。

成书于东汉时期的《神农本草经》，是现存最早的本草专著。宋代郑樵的《通志》记载：神农尝百药之时，"皆口尝而身试之，一日之间而遇七十毒……其所得三百六十物……后世承传为书，谓之《神农本草》。"托名神农以示权威，载药 365 味，合一年天时 365 之数，寓意人与天地相参。其中植物药 252 种，动物药 67 种，矿物药 46 种。明确了本草中药以植物为主，保留动物与少量矿物类的组成原则。按功效与毒性分为上、中、下三品，并指出："上药……为君，主养命以应天"，即生命力保护为上品。上品 120 种，为无毒或毒性很弱，可以久服的补益延年之品；"中药……为臣，主养性以应人"，修身调摄为中品。中品为有毒或无毒，当斟酌使用的治病补虚，兼有之品 120 种；"下药……为佐使，主治病以应地"体现的是治病攻敌为下品，下品为多具毒性，不可久服的攻邪破积之品，共载 125 种。药物的剂型，已有丸、散、膏、丹、酒、汤等制剂。从本草组成、本草分类、本草剂型反映着这一时期本草研究水平。养命、养性、治病，折射出本草药物受易学三才思维对人体调摄的三个层面，这一时期的本草药物运用在努力配合着国学思维影响下的医学实践。

南北朝时期，药物应用经验不断丰富，梁代陶弘景在《神农本草经》基础上进行整理，新增药 365 种至 730 味，著《本草经集注》。并首创以玉石、草木、虫兽、果菜等分类方法；唐朝李勣、苏敬等 20 余人公元 659 年奉诏著《新修本草》，也称《唐本草》，载药 844 种，是第一部由政府颁行的药典，分正文、图与图经三部分。图文鉴定方法的出现，奠定了后世图文并茂的本草著作基础。398 年后在北宋嘉祐二年（公元 1057 年）苏颂任校正医书官，为继承前代本草知识，校正讹传，向朝廷建议"别撰图经，使后人用药知所依据"，经过四年的艰苦努力，在嘉祐六年（1061）著立《图经本草》，书中共载药物 602 种，所附药物木刻标本图 933 幅。及至北宋唐慎微《证类本草》新增 500 余药物至 1 746 种，并开创药物与方剂对照之先河。明代李时珍著《本草纲目》，载药 1 892 种，新增药物 374 种。书中综合了大量本草资料，不仅校正了过去本草药物中的若干错误，而且溶入先进的生物进化思想，并提出了"通列一十六部为纲，六十类为目，各以类从"较科学的药物分类方法。书中还附图 1 160 幅，附方 11 096 首。《本草纲目》不仅是药物学巨著，还记载了丰富的临床实践经验，也是一部具有世界性影响的博物学著作。清代赵学敏《本草纲目拾遗》为《本草纲目》拾遗 716 种。中华人民共和国成立后，我国分别于 1960～1962 年、1969～1973 年、1983～1987 年组织开展了三次中药资源普查。1994 年科学出版社出版的《中国中药资源志要》收载了我国动物、植物、矿物等药用资源 12 694 种。2015 版《中华人民共和国药典》收载中药品种总数达到 5 608 种。2012 年全国第四次中药普查（试点）已经启动，历次中药资源普查获得的数据资料为我国中医药事业和中药产业发展提供了重要依据，丰富着本草药学的传承与发展。

南朝雷敩著《雷公炮炙论》是我国第一部制药专书。北宋官修《太平惠民和剂局方》是中药制剂专著。宋代理学兴起"格物穷理"，影响本草研究也"物物格之，以求豁然"，形成那个时代究其药性原理的本草研究风格。中华民族，历朝历代、从不间断的为研究本草作出努力，共同铸就了延续上下五千年的伟大的本草文化，这是中华民族繁衍昌盛的保障。中华民族形成的本草文化是穿越时空、难以超越、绝无仅有的本草药学文化。

（2）本草药物文化的特色：中华民族赖以生存的"食"与"药"，都是千百万年来对可食物种进行"口尝身试"实验结果的记录与总结。以植物为主包含动物矿物组成的本草药物，最大优势就是其取材天然、加工过程自然。《素问·汤液醪醴论》提及："五谷汤液及醪醴奈何？岐伯对曰：必以稻米，炊之稻薪。稻米者完，稻薪者坚。帝曰：何以然？岐伯曰：此得天地之和，高下之宜，故能至完，伐取得时，故能至坚也。"药食资源来自与人类同处的大自然，并且采摘于食效、药效成分含量最佳状态之时。本草药物有几千年来"口尝身试"的经历，如昏迷、呕吐、泄泻等中毒症状，由此获得了辨别食物和毒物的知识，有效避免了有毒物种，具备了天然的安全保护性。中华先圣在寻找食物过程中坚持的"取材天然"与"可食无害"两

笔记栏

个标准，奠定了“民以食为天，食以安为先”的文化基础。

从此意义而言，本草药物比较本草食物而言，仅仅是药力明显、口感较差的农作物。至今植物药仍在农作物范畴。既然是农作物，其种植栽培、采摘晾晒、加工炮制、收藏储备、煎煮服用等，均借鉴食物取材、储藏、加工、烹饪、进食方式。与食物同来源，按农作物采摘标准取有效成分含量最高时，炮制加工过程类似不包括油炸的食物烹饪过程。如清热取材黄瓜与取材黄连仅仅是清热力量与口感的选择；如根茎类食物红薯与根茎类药物蚤休，都需要修制成片晾晒，煎煮时间也因为同是根茎而久煎；而如豌豆苗与薄荷同是叶类有挥发油，煎煮时间自然缩短。

本草药物从来源及其加工过程，都是人们日常易于接受的方法，奠定了本草的日常化、生活态的基础。天然、原生态来源的本草，即便是有毒，“毒”也处于天然、原生状态下，可以采取避毒与选择其他药物相制约，比如中药的“十八反”与“十九畏”运用。本草药物的安全性是中华民族以“取材天然”被“可食”标准纳入、千百年来“口尝身试”人体实验保证的结果。

（二）毒药本草与本草毒性

“尝百草”的举措区别出食用性植物与药用性植物。食用性植物，用以日常身体能量补充，发挥营养作用，古人视为补益；药用性植物，用以调整身体阴阳偏颇，发挥纠偏作用。在汉代以前古人视药食的纠偏作用为“毒”。食用性植物与药用性植物的区别之一就取决于药食的纠偏力量——“毒力”的程度。

“仙药”伴随着炼丹术出现，启发了对矿石类药物的纳入与利用。服丹丧命让药物毒性的概念发生变化。汉代以后，“毒”被理解为药物对人体的损伤毒害作用。然而，即便药物有毒性，也并非有毒药物绝对不可利用，中华先民选择世间物种之间客观存在的相克制化关系，对药物进行炮制、配伍等以规避毒性来降低药物应用的风险。

1. 毒药本草与“以毒攻毒”　本草中纠偏力强者称“毒药”，凡属药物大都有“毒”，即汉代以前就有“是药就有三分毒”的概念。以毒攻毒不过是以“药毒”之偏性纠正病性之偏，解除疾患之毒害。

（1）毒药本草：传说中，神农将食物与药物左右分装。也说明“尝百草”之初，中华先民已经明确区分食物与药物。药物被定义为“治病的草”，“藥”字已见于数千年前古钟鼎上的铭文，古籍历来称“药”或“毒药”。《周礼·天官·医师》谓：“医师掌医之政令，聚毒药以共医事。”《鹖冠子·世贤》曰：“若扁鹊者，鑱血脉，投毒药，副肌肤。”可见当时的医事治疗活动之一就是对“毒药”的利用。

郑玄注：“毒药，药之辛苦者。”明确药物口感与食物口感的区别，而能用口感好的物种又何苦选择口感差的物种，一定是调摄力量上的差异。如黄瓜、黄花、苦瓜、西瓜等果蔬与黄芩、黄连、黄柏、苦丁茶等本草都能清热，但是果蔬类远不如本草毒药类清热能力。部分果蔬与本草药物的药食区分不明显，如苦瓜、西瓜、苦丁茶、绿豆、薏苡仁、蜂蜜、大枣、枸杞、阿胶、桑葚、山药、昆布、麦芽、木瓜、牡蛎、芡实、山楂、麦芽、鸡内金、山药、莱菔、生姜、茴香、桂皮等。但是，亦食亦药的物品都有共同特点，即：虽然是食物却具备一定的药物纠偏之力，虽然是药物却具备一定的食物口感之美。发挥治疗作用却都不能以日常饮食方法使用，或按中药理论每日坚持，如大枣、枸杞、阿胶、桑葚、山药等补益作用，持之以恒，假以时日才称其为补益，而非治疗；或按中药理论配伍使用，如红糖姜水散寒、生姜蜂蜜茶防老年斑、薏苡仁粥除湿气、当归生姜羊肉汤治疗产后血虚等。

（2）“以毒攻毒”：“可食之物”分为食物、药食、药物三类，都因为“可食”均具备对人体的调摄作用，但从调摄的力量强弱可以区分食物与药物。这个力量，实际上就是纠偏能力。“毒”成为对食物与药物纠偏能力的划分，无毒或毒力弱，则为食物，代表纠偏能力不明显，并且有口感之美；有毒或毒力强，则为药物，它们纠偏能力明显，并且口感较差。纠偏能力视为“毒”，纠偏行为就视为“以毒攻毒”，即以药物纠偏之毒力解除疾病之毒气。因此，“毒”的概念仅仅代表食物或者药物纠偏能力的强弱。

我国汉代以前的本草“毒”，都是指药物偏性，汉代以后的本草“毒”才是药物有害的称谓。西汉司马迁《史记·留侯世家》与《淮南衡山列传》都有“毒药苦于口利于病，忠言逆于耳利于行”的记载。表明当时“毒药”即今天“良药”。《素问·五常政大论》所谓：“大毒治病，十去其六；常毒治病，十去其七；小毒治病，十去其八；无毒治病，十去其九；谷肉果菜，食养尽之，无使过之，伤其正也”，大毒、常毒、小毒、无毒仅仅是代表药力强弱而已。

笔记栏

2. 本草毒性与生克制化　汉代以后，本草对人体伤害被明确为本草的毒性，有毒、毒药直接指向对人体脏腑功能的伤害作用。客观存在“万物之变，莫不为利，莫不为害。”本草毒性也是天然、客观存在的事实，关键在于对本草毒性辨识与解毒思维方式方法，以此奠定了本草学药毒研究基础。

（1）本草毒性辨识：大自然中本草的毒性客观存在，本草毒性对人体伤害也是客观事实。但不论植物天然之毒、动物自然之毒、矿石本然之毒都还在大自然物种范围内。区别于人工合成之毒，尤其是现代工业之毒，如汽车尾气、香烟尼古丁、核污染、化学污染等。从西方医学认识角度，肝脏是身体最大解毒器官，然而肝脏解毒的能力，尚且未能进化到识别现代工业之毒的程度。如同葛花解酒，也只解米酒之毒，而非工业化酒精之毒。因此，毒性存在是客观事实，利与害辨证存在，当下利益最大化才是明智的选择。但毒性越原始、越低级对人类危害越小，解毒的难度也越低。

（2）本草毒性生克制化：处理遇毒与解决中毒的思维，直接影响处理毒的结果。神农用延龄草（“头顶一颗珠”）解蛇毒、灵芝草能起死回生，“神农尝百草，日遇七十二毒，得荼而解之”。延龄草、灵芝、茶都是解毒食材。茶，与神农尝百草，“查”毒谐音相关联，唐代陆羽《茶经》载：“茶之为饮，发乎神农氏”，唐代著名医学家陈藏器在《本草拾遗》中指出：“诸药为各病之药，茶为万病之药”。

不能否认，神农时代“解毒”立于万物之间固然存在的相生相克之机理，所谓“一物降一物”不容忽略，神农对待“毒”的最大智慧，除了解毒就是“令民知所避就”。“令民知所避就”与“尝百草”途中遇野兽采取挥鞭驱赶而非灭杀同理。继神农后的黄帝以植树造林、保护森林来维护动物生存环境，都是古代智者为保护人类生存食物链的作为。大自然孕育着万物，和谐共存、生克制化才是实现人类生命延续的最佳选择。类似烟熏烤肉、腌制泡菜、雄黄泡酒等产生毒，避免此做法就是最明智的选择。

在漫长尝百草过程中，中国先民必然有遇毒的风险，因而采取有毒则躲而避之，可食则驯化保留的策略。驯化保留包括制化毒性，如芋头、附片久煮去除口麻与中毒，姜制半夏降低毒性等。遇险和遇毒的处理，中医药学认为大自然毒物客观存在，万物利用不当都会产生毒性，杀毒、灭毒总无止境。中医的态度是客观面对，或包容，或避毒（减少遇毒机会、避免新的毒物出现）或克制（物物相克原理制约、消除已有毒性）。这体现出国学“崇和尚中”思想与守中平衡原则以及稳态调节思维，完全不同于西方对待大自然中的“毒”，采取杀灭的态度。

就本草而言，植物川乌、草乌、附子等天然之毒；动物蛇毒、蝎毒、壁虎毒、蜈蚣毒、蟾蜍毒、蜘蛛毒、蜂毒等自然之毒；矿石如砒霜、朱砂、雄黄、硫磺、水银、胆矾，铅丹等本然之毒，都会造成人体极大伤害。但如若使用频率次数、幅度、持续时间、方式得以控制，在药物“毒性”与调摄身体“利益”之间可以权衡。

（三）单味复方与药膳文化

本草发现，是从单味植物的形状、气味、毒性、功效、加工、配伍一步步深入认识。从神农发现本草到商朝伊尹“作汤液本草”，经历了黄帝时期、尧、舜、禹时代，再经过夏朝到商朝庖厨之祖——伊尹，才有了受饮食烹饪启发，将本草药物合并煎煮，有了方剂运用的出现。本草药物合并使用无非是增强原有疗效，此过程中不可避免会遇到不适宜共同使用的药物，这就促使对药物合并使用进行研讨，进而有了药物的炮制方法、配伍禁忌、组方原则等。随着方剂应用的深入，本草应用已经不满足药与药之间的搭配，扩展到方与方的搭配，复方应用应运而生。

本草药物经历了单用—方剂—复方的变化。不仅是药物之间的搭配，药物还与同源的饮食搭配，创造了中华民族特有的食疗药膳文化。

1. 药物单用到复方药物 单用到合并使用，再到药物按一定原则形成方剂组合应用，直至方与方之间的组合而产生复方应用，对药物的应用越来越多样。最关键的是药与药、方与方之间组合必须遵循配伍原则，才能协同搭配。这不同于西方各病各药自成体系的药物应用方式。

（1）药物单用：无论东西方，草药都是人们最早认识用来治病的物质。最初本草发现，必然是单味药物逐一辨识而来。单味药的形状直观可视、性味与毒性通过“口尝身试”也直观可知。但本草功效必须反复验证，然后记载下来。为此，中华先民曾付出失去生命的代价。《神农本草经》就是按单味进行记载与研究。药物单味出现、单味品尝、单味记载、单味掌握、单味应用是其最直接的形式。

（2）配伍使用：生活中食物可以相加增效，药物自然也应该可以相加应用。单味药物虽直接，但不如药物相加作用强，一种药物不够就加上另一种，植物药力量不足就加上动物药。甚至出现相对固定的两味药的配伍组合，称之为“药对”。汤药发明之前也许有过药物合并应用体验，可能如类似野菊花、蒲公英、紫花地丁、桑叶等是性味相近的原生药搓揉、咀嚼在一起止血疗伤外用，或是各种植物叶、茎、果实吞服内用，只是没有利用煎煮的方法，避免了因煎煮带来可能出现的不良反应。但是植物只要搭配使用就会有适当与不适当的情况存在，否则也不会有相克制化的制毒办法。归纳药物搭配使用之效果有三种状态：一是药物配伍之利，即增强疗效与降低毒性两种状态，其中增强疗效包括，无主次关系的“相须”与有

笔记栏

主次关系的“相使”。二是降低毒性包括，主动消除毒性的“相杀”与被动消除毒性的“相畏”。三是药物配伍之弊，即产生消极作用状态，包括抵消有效作用发挥的“相恶”与产生毒副作用的“相反”。所以药物配伍有“相须”“相使”“相杀”“相畏”“相恶”“相反”不同的效果。这三种状态七种情况，简称“七情”。为了与情志变化之七情区分，又称中药“配伍七情”。

中药“配伍七情”归纳了中药搭配的规律，但并没有形成直接针对调节身体治疗疾患的处方用药的搭配原则。处方才是连接辨证与治疗的桥梁和体现。法从方出，以法统方。处方是辨证与施治结合的关键，实现理—法—方—药贯穿一线。理是病变之机制，由辨证而出；法是治病方法，依理而立；方是法的实现载体，法从方出；药是方的组成，以方选药。处此方一定符合此理，此理一定立此法、此法一定选此方、此方一定用此药。如风寒表证，理，寒邪在表；法，针对表寒，立祛风散寒解表之法；方，选能够体现风散寒解表法之处方—麻黄汤、桂枝汤类；药，用麻黄、桂枝等辛温之品。所谓辨证是基础，法从证立，方从法立，药从方立。

（3）方剂文化：方剂出现，使单味药按照一定规范统领在处方之下。不仅解决药物与药物之间搭配，处方成为各种药物配伍集中体现治法，还解决辨证到治疗实践的载体问题。方剂中药物配合主次关系、旁的辅助作用、整体协调关系在组方原则“君、臣、佐、使”的运用中都得到有效解决。“君臣佐使”，历来被强调为“制方之要”。君臣本是一个政治术语，古代天子、诸侯都称君，辅佐君者称为臣，君臣有着严格的等级之分。古代药学家将它引入药物配伍组方中，成为方剂组成的基本原则。《黄帝内经》中岐伯回答黄帝关于“方制君臣”时说：“主病之谓君，佐君之谓臣，应臣之谓使”。《神农本草经》指出：“药有君、臣、佐、使，以相宣儭”。明代的何伯斋更进一步阐释：“大抵药之治病，各有所主，主治者，君也；辅治者，臣也；与君药相反而相助者，佐也；引经使治病之药至病所者，使也”。君，方剂保证符合辨证立法的主攻方向的少而精是领军式药物；臣，是配合君药发挥作用的辅助药物；佐，辅佐臣药完成处方大方向的药物；使，犹如使节，是处方作用实现之地的引导药物。重在比拟国家管理中各职位相互关系，强调处方有序化管理，避免处方药物杂乱无序、无目的堆砌。然而并非处方中设有“君臣佐使”即可，药有性属类别，兵有种类装备；药有缓急攻补，兵有主攻守卫；药有配伍精良，兵有出奇制胜；药物有用法不同，兵种有出阵各异。这就是为什么麻黄汤中的几味药能达到最佳的辛温解表之效的缘由。“君臣佐使”的最佳组合、药物的最佳配伍环境才是努力方向。清代医家徐大椿在《医学源流论·用药如用兵论》指出用药与用兵“其道同也”，认为“病之为患也，小则耗精，大则伤命，隐然一敌国也。以草木之偏性，纠脏腑之偏胜，必能知彼知己，多方以制之，而后无丧身殒命之忧。”所谓“用药如用兵”强调一个处方犹如一个战略方案，排兵布阵在胸有成竹、运筹帷幄之中，辨证机理清晰、治法明确、处方合法、选药合方。形成主从有序、全面兼顾、扬长避短的本草药物最佳配伍环境与有效利用的态势及大将气度。

（4）复方文化：复方为二方、三方及数方相合之方，或别加余药，是实现方剂与方剂之间搭配的途径。今方剂也有称复方者，而并非方剂与方剂之间的搭配。方剂，实现了单味药有序化管理，解决药物之间配合问题。当药物与药物之间管理成功，处方与处方之间关系凸显出来。处方与处方之间搭配与药物之间搭配同理，都需要实现药物配搭最大利益化。当单味药使用经历漫长过程，从春秋时“君有疾药臣先尝之，亲有疾饮药子先尝之”的惯例分析，诸药合用的风险存在，也说明当时对方剂的认识水平局限。马王堆汉墓《五十二病方》组方严密。西汉时，方剂学的发展达到了兴盛时期，组方理论日愈成熟，方、药专著竞相问世。《汉书·艺文志·方技略》记载了当时方书“经方十一家，二百七十四卷”的盛况。两汉后长年战乱兵火使“文籍焚糜，十不遗一。”至东汉末年已大多湮没，造成中医方药史上的空白，直到《伤寒杂病论》问世，所以清代医家喻嘉言高度赞扬其为“众方之宗、群方之祖。”

药物以固定组合形式出现，在不同方剂中发挥特定功效，若干个单元组合进一步整合，就是方剂与方剂之间功效发挥的联合使用，如四君子汤健脾益气、四物汤活血养血，两方合用即是八珍汤，成为气血双补之剂。在此基础上增加了黄芪，肉桂两味药材，即成为十全大补汤，既是数方相合，别加余药的应用。典型的还有白虎汤、犀角地黄汤、黄连解毒汤三方加减而成清瘟败毒饮，另如金铃子散、失笑散、二至丸，或桂枝汤中桂枝与白芍，酸甘化阴、桂枝与甘草辛甘化阳等。复方实现了药力相加、功效相互配合的目的。而固定的药对也可以在单方与复方中成为药物功效特定单元组合运用。

笔记栏

2. 药食同用到药膳　药食同源奠定了药膳文化基础。药膳是介于食疗与药疗之间的饮食与本草利用形式。几千年来中华民族形成了特有的药膳文化。

（1）药食同源：药物与食物同时发现的缘由，在于它们同种、同类，都是中华先民“可食之物”，仅仅是“毒”力与口感上的不同。清代学者吴乘权编辑而成的《纲鉴易知录》中记载：“民有疾，未知药石，炎帝始草木之滋，察其寒、温、平、热之性，辨其君、臣、佐、使之义，尝一口而遇七十毒，神而化之，遂作文书上以疗民疾而医道自此始矣。”强调药物来自草木需知其性味、处方地位、毒性。同种、同类是药食同用、天然相对的安全性保证。

“尝百草”改变了中华先民的食物结构，但充庖厨的目的不变。百草进庖厨，饮食、本草、饮食与本草都在庖厨内得到发挥，奠定了药食同源的实践基础。

食物之调料与本草纠偏之药物，事实上难以严格区分，有些既是食材也是药材。《吕氏春秋·本味》篇中记载：“和之美者，阳朴之姜，招摇之桂，越骆之菌，鳣鲔之醢，大夏之盐，宰揭之露，其色如玉，长泽之卵。”美味和谐的调料，乃四川阳朴的姜、湖南桂阳招摇山的桂、广西越骆国的竹笋、用鲟鳇鱼肉制成的酱、山西河东的盐、宰揭山颜色如玉的甘露、西方大泽里的鱼子酱。药食同源可见一斑。《黄帝内经》记载半夏秫米汤治胃气不和，夜不得卧。从医药学角度固化了汤剂使用的形式和药食同源的理论，奠定了中药复方和药膳文化基础。饮食中配药物，或以食为主药为辅，如大枣粥中加大枣养血；药物中用饮食辅助，或以药为主食为辅，如桂枝汤啜粥助汗，均为药食同用。这些体现了中华民族饮食与药物共同使用的文化特点。

（2）药膳与食疗：中华先民从饮食物的自然搭配中启发药物之间的搭配。在此基础上，发展为食物与药物之间的组合方式。中华民族充分利用了食物单用、药物单用、药食并用三种使用形式。而药食共用就是药膳最直接的基础。

殷商时期的甲骨文与金文中，已有“药”与“膳”的记载。“药膳”一词最早见于南朝宋时期历史学家范晔编撰《后汉书·列女传》载“母亲调药膳，思情笃密”。《宋史·张观传》有“蚤起奉药膳”的记载。表明至迟在东汉时期，药膳文化已经形成。几千年来药膳是药食同源的主要发展形式。《五十二病方》中有“以水一斗，煮胶一参、米一升，熟而啜之，夕毋食”治疗癃闭之膏方，被视为文献最早的内服膏剂方。《黄帝内经》中“半夏秫米汤”、东汉张仲景《伤寒杂病论》中的“当归生姜羊肉汤”“甘麦大枣汤”“薯蓣丸”“桂枝汤”“石膏汤”等处方，都是药食同源同用的应用。彰显出本草药物安全、简便的特点。食材中加药物，利用食材辅以药效细调慢养，于日常生存手段中达到调摄目的；本草药物辅以食材，借食材增强用药环境，提高药效。食加药、药加食，药食同源总相宜，能够让身体调摄效益最大化。

本草药物概念是伴随着驯化自然植物为农作物的过程中所形成，为中华民族“药食同源”和医学发明打下了坚实的理论和实践基础。能够与食物同进的药物，必定有其安全保障。也只有有着“药食同源”的中国式思维，才能使药与食同时作为人类养育生命的方式。

西方药物，主要来自于工业化革命成果，化学合成。因为生活在北寒带地区大部分西方国家，在民族生存繁衍的过程中不具备这个环节的地理条件，自然不会演绎出类似尝百草的文化。

（四）阴阳五行与药性理论

尝百草之初，药性、药味、毒性就在本草识别范围内。《素问·阴阳应象大论》指出：“辛甘发散为阳，酸苦涌泄为阴。”《神农本草经》说：“药有阴阳配合，子母兄弟。”药性分阴阳，药味分功效、归经分部位、升降分趋势、本草炮制与煎服都有自身客观规律。共同形成后世中药学药性理论，指导几千年中华民族的用药实践。

1. 阴阳五行与四气五味　药物是中医治疗疾病、调整阴阳的物质载体之一，不分阴阳无法实现对阴阳的调整目的。药性是药物阴阳属性直接体现，药味同样是阴阳在药物的基本表达形式。药效功能，即药物纠正阴阳偏盛偏衰的能力，都是通过四气五味表达的阴阳属性得以实现。

中药的阴阳偏性是纠偏调整阴阳平衡的最基本依据，脱离药物性味实现中药的现代化、科学化，无疑颠覆了中药理论根基。至今中药药理在临床运用，都以符合传统药性理论为前提，在传统中医药理论指导下进行参考应用，而不能完全取代传统药性理论。

（1）阴阳与四气：药物寒热温凉之性，是确立药物阴阳属性的关键。《淮南子·修务训》记载“尝百草之滋味，水泉之甘苦，令民知所避就”。清代陈修园指出：“明药性者，始自神农，而伊尹配合而为汤液。”汤液作为中药运用的重要形式，而药性却是汤液体现属性与治法方向的关键。

对百草之滋味，要先别有毒无毒，再分辨百草气与味及其作用，以阴阳为纲思维统领药食性与味。四气禀受于上天，所谓“向阳花木早逢春”“深林树木指南生”。物种的向阳、背阴，生长地势高低、生长速度快慢等决定了其阴阳偏颇。如向日葵与蘑菇生长环境的向阳程度比较、地面植物与地下植物的向阳程度

笔记栏

比较，天上飞禽与陆地走兽的向阳程度比较、陆地走兽与水底生物的向阳程度比较、韭菜与菠菜生长速度比较……万物都有生长壮老已的生命过程。生长环境不同，决定了物种的生长与发育、成熟与壮大、衰老与死亡的周期、速度、形态、物性、味道等。物种的复杂性以阴阳一言蔽之。辨证不明属性无法分证、药物不分寒温无法对证。凡是纠偏食物与药物都有自身偏性，那就是药食的寒热温凉属性。后世医药学家多用“阴阳理论”来阐释药理。金代医家李杲在《东垣十书·汤液本草》的“药类法象”一章中说道：“温凉寒热，四气是也。温热者，天之阳也；凉寒者，天之阴也。此乃天之阴阳也……辛甘淡酸苦咸，五味是也。辛甘淡者，地之阳也；酸苦咸，地之阴也。此乃地之阴阳也。味之薄者，为阴中之阳，味薄则通，酸苦咸平是也；味之厚者，为阴中之阴，味厚则泄，酸苦咸寒是也。气之厚者，为阳中之阳，气厚则发热，辛甘温热是也；气之薄者，为阳中之阴，气薄则发泄，辛甘淡平凉寒是也……气味辛甘发散为阳，酸甘涌泄为阴。”用阴阳理论，既阐释了药之特性，又阐明了药之功效，具有高度的概括性和规律性。寒温分阴阳两大分类，但寒与凉、温与热，属性相同，仅仅是程度上差异，决定寒温各自能力强弱。

(2) 五行与五味：五味源于大地，阴阳多少变化不仅影响物种偏性，也直接影响物种味道。气重味浓，如向阳的葡萄、西瓜等越晒味越甜；阴寒气重的植物如金银花、大黄、蚤休等越寒味越苦；天潮湿重越发酵味越酸，如向阳不足的葡萄、醪醴等越湿闷味越酸；天干物燥助辛辣如辣椒、生姜、胡椒等，越干燥味越辛散；海生物种，如昆布、蚌壳等，越浸味越咸。万物“气合而有形”，气为天之阳。味为地之阴。气聚味重，气散味薄。《素问·阴阳应象大论》指出：“味厚者为阴，薄为阴之阳；气厚者为阳，薄为阳之阴。味厚则泄，薄则通；气薄则发泄，厚则发热……气味辛甘发散为阳，酸苦涌泄为阴”。以气味论药性四气五味，为以偏纠偏的中医药文化打下基础。至于药食酸、苦、甘、辛、咸、淡、涩不同味道，有各自不同功能作用，但都需结合药物之性，以及药物作用趋势、归经部位、有毒无毒等综合运用。辨证分阴阳，药物分寒温，才能以偏纠偏。

(3) 药物纠偏与科学化：中医学的治疗目标就是对证调摄人体阴阳偏颇，实现以偏纠偏、以平为期的目的。药物纠偏能力发挥，是调整阴阳平衡最基本保证。

中药取材原生态、加工过程保持农作物天然特性、利用物性偏颇，针对人体整体化调整，进行药物作用发挥，被称为“物理本草”。“物理本草”还有炮制加工生活化、日常化的特点。这种加工方式维护了食材的自然属性与味道，使用的是食材的性味偏性。因此，中药吃原生态、吃农业化、吃整体化、吃天然物性、吃平衡能力；西药吃提取物、吃工业化、吃单一化、吃成分含量、吃标准化水平。而西药取材合成新物种，加工过程利用工业化技术手段，利用成分、靶向单一、针对疾病，进行药物作用发挥。因此中、西药，从药物取材、加工方法、靶向对象、作用发挥途径都截然不同。

受东西方不同文化影响，中药与西药虽然都是“药”，但药物来源、药用理论、药物加工手段、药物靶向、药物文化等不是同一体系。用西方药物理论与方法评价中药方法本身并不客观，两者没有可比性。中药的现代化与科学化在于人类现代化技术成果、社会化服务方式的利用与提高。成分研究仅仅是中药与西方接轨的语言工具，而不是颠覆本草药物理论的手段。

2. 药物归经与升降趋势 对药物发挥作用部位与药物发挥作用趋势的掌握，同样会影响到整体药效发挥。本草食材有其天然的作用部位选择与药物升降出入趋向。包括食材采摘部位与人体作用部位选择、食材作用升降趋向乃至食材加工炮制与煎服方法，都会影响到药物在体内作用的发挥。

药物归经与药物升降趋势，不仅取决于药物本身作用，还关乎被作用脏腑经络的喜恶。药物作用的发挥，仍然是药性功效整体思维指导下的综合利用。

(1) 本草药物作用部位：本草药物归经是指本草食材的天然的作用部位选择与脏腑喜好趋势的选择。中医药学认为不同的药物进对人体脏腑有不同的亲和性。而这种作用，由本草药物本然天性所决定。如气味辛散芳香之品，容易引起人体嗅觉反应。发挥嗅觉功能的器官是鼻腔，鼻腔内在管理脏腑是肺脏，因此气味辛散芳香之品有调节人体肺脏功能的作用。五脏中只有肺脏能够与外界直接相通，外来邪气最易直接侵入人体肺脏，引起外感疾病。所以气味辛散芳香之品既然有调节人体肺脏功能的作用，就能治疗外来邪气导致的人体肺气功能失调引起外感疾病，这也是中药治外感的药物大部分归肺经的缘由。

笔记栏

本草药物作用部位，除本草药物本然作用状态因素外，与脏腑经络器官的耐受、喜好也有密切关系。《素问·五脏生成》篇指出：“心欲苦，肺欲辛，肝欲酸，脾欲甘，肾欲咸，此五味之所合也。”即五味合拍五脏有本然联系，或称“受体”。脏腑经络对五味喜恶同样影响药效发挥与机体平衡环境。《素问·至真要大论》云："夫五味入胃，各归所喜。故酸先入肝，苦先入心，甘先入脾，辛先入肺，咸先入肾。久而增气，物化所常也；气增而久，夭之由也。"如补气食材，不论饮食大枣、稻谷、薯蓣等甘甜之品，都有补益归脾经作用。因而，甘甜之品补益脾胃，脾胃功能健强则气足神旺；甘甜过度也可生脾湿，碍脾运，所谓"肥甘厚味滋生痰湿"。所以本药物归经，除了药物对机体选择的天然特性，还需结合脏腑经络本然喜好趋向。

（2）本草药物作用趋势：药物升降趋势，即本草食材的天然的作用趋势。这与本草药物本然物质状态因素相关。如花、草、叶类，质地相对轻，容易上扬浮表。如茉莉花、鹅不食草、苏叶等，发挥作用趋于人体上部与机体外表；而根、茎、果、实类，质地相对重，容易下沉落底。如当归、桑枝、枸杞、苏子等，发挥作用趋于人体下部与机体内在。因此花、草、叶类，质地相对轻，容易上扬浮表的药物，一般多治疗趋于肌表与需要向外发散的类似外感、过敏、湿气、神蒙、肺闭等疾患。根、茎、果、实类，质地相对重，容易下沉落底的药物，一般多治疗趋于下部内在与需要向内下沉的类似尿闭、便秘、水肿等与脏气虚弱等疾患。这是中医药学家在长期的临床实践中总结出来的一般规律。然而也有例外，如"诸花皆升，旋复独降。诸子皆降，苍耳子独升。"不是所有花草叶类药物都上升，也不是根茎果实类药物都下沉，还需要与药效功能结合。

药物升降主要针对身体状态的升降趋势而作为。如功效沉降下行的矿石类材质药物、泻下类或牛膝等可引药下行，气虚中气下陷时，重镇沉降类药物会增加下降趋势，理当避免；而功效浮扬上行的类似浮萍类药物、升阳、壮阳类药物或川芎等可引药上行，如肝阳上亢，上升阳浮类药物更增加其上升趋势，也当避免。

本草药物升降趋势，除了药物对机体选择性的天然特性，还需结合脏腑气机的特点，如肝升肺降、脾升胃降、水火既济等脏腑经络本然气机的趋向。

3. 药物炮制与药物煎服　中药的炮制加工与煎服方法也会影响到本草药物功效发挥。看似生活化、日常化的炮制与煎服方法，确有其合"道"而为的理论。

（1）中药炮制文化：中药炮制就是对本草药物选择、保护、促使药物最大利益化发挥药效与降低风险的药物性食材的加工过程。既然都是食材，区别仅仅在于本草是有治疗作用的食材，因此其加工炮制过程同样犹如饮食食材的中国式加工方式。

首先，从中药炮制目的分析。中药的炮制目的一是便于制剂与储藏；二是校嗅校味；三是消除或降低毒性；四是改变药物性能。从便于制剂与储藏而言，无非是需要除去药物杂质，如日常摘菜、去糠皮等行为。或便于晾晒，如日常根茎类食材切片、切丝晾晒等行为。或粉碎取末，如日常花椒、辣椒、胡椒取面等行为。或长时间保存，如日常腌制腊肉、浸泡泡菜、风干肉干等行为；从校嗅校味而言，类似日常用面粉洗涤动物大肠、生姜去鱼腥等行为；从消除或降低毒性而言，类似日常芋头、土豆久煮去除麻口之弊等行为；从改变药物性能而言，类似日常雪梨蒸熟与煮熟等行为。既保持雪梨润燥功能，又改变雪梨性凉伤胃不适合脾弱胃寒之体的特性。

其次，从炮制的方法来讲，修制，包括纯净、粉碎、切制处理等；水制，包括润、漂、水飞等；火制，包括炒、炙、煅、煨等；水火共制，包括煮、蒸、淬、𣲖等，还有发芽、发酵、制霜等。从修制而言，不外乎食材的纯净、粉碎、切制等物理加工过程，类似日常择菜、剁碎、磨粉、刀法等方法完成对食材加工的行为。如豌豆尖去老根老叶，肉类剁碎成馅、薯蓣类切片等过程；从水制而言，不外乎用水润、漂、水飞等完成对食材加工的行为。如浸泡干竹笋便于切片、反复清洗动物肠肚等过程。唯一日常较少用到的水飞方法，是因为其取极细粉末，医学上多做外科伤口时的外用。日常生活中因为有牙齿咀嚼作用，降低了对极细粉末加工方法的运用。仅仅在农村在类似葛根粉、红薯粉、汤圆粉的制作上少数运用；从火制而言，不外乎用火炒、炙、煨、煅等完成对食材加工的行为。如炒瓜子、蜜炙海棠、荷叶煨鸡等过程；煅法，由于日常食材很少接触矿石与贝壳类故少用；从水火共制而言，不外乎用水与火共同使用通过煮、蒸、𣲖、淬等方法完成对食材加工的行为。如煮面条、蒸米饭、𣲖菜凉拌等过程；其他炮制方法从类似黄豆发芽、酒酿发酵、制霜日常取恬然状态如冬瓜霜、西瓜霜等过程。

药食同源，药食来源一样，其加工方法除水飞取极细粉末、煅制矿石与贝壳类、淬烧取酥等方法外，均符合食材加工之道。

笔记栏

（2）中药煎服文化：中药煎服是中药进入人体前最后一个步骤。同样对本草药效发挥有不可忽视的影响作用。从中药煎服的水质与火候、药罐材质与煎煮时间、先煎与后下、冷服与温服、顿服与匀服；空腹与饭后、服药与禁忌等各个环节，所有的讲究都在于降低用药风险，追求药效最大化。

后世誉为"方书之祖"的《伤寒杂病论》中，大部分汤剂后都详尽地交代了煎服方法及注意事项，如用水、火候、煎煮时间、服用方法及药后调摄等均有交代，对后世医家在临床上使用中药有非常重要的指导意义。明代李时珍也指出："凡服汤药，虽品物专精，修治如法，而煎药者鲁莽造次，水火不良，火候失度，则药亦无功。"清代徐大椿在《医学源流论》中也认为"煎药之法，最宜深讲，药之效与不效，全在于此"强调"方虽中病，而煎法失度，药必无效。"说明除了药物本身的质量以外，适当的煎服方法对药效的发挥有着至关重要的作用。程国彭在《医学心悟・医中百误歌》中也说，"煎药误，水不洁，油汤入药必呕哕，呕哕之时病转增；任是名医审不决；煎药误，水频添，药炉沸起又加些，气轻力减何能效，枉怪医家主见偏。"可见古人非常讲究煎药过程的重要性以及对药效发挥的影响作用。

(3) 水质与火候：对煎药用水的质量，历代名医均有要求。如张仲景、李时珍等都有提到过雨水、露水、雪水、井水、东流水等等，现在简便实用普遍采用干净的自来水即可。关键在于用"软水""寒水"重金属含量少的水，减轻肝肾解毒与排毒负担；用水量视药量、药物质地及煎药时间而定。中药饮片因为运输和储藏的要求，大多是干品，需要用水浸泡后再煎，特别是种子和果实类药，必须有充足的浸泡时间，让水充分渗入药材之中，后用火煮沸，更利于有效成分的析出。在此过程中，不同药物成分之间还发生相应化学反应，相互作用，同时也能起到对药材本身消毒，保证用药的安全性。

根据药物质地决定煎煮的火候，如同烹饪花草芳香类食材，味辛香，性散发，含有较多的挥发油，煎煮时间长则会破坏"清香"挥发作用，从而降低解表、发散、化湿等药效，一般宜武火急煎；滋补类药多根茎，质地坚硬厚实，具有较强的滋腻性，药物内富含营养物质，如同煲汤需要文火慢炖；若药物煎糊，则药物性能完全破坏，服入体内反而增加肝肾解毒与排毒负担，当然不宜再服用。

(4) 药罐与时间：煎药的容器，因为需要直接在火上加热，凡是性能不稳定的容器自然会造成不必要的化学反应，如：含铁、铜、铝等成分的容器，在受热过程中铁与鞣质生成鞣酸铁，药效发生变化；铝与有机酸反应，可能被人体吸收后在肝、肾部位积蓄，反受其累。因此历来中药煎服选择受热均匀的砂锅与陶瓷，玻璃容器和搪瓷容器次之。

药性、病情、治疗需求，对中药的煎煮会有不同的时间要求，宜文火慢炖者，则时间较长，可以为煮沸后半小时；宜武火急煎者，则时间不宜过长，可以为煮沸后 5 分钟即可；除上述两类外的大多数药材，可以为煮沸后 15～20 分钟即可。

(5) 先煎与后下：药物有各自不同的最佳煎煮时间，同一处方可能出现最佳煎煮时间差别较大的药物，为了保证药物煎煮时间最大效益化，即可先煎与后下配合运用。先煎即延长煎煮的时间。一是有效成分不易煎出的矿物、贝壳、骨骼类如磁石、牡蛎等，久煎可使有效成分更好地溶出；二是久煎可以使毒性减弱如附子、川乌等；三是体积较大的如灶心土等，可以先煎汤代水再与其他药一起煎煮。后下即缩短煎煮时间。一是有效成分受热易挥发的如薄荷、砂仁等；二是取其泻下作用时如大黄、番泻叶用其生猛，应在药将要煎成时投入煮沸五六分钟即可。无论是先煎或是后下，都是为了追求最大化的药效。

特殊煎服方式：包煎是将药物用纱布包起来放锅里煎。主要用于三类药物：一是质地较轻容易溢出的如花粉；二是含淀粉和黏液质类容易粘锅糊化，如车前子；三是细小种子类对咽喉的刺激，如辛夷花。另煎和冲服，名贵中药单煎，以免煎出的有效成分被其他药物饮片吸附，或直接研末冲服，如人参；某些入水即化的药，如芒硝，可直接冲服；烊化，如阿胶等胶类药易黏附于其他药渣及锅底，浪费又易熬焦，宜用热药汁烊化或隔水溶化兑服；捣碎煎，如杏仁、香附或莪术等体积较大、质地坚硬的药物，捣碎后有利于药物成分的析出。

清代医家徐大椿曰："病之愈不愈，不但方必中病，方虽中病，而服之不得其法，则非特无功，反而有害。"强调正确的服用方法也是保证中药临床疗效的关键。

(6) 冷服与温服：中药的服药温度可以助药性的发挥。一般而言，汤药宜温服，但需要发汗的药物则热服，可促进发汗；解毒药宜冷服，以避免毒力发散，利于毒物排出；理气活血药宜热服，可增加气血的调畅等。对于丸散等固体药剂，除特别规定外，一般宜温开水送服。

(7) 顿服与匀服：中药治疗一般疾病多采用每日一剂，每剂分二服或三服。同一剂中药随着煎煮次数，药物浓度会逐渐降低，故服药时将所有煎液混合均匀后，再分次服用，以保证每次药液浓度基本一致，维持血液中药物的有效浓度，使疗效持续稳定。但对于一部分急性病，为了取其速效，常常采用顿服的方式，如在张仲景的《伤寒杂病论》中，对于一些急需发汗，或攻下的病证，常可见"顿服"的要求，但同时也是中病即止以免伤正。

笔记栏

小儿及呕吐患者，少量分多次服用有助药物接纳；若患者昏迷或无法吞咽，可通过鼻饲法给药。

(8) 空腹与饭后：按时服药也是保证药效的重要方面，具体服药时间应根据肠胃状况、病情需要及药物特性来确定。一般中药汤剂的服用选择在两餐之间，既有利于药物的吸收，也不至于影响食欲。空腹与饭后目的在于，空腹状态下利于补益类药物相对吸收充分；对胃肠有刺激的药物，饭后服用，药物混合在食物中可减少对胃黏膜刺激。安眠药当然睡前服，发挥效果即入睡。

(9) 服药与禁忌：《本草纲目》在“服药食忌”中概括为：凡服药，不可杂食肥猪犬肉，油腻羹脍，腥臊陈臭诸物。凡服药，不可多食生蒜、胡荽、生葱、诸果、诸滑滞之物。现代仍可资借鉴。除了食物禁忌，还有类似药物禁忌、妊娠、生理期禁忌等。还需要谨慎使用与患者身体状况，或疾病相冲突的药物。如对于糖尿病患者，使用甘草、大枣等甘味药物需谨慎；如高血压患者，慎用有升压作用的药物，如附子、黄芪等。总体而言，无外乎是为了避免可能出现的伤害，降低用药风险，更好地保证用药安全。

笔记栏

第七章　中西方医学文化差异

导　学

本章主要讨论东西方不同地域的文化影响下的中西方医学模式差异以及中西方医学合理并存问题。本章学习目的在于熟悉来自不同地域文化下产生的中西方医学模式差异，以及中西方医学的优势互补和合理并存。

中医药学，是中华先民在长期生活、生产实践中产生的。自《黄帝内经》奠基发展至今，中医药学已经有两千多年的历史，她为中华民族的生存、健康、繁衍与昌盛作出了不可磨灭的贡献。中医药学，是中国传统文化中最具特色和保存最为完整者，也是惟一继续发挥着功能、并仍产生着影响的中国学术。

一百多年前随着鸦片战争的爆发，中华民族文化受到外来文化的强劲冲击。1840 年以后，从法国天主教士詹有道在安徽五河县办诊所行医开始，西医，作为“西学东渐”的开路先锋开始进入中国。自此中华民族在同一时空、同一文化圈内，遭遇了两种文明的碰撞，开始有所比较。在讨论中医药文化之时，也必须正视中、西方医药学的文化现象。文化，都有其相对稳定的结构系统，强行改变和永远维护都是不切实际的。将两种医药学文化进行客观比较，才能知己知彼，优势互补，造福人类。

第一节　不同地域的文化影响

地理环境是人类生存的重要基础。不同地区地球表面的自然生态环境，决定了该地区人们的生存方式，并以此形成自己的文化特色。尤其在生产力相对低下的时期，地理环境对文化的形成发挥着决定性作用。

国学大师钱穆在《中国文化史导论》中指出：“各地文化精神的不同，究其根源，还是由于自然环境有分别，而影响其生活方式。”如高寒草原地带孕育了游牧文化，河流灌溉的平原孕育了农耕文化，滨海地带及岛屿孕育出商业文化等。即所谓“一方水养一方人”。不论哪一种文化，都在于满足更符合人类生存空间的地理特点，更为行之有效的生存目的。而人类生存空间的这种地理特点，也必然会影响到医药学对生命的救助方式与方法及其手段的形成。

一、东西方地理环境

东西方人类因为地理条件的限制，选择了各自不同的更利于生存的模式，造就了东西方不同的文化。西方文化发源地希腊，三面临海、一面是四分之三的山地的自然环境迫使人们需要长期与恶劣的自然条件做斗争。西方各个国家的领土普遍都不是很大，并且紧紧相依，大部分处于北寒带地区。在开发生存资源过程中养成了探索自然、征服自然的传统。同时，开放的海洋性地理环境与其所拥有的自然资源状况，决定其民族的外扩性特点，造就了该地域工商业的发达和民族对外交流的频繁。这个过程孕育出“向外”与“征服”的文化品质。而中国作为东方文化的典型代表生存在北温带地区，地处欧亚大陆东部，东临太平洋，一面临海，其它三面陆路或有高山阻隔，或有草原阻隔，形成相对内闭自守的生存环境，然而内部回旋余地又相当开阔，有广袤而肥沃的黄土和许多源远流长的大河，广大的疆土，为早期各部落提供了不同的生存场所。决定了合拍天地春生、夏长、秋收、冬藏节拍而能满足“自给自足”的生存状态的机会，孕育出“守内”与“和谐”的文化品质。

笔记栏

（一）西方地理与西方文化

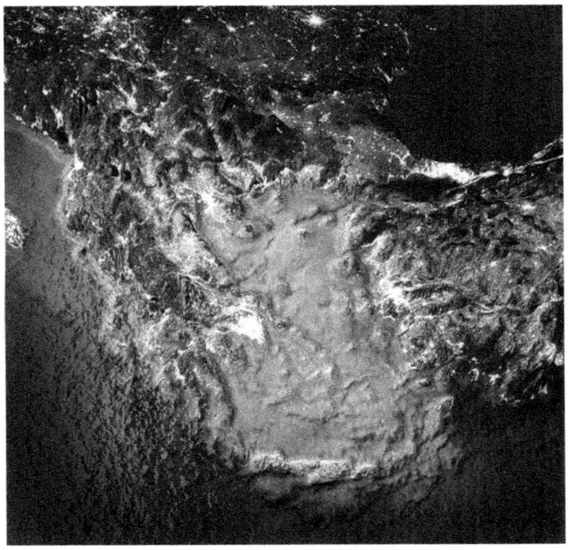

图 7－1　希腊版图

起于希腊的西方文化，由于希腊本土三面环海，南面是地中海、东面是爱琴海、西面是伊奥尼亚海，海岸长达 12 000 公里，只有北部与欧亚大陆相连接，国土的四分之三都是山地（图 7－1）。海洋生活及对外交易为希腊民族带来了美好生活，本能上造就的是向外、开放的精神。大部分西方国家生活在北寒带地区，自然环境极不利于农耕文明发展，无法满足自给自足生存的条件。因此，在获取生活资料过程“向外拓展”成为生存的动机，向外交易培育出需要“公平”与“民主”的文化品格、同时也孕育了“斗争”与“征服”的文化品质。

（二）东方地理与东方文化

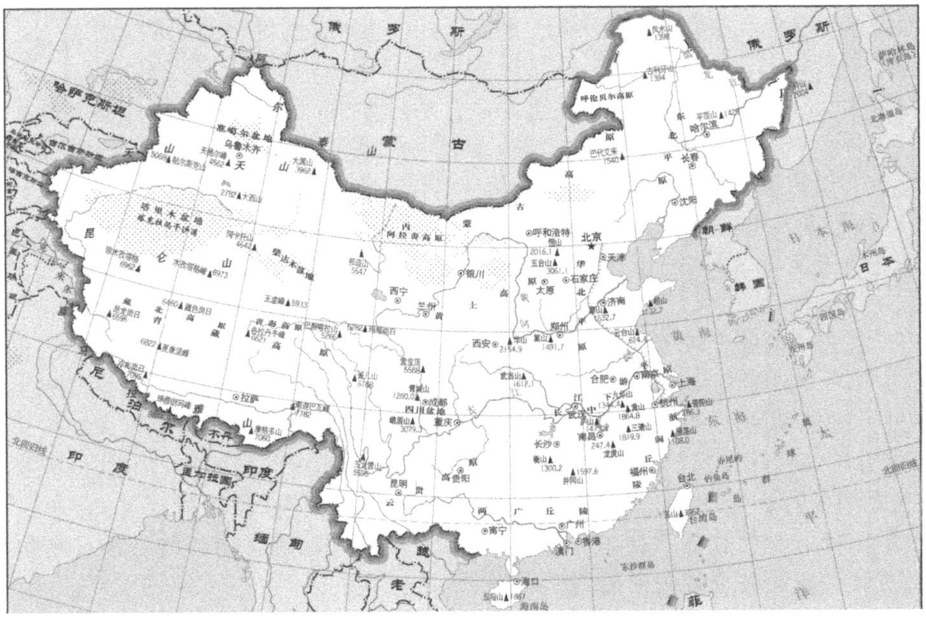

图 7－2　中国现代版图

东方文化，是大河文化。四大文明古国都产生在大河流域，古埃及的尼罗河、古巴比伦的两河流域（底格里斯与幼发拉底斯）、中国的黄河、古印度的恒河、印度河流域。大河的源头，高山积雪融化，河水定期泛滥，提供充足的水源；水源冲击扇形成了地势平坦，土地肥沃的农耕耕作地带；大河对气候调节，使大河两岸气候温和，适合人类生存，利于农作物培植和生长。如此的水源、地势、气候，能够满足原始社会时

笔记栏

期生存条件恶劣、生产力水平低下的人们生存的基本需要，由此形成了世界上四大古文明。

四大文明中至今唯一存在、东方文化的代表地域——中国，位于地球的北温带地区。这片区域内只有东面临海，北面从古到今一直存在着与大河文化隔离的北方内外游牧文化区域，西面是帕米尔高原（中国西点）、西南面是喜马拉雅山，都形成地理上的天然阻绝地带（图7－2）。而在区域内部，幅员辽阔，回旋余地大，有足够的战略纵深。守着虽然不太富裕的土地，却足以解决温饱问题。对土地守候的“乡土情”成为中国人最大的民族凝聚力。在满足生存、获取生活资料过程中“守内”、“自强”、“自足”成为其文化品格体现，区域内“和谐”相处成为生存的动机与法则。

二、东西方地理环境对医学思维影响

东西方不同的地理、地貌环境条件影响了东西方不同文化背景的形成。中、西方医药学是在各自民族文化背景下产生的生命救治方式，必然受到本地区、本民族文化的影响。不同的地域产生不同的文化，不同文化背景下产生了不同的生命救助方式，发展成为不同的生命医学。

（一）西方地理与西方医学

西方的地理条件孕育了西方医药学文化。西方医药学不可避免的受到西方“向外拓展”的文化与习惯于用“征服”手段解决问题思维的影响。

西方医药学采取“征服”的方式解决疾病对人体健康的影响。首先将细菌、病毒、癌细胞、寄生虫等引起疾病的原因，与发炎、溃烂、变性、肿块等病变组织器官病位，明确为征服的对象。强调采取靶向明确的杀菌、灭毒和切除、移植治疗等手段。西方医学内科采取明确的杀菌、灭毒、杀灭癌细胞的“病因治疗”方式；西方医学外科采取准确的切除病灶的“病位治疗”方式。无论是“病因治疗”，还是“病位治疗”，都是对象明确、部位准确的“征服”文化体现。

西方医药学在疾病治疗过程中，征服目标明确，其药物针对性较强，药物化合成分专设，手术指征与修复部位准确，因而起效较快。但因为西方药物基本上是单因单果的研究，药物之间独立发挥作用，而手术修复部位孤立，客观上难以保证药物之间、修复部位与整体之间的协同与和谐。

（二）东方地理与东方医学

东方的地理条件孕育了东方医药学文化。东方医药学不可避免的受到农耕文化与习惯于“和谐”手段解决问题思维的影响。

以中医药学为代表的东方医药学，更注重生命存活过程中，疾病、健康、生命等各种矛盾动态平衡的和谐状态的把握。针对人类生命，犹如农民按万物生长规律，观天时播种、施肥、收割、储存，获取农作物最佳生存状态以保证收成一样。首先医学活动是以人为目标对象，而非疾病。疾病犹如庄稼生长过程中的病害，病害需要杀灭，但不是目的，目的是庄稼与人的生存与生长的可持续机会。中医药学在疾病与健康的各种矛盾中，以人的生存为目标、采取了权衡利弊、分清缓急轻重、保存生存实力的“和谐”相处方式。

中医药“和谐”理念直接反映在医药学策略，体现在每一个临证处方中。处方需要与天“和谐”，即“因时”，适应当下季节的寒温暑热燥湿状态，如天燥药则润；处方需要与地“和谐”，即“因地”，适应当下地理条件，如地处湿地药则燥；处方需要与人“和谐”，即“因人”，适应当下面对人体的疾病阴阳表里寒热虚实状态；处方之间药物需要“和谐”，即各种药物功效需要针对共同医疗目的协同发挥作用。同时药物本身相互之间需要和平相处，甚至于专设“国老（甘草）”发挥“调和诸药”的作用。中药本草源自食材，其制作保持了食材烹饪的自然基本状态，许多操作可以脱离社会链条在日常生活与家庭中完成，显示简便优势的同时也带来落后、甚至不科学的评价。

第二节　中西方医学的文化差异

笔记栏

东西方两种依地理条件所造成的不同文化背景，形成了“向外”、“征服”与“守内”、“和谐”两种迥然不同的医药学文化。中西方医学有着各自不同的医学观所形成的思维模式、理论、方法、手段，体现在医药学的目标、对象、模式、模型、行为规范、手段等不同，影响着医药学的整体范式。

一、中西方医学目标与对象

医药学活动必然面对健康、疾病、生命的问题，三者之间矛盾关系处理，直接反映在医药学活动目标与对象定位的问题上。

（一）中西方医学目标比较

医学目标决定了医药学活动的对象与方向，影响到医药学活动中的主次矛盾关系处理。西方医学主要矛盾针对疾病，关注点在疾病治疗、组织修复和健康恢复；中医药学主要矛盾针对生命，关注点在各种生命状态下不息与可持续发展能力。

西方医学主要任务的现代定义是研究健康与疾病之间的转化规律。由此西方医学认识健康和疾病互相转化的规律，成就了现代“基础医学”；防止健康向疾病转化，成就了现代“预防医学”；促进实现疾病向健康转化，成就了现代“临床医学”。疾病成为危害健康的罪魁祸首，治疗疾病，成为医药学活动的关键问题。因此，现代医学的主要矛盾与关注点在疾病的预防与治疗。

中医药学承认疾病是危及健康的重要因素，但或许不是影响生存目标的必然因素与某些生命状态下的主要矛盾。矛盾在一定条件下主次关系可以转化，但人类生存愿望与目标不会变，以生命不息为前提，可以为任何状态下的生命找到最佳的处置方式。生命存活目标不变，治疗救助方法可以随机应变，也是《易经》中“不易”与“变易”的关系体现。也正因为如此，由于生命状态随机，对中医药学，临证治疗疾病难以找到现代科学定义的标准“科学”方法。

（二）中西方医学对象比较

医学目标的选择决定了医药学活动的对象。西方医学以疾病为医药学活动对象；中医药学以生存为医药学活动对象。

西方医学活动主要目的在于研究“健康与疾病之间的转化规律”，目标对象明确在健康与疾病之间，非此即彼的选择。健康为人体向往，“疾病”必然成为医药学主攻目标与对象。西方医药学活动别无悬念的选择了以治病为主。

中医药学主要目的在于维护生命在任何状态下生生不息，目标对象明确在生存与人体之间。生存是人的生存，二者关系协调统一，不存在非此即彼的矛盾对立选择，人成为医药学活动的主体，医药学活动选择了以人为本。

中西方医学两种选择带来两种不同的结果。健康与疾病的斗争永无休止，当疾病不被现代科技水平认识、当疾病不在现代化医药学科技手段能够控制的范围内，以针对疾病为对象的医学，客观上只能自然放弃治疗；而以人为本、以生存为目标的医药学，则因为没有标准的治病方案，只有最大利益化的生存动机。或许采取带病生存、或许采取先扶正后驱邪、或许采取先驱邪后扶正、或许采取扶正与驱邪并重，为生命寻找到针对当下状态的调制方案。这也是临床上常见在疾病后期，健康明显受伤害，针对治病已经没有现代科学定义的有效方法，甚至在治病与保命之间发生矛盾，中医药学因为保住命，留住人的方案反而彰显作用的缘由。

尤其值得一提的是当疾病谱、死亡谱发生改变的时候，针对疾病为对象的医药学，必然会导致医药学活动模式作出适应性的调整。这正是西方医学模式目前面临从单纯生物模式，转向生物—心理—社会医学模式的缘由。

二、中西方医学模式与模型

西方医学模式的发展，经历了神灵主义医学模式、自然哲学医学模式、近代机械论医学模式、现代生物医学模式、与生物—心理—社会医学模式等五个模式阶段。以生物体为模拟对象建立医学活动研究的生物医学研究模型。

中医药学模式经历了医巫共存的时代，进入类似西方医学的自然哲学阶段的“人与天地相参”医学模式。以天地人三者关系为模拟对象，建立“四时阴阳五行藏象”时空医学研究模型。

笔记栏

（一）中西方医学模式比较

生产力水平低下的人类社会初期，东西方医学，各自经历了神灵医学模式或巫医模式的时代。西方借助神灵、东方借助巫术消除邪恶以超自然力量来“治疗”疾病，“药物”仅仅是用作超自然力量的载体，医学没有分化成为一种专门的职业，治疗仅仅是一种社会活动。这是形成科学医学模式过程中不可避免的阶段，尤其在人类医学模式演变历史过程中，具有重要的历史地位和作用。任何文化形成，都不可能超越历史，更不可能有原始的生产力水平下的现代化医学模式。原始的医学模式，是人类历史上第一个有结构的医术体系，保存和传播着原始社会人类的医药经验，增强和鼓舞着早期人类战胜疾病的勇气和力量，在一定程度上为古代医学的诞生创造了条件。

自然哲学医学模式，将哲学思想与医疗实践结合，以自然哲学理论为基础的思维方式来解释健康和疾病。以直观自然现象说明生理与病理状态，崇尚自然疗法和朴素唯物辨证法。古希腊希波格拉底将人体物质落实到血液、黏液、黄胆汁、黑胆汁四种体液，即“四液体学说”，认为体液的失衡是疾病产生的原因，人具有“自然痊愈力”，医生在于帮助体内的“自然痊愈力”，医药学治疗强调自身物质平衡。其最大的贡献是把医学从宗教和迷信当中分离出来，产生了一个比较合理，而且近乎科学的体系。但后期因为现代西方医学文化崛起而消失殆尽。中医药接受了哲学向医学渗透，将人体物质落实到阴阳与木火土金水五种物质，即“阴阳五行说”。并形成涉及生命物质、生命形态、生命功能及其天人相通的医药学工作体系，理论高度系统化，而且趋于成熟的程度从古到今支撑着中医药学。

中世纪的欧洲，罗马帝国的衰落带来文化的被冲击加之瘟疫流行，西方医学遭遇了黑暗时期。直至1453年之后欧洲文艺复兴，推动了自然科学技术的进步，才有医学的振兴。西方医学近代机械论医学模式与现代生物医学模式，都是医学受欧洲文艺复兴文化思想与现代工业化革命成果影响的结果。哲学思想《动物是机器》、《人是机器》促使机械论医学模式出现。解剖学发展，瓦特发明蒸汽机强化了动力系统思维，影响了西方近代机械论医学模式形成；18～19世纪的欧洲自然科学与生命医学高度发展，生物学家、医学家提出进化论、细胞学说、发现微生物等致病因素，对传染病与病原微生物的认识，促进了对生物体的关注，形成生物医学模式。显微镜发明将西方医学视角扩大延伸并带向新的认知领域。西方医学走向对生物体研究深入、分科细化、而忽略相互联系的思维模式带来了实验科学的兴起。希腊—罗马医学的核心理念与精神，即以科学态度和自然哲学的方法对自然、人、生命与疾病探索的精神开始转变。

公元1453年之后欧洲文艺复兴到公元1977年最终发现了医学模式的不足，并开始了修正，医学模式开始向生物—心理—社会医学模式转移问题提到议事日程。反映了西方文明524年来对现代医学认识历程与定位，不论是机械论医学模式的“机械”式思维，还是单纯“生物”自顾自式发展，都忽略了人的自然属性与社会属性所带来的人类生存不可避免的自然与社会环境思考。美国著名医学家恩格尔在批评单纯“生物医学模式”时明确指出：“在它的框架内没有给病患的社会、心理和行为方面留下余地”。西方医学模式最终回到西方医学之父希波格拉底最初的关注个体生物人，与自然环境、与社会属性人的生存问题上，关注人类生存与自然和社会的各种关系处理，1977年明确提出的“生物—心理—社会医学模式”。

西方医学经历了神灵主义、自然哲学、机械论、生物学、生物—心理—社会五个阶段的探索发展。西方医学的医学观的主要特征就在于把人看成相对独立的生物体，从生理学的角度寻找病理机制并据此建立治疗方案，属于生物学的应用学科。基本上是围绕“科学地”认识和治疗疾病，建立起一整套针对疾病的专业化现代医疗体系。西方医学的发展历史仅仅几百年的时间，还需要有走向成熟的过程。西方医学模式在前进中不断修正，说明了前模式的缺陷，有必要修正，形成了钟摆式的发展的模式。即便西方医学发展到现代是生物—心理—社会医学模式，人与天地之间客观存在的关系仍然没有纳入其中，因此，针对人体在大自然中所出现的季节性变化影响仍然不能找到相应的处置措施与方法，成为医药学活动的死角。西方的药物中自然没有祛风、散寒、化湿、除湿、利湿、润燥、清热、清暑、清瘟之功效。

中医药学经历了巫文化与天人合一两个阶段的发展，伴随着传统文化的“早熟”而较早稳定。中医药学医学观的主要特征就在于把人看成天人一体化整体，从天人关系中寻找生存机会，并据此建立治疗方案，属于人文与自然科学结合的学科。基本上是围绕“人与天地相参”认识和调摄人体生命，建立起一整套专业化的传统医疗体系。更重要的是中医药学形成了天地人以阴阳五行为纲的研究模型，保证其医学模式的实现，因此能穿越时空稳定发展。

笔记栏

“人与天地相参”的关键在于使得人与大自然的关系成为医药学的本然关系，是医药学活动必须面对的问题。天地对人体有影响，这促使中医药发现风温、春温、秋燥、暑湿、寒凝等季节性气候变化与天地之间疫气所带来的疾病，进而出形成祛风、散寒、化湿、除湿、利湿、润燥、清热、清暑、清瘟等相应治疗措施与手段。

（二）中西方医学模型比较

医学模型，是不同的医学意识、观念，通过实体或者虚拟表现、构成客观阐述形态与结构，模拟表达医学研究目的的载体。成熟的医学模式，需要有与之相配的工作模型作保证。西方现代生物医学以疾病的载体——生物体为模拟对象，建立医学活动的生物医学研究模型。所有医学活动建立在以实验动物模拟人体的基础之上，虽然“生物—心理—社会医学模式”提出近二十年，但是与之配套的医学研究模型尚停留在单纯的生物医学模型。生物的心理与社会因素没有模型与模式对接配套，只能由医者的人文精神进行弥补，东方传统时空医学以放置于天地之中的人为模拟对象，建立医学活动的“四时阴阳五行藏象”研究模型，将人与天一体化，用“三因制宜”原则确保“人与天地相参”医学模式实现。

第三节　中西方医学合理并存

我国医药学经历了漫长的时期，其独特的理论体系和治疗方法早已达到相当成熟与完备的程度。因此在清代后期，中医药学学术上突破较少。随着西学东渐，中医药学在没有做好任何准备的情况下伴随民族主权丧失，受到强烈的文化冲击，听凭西方医学逐渐侵入，领地丧失。中医药学面对西方医学开始试图融合，自身发展逐渐趋于缓慢。其后由于政治上的原因，北洋政府与国民党政府分别采取了“教育漏列”与“废止旧医”的政策，以及抗日战争与解放战争期间缺医少药状况，使中医药的发展陷入极大困境。直至根据地时期与中华人民共和国成立初期才最终确定了团结中西医的方针。中西方医学是两种完全不同的文化体系，团结与结合都还在摸索中前进。经历欧洲文艺复兴的西方工业化带来的技术进步，在医药学上体现出先进的现代工业技术优势，但文化上对中医药表现出歧视，技术上表现为排斥，面对这样的客观存在状态，我们更需要反思张锡纯所倡导“取西医之所长，以补中医之所短”“合中西医融贯为一”的观点。

纵观历史上中医药发展的社会背景，回顾教育“漏列”，废止“旧医”所致的中医药发展人才教育和卫生管理地位与权力受限，甚至连医药合法性都需要争取的史实，中医已经在争取合法上消耗了过多精力。环顾西方医药学先进的技术、医院规模化的发展，促使中医药对自身发展进行反思，亟需探索以保存自身发展为前提的切实中西医结合之路。

一、值得思考的中医药学

中医药学的发展与中华民族历朝历代的社会思想文化密切相关。中医药学是民族的医药学，她的文化与民族文化休戚相关。社会生产力水平决定了医药学发展水平，中国医药学在历朝历代都是伴随民族文化成熟与社会生产力水平而进步与发展。没有经历资本主义工业化的中医药，与具有先进技术的西方医学相比较，自然缺少了现代科学技术的支撑，这也是中医药学需要向西方医学借鉴之处。

（一）社会思想与文化背景

殷商时期，巫文化是社会的主流文化，萌芽状态的医药学自然不能脱离巫文化的痕迹，巫医并存的现实是医药学的必然选择。

周朝以德配天，巫的支配力下降。医药学与巫的职位开始分别设立，医药学开始脱离巫文化。在周朝礼乐治国影响下，医药学礼数反映在医学分食医、疾医、疡医、兽医四科设立、医学组织与管理系统建立、医学制度确立等方面，中国的医药学体系逐渐形成。

先秦至战国时期，诸子百家争鸣为中医药学奠定了思想文化基础。《黄帝内经》是中华民族医药学经历上古医学实践、在先秦诸子百家思想成熟形成民族文化“轴心期”背景下哲学向医学渗透的结果。

汉初推崇黄老之学，汉武帝—董仲舒时代废黜百家、独遵儒术，儒道之学成为正统之学，也为中医药学文化打下深刻的烙印；佛教自东汉传入我国，在东晋以后儒、释、道三家均取得较快地发展，隋、唐时期，也是中国佛教的大成时期；元朝政府大一统天下，丘处机与成吉思汗“龙马相会”促进了道教主流全真道的发展。儒、释、道三家在不同朝代得到统治者支持而形成鼎力之势。佛学思想对生命文化渗透，护生意识增强。此期的医家思想受到儒、释、道各派的影响，对医药学的各个方面进行系统总结，促使分支医学

笔记栏

蓬勃发展。

隋唐皇朝，经历了五胡乱华和南北朝两个漫长阶段后的大一统时期，政治开明、政策开放，官方直接参与对医学事业的组织和协调。盛世唐朝出现世界上第一个医药学教育机构——太医署，世界上第一部政府颁布的国家药典——《新修本草》都在此期出现。

宋金元时期，尤其是北宋政府对医药学的态度，下诏王惟一铸造“天圣针灸铜人”，《图经》刻在开封大相国寺石碑之上。《太平和剂局方》虽不足800首方剂，但都经过广泛收集与太医局验证的经历；此期各民族经商往来、战争频繁，依然文化交融，金元四大家学术争鸣，丰富了医学发展；《饮膳正要》就是得益于元朝版图辽阔，让御医忽思慧有机会见到全国丰盛的奇珍异宝写下第一部营养学专著，更得益于明朝皇帝朱祁玉为其作序得以推广。明代早期还有明太祖朱元璋第五子朱棣考核可救饥馑的野生植物414种编成的《救荒本草》一书。

隋唐时期与宋金元时期，中医药理论得以成熟并深入发展，但并非是其单一学科的进步，茶叶、丝绸、陶瓷（唐三彩、宋钧瓷、元青花）、纸张、指南针、印刷术、唐诗、宋词、元曲等都是此阶段的社会生产力水平提高、生活富足、文化繁荣的风采展现，自然也会在促进医药学的发展。

西汉帝王促使中国医院雏形产生、东汉末年伤寒传播促进了临证医药发展；魏晋时期对天花开始记载；金元时期学术争鸣，促使温病脱离伤寒思想出现；明清时期瘟疫研究促使“温病学派”产生。西学东渐促使“中西汇通学派”兴起。北洋政府与国民政府边缘与打击中医，造成中医药事业萎缩与文化冲击。中华人民共和国成立后的第一代领导人拨乱反正确定中西医团结策略。

纵观历史上中医药发展的社会思想与文化背景，不难发现，中医药学是民族医药学，她的发展必然伴随着民族文化的发展，并受当时政府的态度影响。历史上对中医药的打击也是从杜绝中医参政，让其没有话语权；“漏列”人才教育，让其乏人乏术；现行中医药执业非法化，让其自生自灭三个方面入手。因此，中医药事业发展的话语权、教育权、行业权历来是中医药为生存斗争的关键。

中医药事业发展需要话语权、教育权、行业权，没有政府保护发展就会受阻。保护中医药文化就是保护民族文化，与传统文化共存共荣，是民族医药学的必然发展规律。

（二）医学技术的发展境遇

社会生产力水平低下的殷商时期，巫文化盛行，原始社会遗传下来的针砭、祝由、汤液、醪醴成为医药学主要手段。及至《黄帝内经》与《伤寒杂病论》时代，情志调理、环境调理、劳逸调理、饮食调理、经络调理、药物调理等成为中医药学的主要防治方式，中医药手段如针灸、按摩、导引、熏洗、浸泡、药膳、坐药、纳药鼻中、栓药等，以生活化方式渗透其中。

中医药学理论在农耕文明背景中产生，在没有经历资本主义工业化影响之前已经成熟，带有农耕文化的痕迹。新石器时期的砭石，随着冶炼技术成熟才会有金针、银针的形成。选用砭石进行切开引流，是因为当时没有手术刀；华佗用“麻沸散”进行手术麻醉，是因为当时没有麻醉剂；孙思邈用葱管导尿，是因为当时没有橡胶管；选择天花患者口疮中的脓液，敷着在健康人的皮肤上进行天花免疫，是因为当时没有天花疫苗。这些现象并非中医药理论的不成熟，而是社会生产力水平在医药学手段上的区别应用。中医药在医药学目标、对象、模式、模型、行为规范、医学方式上呈现出核心理论成熟、甚至于早熟，形成了几千年的穿越。然而伴随着主权丧失的西学东渐，形成中西方文化截然两大阵营。中医药甚至于还来不及学习人类新的科学技术，享受现代化工业成果，就在倍受打击与逐渐萎缩过程中，丧失了对现代技术学习与吸纳的机会。而欧洲工业的机械革命与电气革命带来的现代化手段的利用，正是中医药学需要加以重视和适当借鉴的地方。

（三）盘尼西林的医药时代

当代表东方医学的中医药学还在为自身存亡抗争、发展受到严重阻碍之时，西方医药学随着西方工业化革命进程，得到了突破式发展，尤其以“征服”细菌的斗争为代表，进入到“盘尼西林”的辉煌时代。

德国的J. P. 格里斯1859年发现了苯胺的重氮化合物，并制备了第一个偶氮染料——苯胺黄，于是磺胺在1908年就作为偶氮染料的中间体合成出来不仅开启了合成染料着色的历史，而且对人类与细菌的斗争提供了有力武器。1932～1935年，德国科学家发现化合物“百浪多息”，并发现了对实验动物的某些细菌性感染有良好的治疗作用。其后欧美各国的科学家研究阐明百浪多息的抑菌机制，并对其结构进行了多方面的改造以扩大磺胺抗菌谱和增强其抗菌活性，合成了数以千计的磺胺化合物。其历史意义在

笔记栏

于其一，高级动物人类对低级病原体细菌找到针对性物质制胜的办法，成就了西方医学药物成分研究思路；其二，开启人工合成物进入人体治疗疾病的先河。

随后英国科学家1929～1940年发现青霉素，并成功的用于人的疾病医治。二战后期，受伤士兵增多，对抗菌药物的需要尤为迫切。为数不多的青霉素由于具有更高的抗菌作用，在医治重伤员时显示了较大的威力，弥补了磺胺药的不足。对青霉素认识与广泛运用起到极强的推动作用，青霉素的发现，使人类结束了传染病几乎无法治疗的时代。青霉素是人类取得的一个了不起的成就，1942年，Waksman在美国细菌学会提出“抗生素”一词。

其后，先后于1944年发现链霉素，1947年发现氯霉素，1948年发现金霉素，1949年发现土霉素，1951年发现红霉素等。但磺胺药具有性质稳定、易于组织生产、价格低廉、服用方便等优点，在抗生素药物中始终占有重要的地位。随着化学合成技术的发展，在弄清自然来源的抗生素的结构后，开始生产半合成抗生素，人类出现了寻找抗生素新药的高潮，进入了合成新药的新时代，迎来抗生素药物时代。

南京农业大学校长、中国微生物学家和农业教育家樊庆笙教授于1944年随身携带刚在美国问世不久、比黄金还贵重的三试管盘尼西林菌种回到祖国，与朱既明合作，在昆明西山极简陋的条件下，制造出中国第一批5万单位一瓶的盘尼西林制剂，并由其审定了中国学名——青霉素。战乱中的中国成功借鉴了西方医学成果，成为世界上率先制造出盘尼西林的英、美、法、荷兰、丹麦、瑞典和中国七个国家之一。其后，樊庆笙教授致力于青霉素菌种的筛选和培育，为青霉素的批量生产打下了基础，被誉为中国的青霉素之父。1953年5月，中国第一批国产青霉素在上海第三制药厂诞生，开启了中国生产抗生素的历程。

（四）医药学的医院式发展

“医院(Hospital)”一词由拉丁文(Hospitalum)“客栈”演变而来。医院设立初衷，是提供避难场所。后来才逐渐成为收容和治疗病人的专门机构。

古希腊的阿斯克来皮斯神庙已初具医院的雏形，罗马帝国也有为战士提供治疗的诊所，然而，直到基督教统治时代才有了现代意义上的医院。医院成为医药学科生存、研究、实践与文化传播的基地，延续至今。鸦片战争以后随着口岸开放“教会医院”就是“西学东渐”在中国的重要载体。医院形式的存在为西方医药学规模性发展、医药学技术进步与人才集聚、文化传播起到积极促进作用。

据《周书·五会篇》记载：周成王在成周大会的会场旁，设“为诸侯有疾病者之医药所居”的场所，被视为我国最早的医药活动专业场所雏形。春秋时期，齐国政治家管仲在首都临淄建立了“养病院”，收容聋、盲、跛等病人集中疗养。西汉年间，黄河一带瘟疫流行，汉武帝刘彻在各地设置医治场所，配备医生、药物、免费给百姓治病；汉平帝元始二年(公元2年)，“民疾疫者，舍空邸第，为置医药”，这应该就是中国较早的隔离医院。秦汉与三国期间设有太医令后演变成为太医局、太医院，元朝随着回回文化崛起，除元帝国设置的官方的回回医药机构外，还有很多民间私立的回回医药机构。坐堂医源于张仲景“坐堂行医”的模式，即今日诊所医院模式的雏形，多为医者私人的行医活动，依附于中医药机构之中的。在我国传统中医药也曾被历代统治者重视过，并且由官方主持编纂医药文献，直到晚清西方医院制度引进，以前的中国医疗活动形式，包括医疗与护理，均以家庭为单位。医药者祖辈相传、师徒相传，没有专业培训机构的学习经历。单独、分散执业，或坐堂开店，或应请上门施治，或游散各地，走乡串村，悬壶行医，治百家病。历代深藏在宫廷内的中医药的“医院”雏形，并没有进行社会化、平民化推广，丧失了规模化社会发展形式的机会。导致在医药学规模性发展、医药学技术进步与人才集聚、文化传播的形式上，难以具备优势。

官办医院的形式随封建制度解体而消失，当其时西方医院大量进入，并传入了现代管理制度，加之遭遇政府层面“漏列”与“废除”的打击，中医药学丧失了自身发展形式与载体。时至今日，中医院也是参照西方医院形式演变而来。然而，国民对医院形式的认可与医院模式对医药学发展的积极推动作用，值得中医药学借鉴与思考。

新型医院文化是一种群体文化，是以医院为载体的全体职工在长期的工作和生活过程中创造出来的物质与精神成果的表现。当医院发展到一定程度时，特别是发展为大中型医院，在日常运作中必须包含健康向上的医院文化并凸显其文化特色，只有这样才能创立良好的医院品牌，有助于医院的进一步发展以及核心竞争力的形成，从而实现医院更大的社会效益和经济效益。如今管理人士越来越重视医院的可持续发展，某些医院已经将创建品牌作为战略目标，可见现代医院文化发展日益加深，品牌化成为发展的必然。中医药事业发展中的中医医院日益重视自身的文化建设与特色凸显，意识到中医药机构文化建设的重要意义和现实意义。并将文化建设置于精神文明建设的重要地位。在此过程中，我国现代中医医院

笔记栏

文化应运而生，新型的适合中医药机构发展的集团化、规模化发展形式正在被加以有效利用。

（五）中医药文化正在觉醒

中西方医学是两种完全不同的文化体系，中医药采取了团结与结合的包容态度。而经历欧洲文艺复兴的西方工业化革命带来的技术进步的西方医药学，在文化上对中医药表现出质疑与批判的态度。面对客观存在状态，需要反思张锡纯所倡导“取西医之所长，以补中医之所短”“合中西医融贯为一”的观点。

争取合法地位的存废之争，其一，导致中医药业界的精力一直致力于为生存与合法地位而抗争，客观上造成中医药在学术发展上弱化，使中医药的学术研究与发展成为空想；其二，人为加剧了中西医的分裂和相互对峙的局面，以致面对两种医学体系至今都难以客观认识；其三，对中医一而再，再而三的蔑视、排斥、批评、打击等，在政府、知识学界、社会百姓等各个层面思想上造成根深蒂固、至今都难以消除的不良影响。

东西方医药学的冲突，实际上是东西方地理文化的冲突。文化成自天然，没有对错，各有优劣。因此，文化有自己的特征，强行维护与强行改变都无济于事。中医药有着几千年根植于中华传统文化、世世代代与人类健康息息相关，着眼未来，关注中医药的自身发展能力，干自己能够干的事情，才是现代中医药需要面对的问题。

国家在 2010 年 10 月将中医药文化学作为二级学科进行建设，填补了几十年来中医思想文化专题教育的空白，2009 年开展了轰轰烈烈的“中医中药中国行”大型中医药文化宣传活动，近年来中医药文化在旅游、养生、养老、文化基地建设、海外传播方面大力实践，表明现代中医药文化正在觉醒，已经将精力投入到对自身发展有益的事情上。2016 年国务院发布未来十五年《中医药发展战略规划纲要(2016—2030年)》强调“坚持中西医并重，从思想认识、法律地位、学术发展与实践运用上落实中医药与西医药的平等地位”，伴随着伟大的中华民族复兴梦中医药事业与文化必将焕发出勃勃生机。

二、值得借鉴的西方医药学成果

东西方医学各自在不同国度不同人类历史文明的背景下形成了不同的医学观，但是并不影响医学技术手段上的互相借鉴。有谓：人体并无中西医，医学总会有同根。对人体而言只要有利于生命最佳状态，对临证而言疗效就是硬道理。医药学发展到今天，现代科技手段与技术不断进步，2015 年西方甚至提出“精准医学”概念，其正在影响医学的先前发展，医药学选择的是有利于人类健康与生命的可持续发展机会。

（一）解剖构造详尽值得学习

西方医学解剖生理构造详尽，来自于比利时医生维萨留斯(Vesalius，公元 1514—1564 年)，冒着被宗教迫害的危险，著有《人体结构》纠正了西方现代解剖学创立的奠基人盖伦(Galen，公元 130—201 年)最早较完整的解剖论著《医经》上的人体认知误区；欧洲文艺复兴的“巨人”意大利莱昂纳多·达·芬奇(Leonardo da Vinci，公元 1452—1519 年)描绘了乃至现代也是罕见、精细正确的解剖学图谱。西班牙医生塞尔维特(MichaelServetus，公元 1511～1553 年)发现了血液的小循环系统；英国解剖学家哈维(William Harvey，1578～1657)通过大量的动物解剖实验，系统阐释血液运动的规律和心脏的工作原理，并发表《心血运动论》等论著，证明了心脏是血液运动的中心和动力的来源，使之成为近代生理学的鼻祖，使生理学从解剖学分离。这是人类突破了宗教神学和思辩哲学的影响对自身探索的实践成果，尤其是用机械运动解释生命，将疾病比作机械故障，治疗比拟为维修机器。并且工业化革命带来器械的精美，让维修机器、解决机械故障的思维得到实现与进步。解剖与修理机械故障思维促进了外科学的发展。

《史记·扁鹊传》记载了中医在先秦(即公元前 221 年以前)扁鹊时代，已经开始“割皮解肌，诀脉结筋，搦髓脑，揲荒爪幕，湔浣肠胃，漱涤五藏”，《灵枢·经水》指出：“若夫八尺之士，皮肉在此，外可度量切循而得之，其死可解剖而视之。”而且以解剖部位对穴位命名如颧髎、腕骨、大椎、曲骨、巨骨等大量的事例存在，可见解剖在中医本身就是方法手段之一，《后汉书·华佗传》记载：“若疾发结于内，针药所不能及者，乃令先以酒服麻沸散，既醉无所觉，因刳破腹背，抽割积聚”不仅解剖手段与外科手术时兴，而且还发明了名为“麻沸散”的麻醉剂。然而中医药学外科发展史上值得注意的是其一，手术运用更多的借于民间医生之手，直至后期没有看到类似医院集团化规模的外科手术发展；其二，受传统孝文化“身体发肤，受之父母，不敢毁伤，孝之始也”影响，解剖学手段的发展受到限制，以至于清代医家王清任通过“每天压马过起地”对内脏暴露于荒郊野外尸体的观察，才发现人体横膈膜，著《医林改错》一书；其三，农耕文化孕育的

笔记栏

中国医药学，没有经历欧洲工业化革命带来精美的手术器械，从砭石到铁器在医学器械上没有得到更进一步研究，这也影响到古代医家对人体解剖的观察兴趣。

现代解剖学对人体结构有了定位准确、形态清晰的认识，有利于人类认识自身和直接准确地描述疾病在人体出现的反应。不论中医还是西医研究的对象都会涉及到人体，对人体结构的准确描述是医药学活动的基础。西方提供了成熟的医学学科基础，对人类医学发展有不可磨灭的作用，中医药学活动理应学习与借鉴，清楚人体结构才会对人体修复了如指掌，清楚生理结构，才会知道病理让生命改变了什么。

（二）病变部位准确值得参考

生理是建立在人体生物解剖器官基础上，生命活动和各个器官的功能；病理即疾病发生发展的过程和原理。生理功能与疾病过程和原理原本都是抽象的生命状态，但是生理功能建立在生理器官之上，病理自然会引起生理器官发生改变，造成机体器官、组织或细胞的形态改变。因此抽象的病理过程演化为具体的组织器官因为疾病呈现的形态学改变，被称为“病理改变”。

病理改变起到定点定位准确描述病灶的作用，尤其是对器质性损伤（有形态改变）的疾病，具有临床治疗的现实意义。比如“月经量少”的概念较为抽象，如果有 B 超下子宫内膜厚薄的直观呈现，则会对“少”的概念有程度上的准确认识，也有利于对子宫内膜生长时机与因素的把握。如果将中医对疾病发生发展过程的“辨证”推理，结合病理形态学变化参考，则功能性疾病变化与器质性病理改变，都可以了然于心。为临证治疗疾病、维护人体健康提供了坚实的基础。

（三）药理作用规律值得参考

药物是调摄人体功能与医治疾病的医药学活动载体。西药吃成分，中药吃性味、吃平衡。药理是西方医学研究药物成分与机体（含病原体）之间相互作用、及其规律和作用机制的一门学科。药物、人体与病因之间相互作用，药理规律和作用机制的研究，有助于人类对药物已知成分进入人体后的作用规律与机制的把握。尽管人类面临庞大的以及不断被发现的病因，药物未必万能、已知药物成分的作用机制未必符合实验中想象的人体药理环境，还有许多不尽人意之处。但这是人类现有的药物研究水平，为阐明药物作用机制、改善药物质量、提高药物疗效、开发新药、发现药物新用途，以及探索细胞生理生化及病理过程等提供实验数据，值得加以重视与利用。

在中药的临证运用中，如果处方选药遵循中医理论指导，然后再结合药理作用，仍不失为一种明智的选择。比如中药丹参，是心脏疾患活血化瘀的传统首选药，而在现代药理作用中，丹参可以清除肝脏与心脏脂褐素的作用。现代药理作用无疑是增强了心脏疾患选择丹参的依据和支撑力度；再如癌症病人需要选择益气的中药，党参与黄芪都可以益气，但在中医药理论指导下选择有抗癌作用的黄芪自然优于没有抗癌作用的党参。如此等等，中药性味功效与成分参考结合都是现代科学理念与技术值得加以重视与利用之处。

（四）现代技术先进值得借鉴

现代科学技术是现代社会生产力水平的体现，欧洲第一次机械工业革命与第二次电气工业革命的成果运用到医药学上，出现了层出不穷的医药学新手段。听诊器，是物理声波传导技术在医药学上的的运用；X 光，是照相技术在医药学上的运用；CT，是电子计算机横断扫描技术在医药学上的运用；伽马刀，是伽马射线技术在医药学上的运用。西方医学在现代科学技术的帮助下得到了突飞猛进的进步，手术器械也变得更加精美实用。

中医药学理论已然成熟，若能接纳与借鉴现代社会科学技术发展成果，提高其技术手段，在中医药理论指导下运用到临床，中医药学定能与时俱进，焕发活力，走向未来，为人类健康水平提高作出更大的贡献。

笔记栏

第八章　中医药文化的建设与传播

导　学

本章主要讨论中医药文化建设的现代需求、中医药文化传播内容及其途径、中医药文化传播的物化表达等问题，是当前传承与发展中医药文化必备的基本知识。本章学习目的在于掌握中医药文化传播内容、手段、途径，熟悉中医药文化建设的现代需求，了解中医药文化的物化表达在中医药文化传播与发展中的重要意义。

中医药文化是中华五千年文明的重要组成部分，是全人类宝贵的文化遗产。随着我国经济社会快速发展和全民健康意识的提高，国家文化软实力提升，传统文化受到了应有的尊重。中医药文化建设工作迎来重大发展机遇，取得了明显成绩。与时俱进地大力发展中医药文化，是促进中医药事业科学发展的重要举措，也是弘扬中华优秀传统文化的重要任务。

“十一五”期间中医药文化建设首次纳入中医药工作重点任务之中并得到快速发展，逐步建立了促进中医药文化传承与发展的良性运行机制，初步形成了中医药文化与医疗、保健、教育、科研、产业以及对外合作交流全面发展的新格局。“十二五”期间国家“坚持中西医并重”“扶持中医药和民族医药事业发展”，强调在深化医药卫生体制改革工作中进一步发挥中医药作用。“十三五”已经起航，“中医药健康服务发展规划”明确了中医药文化建设在健康服务领域的重任。当“十三五”收官之时，将迎来中国共产党成立100周年，即“中国梦”核心目标实现的第一个100年。中医药文化作为中国优秀传统文化的重要组成部分，是中医药事业的根基和灵魂，文化传承与创新是文化建设的基本内容，是文化发展繁荣的基本规律。中医药文化建设成为新时期民族文化复兴与中医药事业发展的一项重要而紧迫的任务。

中医药文化在国内外的作用与影响显著增强，中医药文化建设工作呈现出良好的发展态势。但是中医药文化的建设工作仍处于起步阶段，中医药文化的传承及发展现状与社会需求和走向世界尚有差距，高效顺畅的中医药文化工作机制和发展体系需要进一步健全，中医药文化发展规律和特点需要深入研究，中医药文化专业队伍需要充实、素质有待提高。

第一节　中医药文化建设的现代需求

中医药文化是中华民族优秀传统文化的重要组成部分，是中医药事业持续发展的内在动力，是中医药服务的内在精神和思想基础。近年来国家启动“传承中医国粹，传播优秀文化，共享健康和谐”为主题的“中医中药中国行”大型科普宣传活动，并与2010年开展“中医药文化科普巡讲活动”、2011～2013年继续开展“中医中药中国行——进乡村·进社区·进家庭”活动以及2013年“中医药文化科普基地建设”活动，这些活动有效地调动起全社会对中医药文化的关注热情，增强人民对中医药文化的广泛信赖与学习。同时，作为中医药事业持续发展的内在动力的中医药文化，对中医药健康服务有着不可忽略的支撑作用。因此，中医药文化建设有着广泛的社会需求。

笔记栏

一、中医药机构的文化建设概况

中医药机构是中医药文化建设的专业阵地，是中医药文化传承与发展的载体。中医药机构之中的中医医院是中医药文化继承和创新、展示和传播的基本阵地。抓住中医药文化传播的有效载体、重要场所、基本阵地，从机构价值观念、员工行为规范、机构环境形象等方面体现中医医院的基本特征，坚持中医药为主的发展方向，提高核心竞争力，保持发挥中医药特色优势，满足广大人民群众对中医药服务的需求，有着极其重要的现实意义。此外中医药文化建设还涉及政府机关、企业、学校、社会团体、媒体、养生行业、养老行业、餐饮行业、旅游行业、中医药服务贸易等领域。

（一）中医药机构文化建设的目标与要求

《中医医院中医药文化建设指南》以中医医院为代表，明确规范了中医药机构的自我形象建设意识及其内涵建设目标，结束了中医医院文化建设没有理念、没有内涵、没有表达，甚至是模仿西方医院建设的历史状况。随之带来中医医院文化建设中自觉或不自觉的形象改造意识，职工对中医药文化学习的需求也日益旺盛。

1. 中医药机构文化建设的目标　中国内地对医院实行三级六等的等级划分，中医医院在创建等级的过程中，每个等级达标都有相应的中医药文化建设分值。中医院为满足达标要求，理解与不理解、自觉与不自觉的都必须有中医药文化建设的措施，达标导向促使中医医院从领导班子到职工将中医药文化建设提到日程、规范活动行为、融入日常工作。

中医药机构是中医药文化的基本阵地与载体，是中医药文化建设的立足点。国家要求规范中医院建设，正确表达中医药文化是中医药文化建设者应尽的责任与义务。中医药机构文化建设中，也暴露了中医药文化建设在领导班子中认识差异与人才队伍不足的现状。需要解决有没有中医药文化建设意识与建设队伍的问题，提示着中医药文化在中医院建设中的重要性与努力方向。

2. 中医药机构文化形象设计的要求　中医药机构、中医药文化科普基地、中药种植与植物园、研究所等实体机构，都是中医药文化承载的重点场所。不论是医院创甲达标、或是产业转型宣传、或是中医药服务对外贸易、或是养生、养老、旅游、餐饮等涉及中医药文化建设的需求与日俱增。因此，中医药文化形象设计显得尤为重要，中医药文化形象打造，成为中医药健康服务全社会与中医药走向世界开展贸易服务的广泛需求。

打造中医药形象，不是简单的文化元素堆砌，是需要不断挖掘、提升内涵与表达的学问。近百年来“西学东渐”加上北洋、国民两届政府对中医药文化打击，流传至今的中医药基本上是以明清民间医生形象代言，用曾经边缘化的民间形象代表新时期、新形势的中医药文化形象显然不适宜，但也不能完全脱离传统文化习俗。中医药文化形象建设的主要指导思想是保护文化传统，展示中医药现代风貌与优势。中医药文化在中医药行业的形象表达，将是中医药文化建设的一个新兴领域。

3. 中医药机构健康服务项目的要求　中医药健康服务项目化是中医药健康服务能力提升的体现，中医药人员更注重专业理论、知识、技能的学习，而对基础理论研究、中医药文化物化表达、中医药服务项目市场化研究等领域较为忽略，中医药院校中的中医药文化教育缺失，导致目前新时期、新形势、新任务下的中医药文化建设与宣传队伍的人才缺失，中医药优势从文化理念与健康服务项目上展示不足。

国家在2008年启动了中医药健康服务项目之一的“治未病”工程，全国各地的中医医院都有了相应的“治未病”科室，但目前很多科室担任的任务依然停留在普通临床看病方式，或结合健康体检报告提供了一些与西方医学没有区别的建议。在健康文化、健康管理、健康保险服务能力等方面，从内涵建设上还需要进一步提升，才能真正显现“治未病”的效果。只有让中医药机构的健康服务项目具体化，让“治未病”文化建设能够规范临证行为、具备可操作性，并配以适当的管理形式，“未病”先防才有现实意义，才能够真正实现医疗卫生工作重点前移。

（二）扩大中医药机构文化建设的范围

中医药文化建设需通过分类指导，加强医疗、保健、教育、科研、产业等机构文化建设，塑造中医药行业特有的人文环境。需要强化中医药文化教育，提高各级各类中医药人员的文化素养，弘扬“大医精诚”传统职业道德，提升中医药人员的职业能力和水平。研究制定有利于各级中医医疗机构开展中医药文化建设的政策措施。在全国所有中医医院、中西医结合医院、民族医药医院开展文化建设，加强价值观念、行为准则、职业道德、环境形象等方面的建设。

1. 中医医疗、保健机构的文化建设　中医院、中医保健机构除了需要加强中医药文化内涵建设，同时不能忽略在建筑风格、内部装修、装饰及布置等外观上体现中医药文化，通过传统文化元素和艺术手段

笔记栏

（雕塑、壁画、书法、绘画）展现中医药文化，营造中医药文化的环境氛围，体现中医药古朴典雅、简约大方的特色，突出中医机构与其他医疗机构不同之处。也可设立“中医文化广场”“中医文化长廊”或“中医文化墙”，开设通俗易懂、形象直观、科学实用的中医药科普教育专栏，介绍中医药的基本知识、诊治原理，普及中医药防病治病知识，宣传与人们日常生活相关的中医药知识、方法、观念，力争使每一个来到中医医院与保健机构的执业者与就医者，都能从中感受到中医药文化氛围，接受中医药文化的陶冶。

2. 中医药科研及产业机构的文化建设　中医药科研机构，更看重在科研方面的专业学术水平，而增强科研工作者文化底蕴，促进科学态度和人文精神的有机结合，是科技创新能力不断提升的基础。没有文化的研究者只能做没有文化底蕴的中医药学术研究，只能是“形而下”“术”层面的“器”，不利于中医药学术理论的传播。中医药发展需要“形而上”“理”层面的“道”，需要在中医药理论指导下、中医药文化约束下的研究行为，即便是“术”也应该是符合中医药理论、受中医药文化约束的行为与手段。

中医药产业机构，是中医药直接服务社会、面向市场的载体。中医药产业机构的文化形象当然是中医药文化形象代言者，中药的种植、加工、销售或是养生、养老等，除了自身产业特点，最重要的是体现中医药的文化特征，使其与相同领域的其他产业机构区别开来。

因此，需要调查分析国内中药企业文化建设现状，研究制定鼓励科研机构加强文化建设和文化研究的政策措施，筛选一批具有中医药文化特色的企业作为中医药文化建设试点单位，带动科研机构与中药、养生、旅游等产业机构的中医药文化建设。

3. 中医药教育机构的文化建设　教育承担着事业后继接班人的培养重任，中医药教育也不例外。历史上对中医药的打击，就是从北洋政府对中医药教育“漏列”，中医药被边缘化开始。中华人民共和国成立后，党和政府对中医药教育高度重视，大力扶持，积极开办中医药高等教育，保证了中医药事业后继有人。

明确中医药教育机构在中医药文化传承中的重要责任，需研究制定中医药教育机构文化建设的政策措施。从建设富有中医药特色的校园人文（文化馆、专栏、专项活动等）环境、开设中医药文化课程入手，逐步构建中医药教育机构文化体系，将中医药文化理念和实践融入人才培养全过程。发挥教育机构知识密集、人才密集和文化氛围浓厚的优势，研究探索中医药文化建设、人才培养与传承的思路和方法。

需要注意的是，中医药思维伴随着中华民族传统文化延伸至今，中小学传统文化的教育背景是高等教育阶段传播中医药文化的基础，影响着高等教育阶段的医学生命观、价值观的形成，是中医药思维教育的源头活水。因此，重视中小学中医药文化教育是不可或缺的环节。同时高等中医药教育中的数字化、新媒体等教学趋势已经崭露头角，也是中医药教育与时俱进不可忽略的载体。

（三）加快中医药文化人才队伍的建设

人才是事业成功的保证。需要造就一批高层次领军人才，培育一批中医药文化建设的专门人才，培养一批中医药文化管理工作者，建立一支适应中医药文化发展需求的人才队伍。探索建立从事中医药文化建设工作的人才激励机制，是中医药文化建设不可忽视的环节。

1. 中医药文化人才培养与队伍建设　中医药文化建设涉及中医药医、教、研、产业、保健、文化各个方面，乃至与健康相关的社会各行各业。相应的人才队伍建设问题，需要从中医药文化领军人才的培养、现有从业人员的教育、后继人才成长环境的营造三个环节进行建设。

中医药文化建设领军人才培育，需要建立各级中医药文化建设与科学普及专家组，对中医药文化建设工作进行研究、指导、咨询和评价；实施中医药文化名家工程，遴选并培养国家级与省级中医药文化科普名家，建设中医药文化传播活动的专业队伍，并通过中医药文化各种建设活动，充分发挥中医药文化建设与科学普及的专家、名家的领军作用；加强现有专业人员中医药文化教育，开展针对中医药从业人员的文化培训，提升全行业中医药文化素养；营造中医药文化建设后继人才成长环境，开展中医药文化课程与教材建设，加强对中医药院校学生的文化教育，巩固专业思想，树立事业信心，保证文化传播的专业队伍薪火相传；以传统文化与健康文化为载体，将中医药文化向普通教育渗透，改善中医药文化传承与教育后继人才的成长环境。

2. 中医药机构文化人才制度建设　中医药文化建设工作知识面广、服务面广、涉及内容宽泛，需要长期努力与付出。有必要从岗位设立、激励机制、工作制度、工作平台等方面保障中医药文化建设工作的顺利开展。

笔记栏

设立中医药文化工作岗位和专职人员，探索建立中医药文化专业技术职务系列，激发中医药文化人才的积极性和创造性。研究建立激发中医药文化工作者研究创作的政策和制度，研究建立国家中医药文化工作者荣誉称号制度，表彰在中医药文化领域有突出贡献的人士。畅通建设渠道，加强中医药文化基地、中医药文化工作室的建设力度。

（四）巩固中医药文化机构及设施建设

中医药文化机构主导的多样形式的文化馆、博物馆、出版物（刊物、视频、专栏）等都是中医药文化的传播的载体与平台，而固化的、流动的、专职的、兼职的机构都是中医药文化传播的单位。因而中医药文化机构的建设更有其重要意义。

1. 中医药文化宣传教育基地建设　中医药文化宣传教育基地是打造弘扬中医药文化的主阵地，包括中医药博物馆、遗迹遗址、教育机构、医疗机构及有关企业中医药文化科普馆等。国家于 2011 年开始制定基地建设标准，遴选建设了一批全国中医药、民族医药文化宣传教育基地，省一级也设立相应的中医药文化宣传教育基地，使之成为传承中医药文化和凸显中医药特色的平台、宣传和展示中医药文化的窗口、培养中医药文化人才的摇篮、强化中医药行业职业道德的阵地。

2. 中医药文化专门机构建设　中医药文化专门机构是中医药文化传播的中坚力量与风向标。加快文化体制改革，探索充满活力的中医药类报刊、出版社等文化机构发展的新体制、新机制和新模式，鼓励社会力量参与中医药文化机构建设工作。支持中医药新闻出版及现代传媒机构的发展，使之成为传播中医药文化知识的重要平台和载体。积极推动中医药、民族医药文化研究与传播的专门机构建设，以开展中医药文化培训与学术交流等活动。

二、开发中医药文化养生产业

养生是中医药独具特色的重要理念，她既是对我们自身健康的管理，也是对我们生命历程的管理。中医药养生文化渗透在日常生活中的衣食住行各个方面。随着全人类老龄化与全社会健康意识提高，养生不再停留在个人健康调养，已经走向全社会、全人类，渗透在个人健康、家庭保健、社会养老、养生旅游、民族健康素养、人类生存能力提高等各个方面。养生理念需要项目化、产业化、规模化、社会化的进行发展，为中医药发展提出了新的任务与挑战。

（一）中医药文化养生产业的现状分析

社会发展，全民健康意识强化，消费能力提高，与养生相关的行业很多需要以中医药养生概念为行业主题；社会老龄化已经成为不可回避的事实，目前，老龄化社会最需要养生文化与技能支撑；老百姓对中医药的需要就是中医药事业发展的土壤。同时，这些行业都还没有建立完整的监管体系及相应的标准，也没有建立相应的人才培养渠道与人才评价体系。

因此转变观念，强调大健康观念，满足不同层次健康服务需求显得尤为重要，正如中医药健康服务十三五规划提出的“以人为本，服务群众。把提升全民健康素质作为中医药健康服务发展的出发点和落脚点，区分基本和非基本中医药健康服务，实现两者协调发展，切实维护人民群众健康权益”的基本原则才能得以贯彻。中医药专业机构需要“鼓励中医医疗机构发挥自身技术人才等资源优势，为中医养生保健机构规范发展提供支持”。中医药专业机构需要从理念、技术、形象、培训、服务、监管、标准等各个方面，给予专业指导与支持。

（二）中医药文化养生产业的社会需求

养生不仅仅是理论上的概念探讨的需求、个人日常生活的需求，还是粥庄、药膳堂、乃至盲人按摩、家庭保健等养生场所社会化、产业化、技能化的需求。随之而来，需要面对的是行业员工中医药文化与理论培训、产品中医养生理念树立、店堂装修行为中养生理念物化表达、终端会与招商会相关产品与服务的养生理念沟通等。

以养生为目的的产业必然从产品开发、产业服务等延伸到员工培训、形象设计、宣传服务、商业模式等每个环节。中医药养生不再局限于医疗机构处方用药、针灸推拿、生活习惯的基本形式，在养生理念产业化过程中需要大量懂中医、懂养生、懂市场、懂服务的专业人员，这是中医药专业人员不可或缺的技能，是发展中医、强化中医药文化的新兴领域。

笔记栏

（三）中医药文化向养老产业发展延伸

生命衰老与死亡不能逆转，这促使每个生命体对生命的延续和生命质量的提高都充满了渴望与祈求。尤其是在生命可持续机会变小、生命时间缩短的年龄段，这些渴望与祈求变得更加强烈。养生，是唯一延缓生命衰老与延续生命周期的有效办法。

养生在不同生命阶段对生命的呵护有所不同。生命幼小期，生命力旺盛，自我适应力不足，只需要帮助维护生命规律即可；青春期生命活力四射，自我调整维护生命规律即可；而在生命衰老过程中，自身活力正在逐步退化，越到后期，衰退越明显，衰老期的生命需要的呵护越多越细。几千年来的养生理念、民俗民风中的长寿文化理念、中医药对衰老的延缓作用，让正在衰老的机体向外界借力延缓此过程成为可行性的行为。正因为如此，中医药养生在养老领域承担着重要责任。

面对社会老龄化趋势，养老问题社会化、全球化，中医药养老正在以其不可取代的优势，从养老文化、养老理论知识、养老产品、养老服务各个方面为中医药文化渗透与中医药服务开拓了更广泛、更现实、更具特色的领域。

三、推广中医药文化旅游资源

中医药文化旅游是中医药文化及中医药产业与旅游产业、文化创意产业等进行有机融合，以提供中医药文化传播及养生保健、医疗康复等服务为主题的创意旅游新业态及其产业链条。发展中医药文化旅游产业能让中医药文化通过旅游得以传播、让中医药服务得以创新和扩展，将中医药文化元素和内涵注入到旅游业中并与文化创意产业融合，提升了旅游业的品质、创新出旅游新业态、新产品并延长旅游产业链，以满足人们对中医药文化的了解和对中医药养生保健、医疗康复、休闲旅游的更新更高的精神文化和物质文化消费需求。

（一）中医药旅游的产生与发展

伴随着社会发展，人们的健康意识不断提高，养生休闲需求增加，中医药旅游从概念产生到基地建设、景点实施，出现了蓬勃发展态势。

1. 中医药旅游的概念　中医药旅游是近年来提出的新概念。2000年王景明、王景和在《经济问题探索》上发表《对中医药旅游的思考和探索》，提出了“中医药旅游”这个概念，并以云南为例，对发展中医药旅游提出了一些初步的设想。田广增于2005年在《地域发展与研究》上发表《中医药旅游发展探析》，对中医药旅游发展现状与存在问题、中医药旅游形式等进行了分析。中医药旅游作为生态旅游的一部分，它适应当代人们的期望，满足了人们在娱乐中养生的需求，在产品开发中应继续注重保健、养生理念，开发多种体验形式，建设一批集观光休闲、娱乐、康复养生保健、购物、食疗等为一体的中医药旅游点，将休闲和体检养生合二为一，积极开拓中、高档医疗保健旅游市场。

2. 中医药旅游的现况　中医药旅游，是依赖于我国丰富的药物资源和博大精深的传统中医药文化发展起来的新兴旅游项目。中医药旅游是生态旅游的分支，是以中医药文化为载体的一种探索性的旅游项目。在旅游项目中借生态景观、养生人文景观、中药植物资源、养生餐饮、养生讲座、养生产品购物、养生服务项目、养生文化的方方面面，展示中医药养生文化理念。

集旅游观光与中医药文化为一体，是中医药文化建设的延伸和旅游观光业的扩展。一批带有中医药文化建设特色、地域文化特色的新型旅游景点正在蓬勃兴起，将极大地推动养生文化与养老文化向前发展，形成最具特色的中医药旅游文化基地。2016年7月国家中医药管理局和国家旅游局联合下发了《关于开展国家中医药健康旅游示范区（基地、项目）创建工作的通知》，计划用3年左右时间，在全国建成10个国家中医药健康旅游示范区，100个国家中医药健康旅游示范基地，1 000个国家中医药健康旅游示范项目。自此，中医药健康旅游不再是仅仅停留在理念上，已经纳入国家级建设层面，而且有了具体目标。

笔记栏

3. 中医药旅游的特色　目前，中医药产业是中国最具知识产权优势的产业，具有高科技含量和巨大的增长潜力。中医药旅游，集中医药卫生、经济、科技、文化、生态等五大资源优势一身。据有关专家预测，将在我国21世纪产业结构调整中起到举足轻重的作用。中医药能满足人们对可持续发展和高质量生活方式的双重需要，符合世界医疗保健观的变化趋势。中医药将在人类回归自然的潮流中扮演重要角色。中医药旅游为中医药事业和中医药文化拓展了新的领域。

中医药旅游作为全新的旅游项目，体现了生态旅游和健康旅游的主题，同时又顺应和满足了社会发展及人们的物质和精神需求，她与中医药这一中国最具知识产权的产业的现代化和全球化紧密联系在一起，因而更具发展潜力，也更富挑战性。中医药旅游也满足了人们不断变化的旅游需求，符合市场开发规律。

4. 中医药旅游资源的开发　国务院出台的《关于扶持和促进中医药事业发展的若干意见》(国发[(2009)22 号])中，将中医药文化建设纳入国家文化发展规划。强调加强中医药文化资源开发利用，打造中医药文化品牌。现在初步开发的中医药旅游市场中，已经有不少省市的相关部门和行业意识到了中医药旅游所具有的广阔市场开发前景，并采取了相应的措施。许多地区从政府层面将其多项中医药文化品牌资源挖掘出来，纳入商贸文化旅游发展总规划，并下大力气改善区内的旅游环境。利用地域性特色文化优势凸显中医药文化，呈现出蓬勃发展态势，如：岐伯故里甘肃庆阳着力打造岐伯文化，从景观建设、博物馆建设、文化研究、学术交流、产品开发等方面进行投入；华佗故里安徽亳州市的《亳州市国民经济和社会发展第十一个五年规划纲要》用大量篇幅对全市旅游发展做了新规划，提出利用中医药资源开发中药材养生观光和中药材的加工观光、科教观光、药酒灌制观光等。还有许多地方依托企业、地域、历史养生文化资源开发了中医药旅游项目，如：杭州胡庆余堂的中医药博物馆、山西永济市的扁鹊庙及墓园、湖北武当山的道教医药及膳食、浙江丽水 7 500 亩植物园区中医药旅游观光、重庆世界闻名的大足石刻拓展龙水湖中医药文化“三养”项目、天津天士力的中药工业旅游示范点等。

（二）中医药旅游的开展形式

中医药旅游项目开展不同于传统意义上的观光旅游项目，旅游者的参与性更加明显与突出，呈现出多样化态势。

1. 修学型　主要通过养生文化知识、技能、集中传播形式，让游客了解中医药所蕴含的“天人合一”“人与天地相参”“阴阳五行”等中医药文化内涵，整体的、辨证的、系统的中医药特点以及中医药防病治病、养生保健的原理与方法。

主要形式包括参观中药材种植园、种植基地、天然药草产区；参与中药材的采摘、保存、炮制、中药产品的洗润、切制、过筛、干燥等传统炮制工艺的现代化全自动生产过程；游览各种特色中医药博物馆，知名中药店、中药厂、中医院；或是观看各种与中医药相关的衍生文化及载体，如中医治疗工具、医药典籍、著名医药家的雕塑、画像等；或是观摩中医进行的针灸、火罐等特色中医诊疗方法。更有集中培训的养生专题学习班形式，修炼身体、学习养生基本理论与知识及其基本技能，达到了解中医、保健身体的目的。

2. 体验型　主要形式有：参与中药材的种植、采摘以及简单的加工、炮制过程；参加中医健康知识讲座；学习并练习具有养生保健功能的五禽戏、八段锦等；让老中医辨证诊治，体验极具特色的中医治疗手段；品尝药膳、药酒、药饮，感受中医按摩、温泉浴、中式美容、减肥等传统保健方式；购买当地特色的地道药材、中成药、中药保健品以及与中医药相关的旅游纪念品。越来越多的人不只是游山玩水，如美国迅速兴起的“出境寻医问药游”热潮，美国人来中国喜欢去西藏、新疆、四川等盛产中草药的省市购买中草药商品，感受制药时的那种古老、神秘的文化。另外中国人到泰国、澳大利亚、美国旅游购买当地蛇药、深海鱼油等药物的也很多。目的在于能够以中医药健康旅游主题吸引体验式游客资源，发挥中医药现有资源的市场潜力和文化传播作用。

3. 节庆会展型　参加中医药文化活动而策划的节庆、会议，如孙思邈故里陕西铜川的“药王节”、张仲景故里河南南阳每年的“张仲景医药科技文化节”、华佗故里安徽亳州每年举办的中医药交易博览会等，都是老百姓能够直接参与的普及中医药文化的会展。会展是以集中时间，轰动效益发挥形式为主，影响力至关重要。受益面不仅仅是满足当地老百姓的需求，而能不能通过展会形式提高当地知名度与品牌建立，甚至走出去至关重要。

（三）中医药旅游资源的推广

厚重的历史文化底蕴、迷人的自然山水风光和少数民族风情，构成了我国旅游资源的独特风采。拓展中医药文化旅游业，将进一步促进旅游业的发展。文化旅游业是融旅游景点、设施、产品和丰富的文化内涵为一体的文化产业，是当今世界最具生命力的新兴产业。中医药旅游资源是中国的特色资源，伴随着世界经济变革将呈现出良好发展态势。

1. 资源利用　在新形势下，许多国家和地区竞相发展文化旅游产业。古代中国，有全世界最具特色

笔记栏

的饮品——茶叶、全世界最精美的餐具——陶瓷、全世界最漂亮的衣料——丝绸。今天，走向富强的中国有中医药、国画、京剧三大国粹，作为中国文化的瑰宝，作为中华民族特色资源显示着其独有的魅力。只有民族的才是世界的，发展中医药文化旅游是适应旅游产业发展的需要、充分利用我国民族医药资源的特色旅游。

按照世界旅游组织的定义，医疗旅游是以医疗护理疾病与健康、康复与修养为主题的旅游服务。中医药文化旅游以中医药的深厚文化内涵、独特理论体系和内容为基础，以各种医疗和健身方法、药材观赏、购买和使用为基本吸引物而产生的一种新的旅游方式，是将我国丰富的药物资源和博大精深的传统中医药文化与旅游相结合的旅游。药膳、针灸、饮片、中医药古籍、民间名方偏方等都是深厚的中医药旅游文化资源；发展中医药加工产业，适应旅游购物的需要，将在中医药文化旅游中扮演着特殊而重要的角色。

2. 资源整合 资源的价值在于道地特色，发展中医药文化旅游虽然是适应旅游产业发展的需要，但并非没有发展策略、千篇一律、一拥而上。不同地区内相同主题的文化，整合资源，整体展示，才能凸显效果，让人们在丰富中医药文化知识的同时，欣赏领略大自然景观。如河南南阳张仲景、福建福州长乐董奉、安徽亳州华佗整合出建安三神医文化；四川彭山与徐州彭城整合出彭祖长寿文化等。整合就是资源利用与市场打造，让中医药在整合中发挥资源优势。

四、开展中医药文化传播活动

中医药文化是中国优秀传统文化的重要组成部分，是中医药事业的灵魂和根基。大力弘扬中医药文化，开展中医药文化传播活动，增强其竞争力和影响力，对于促进中医药事业的可持续发展意义重大。中医药文化传播活动，涉及到国内大众科学普及与国际上官方与民间交流活动。

（一）中医药文化的国内传播

加强中医药文化宣传，唤起对传统文化应有的尊重；从源头上保护中医药知识产权，保护民族特色文化；开发中医药文化新产业，利用各种有效传播形式，形成中医药文化传播的有效态势。

1. 加强中医药文化宣传 2006年10月，党的十六届六中全会作出的《中共中央关于构建社会主义和谐社会若干重大问题的决定》强调要“大力扶持中医药和民族医药发展”。不仅要提高中医药从业人员的文化修养，使其言行、举止、思维、诊疗工作无不体现中医药文化的内涵，还要使广大群众也能接受中医药文化的熏陶。要注重中医药知识的科普工作，体现专业与科普并重。中医药文化的魅力往往蕴藏于民众的生活中，因此，从生活中提炼最能体现中医药文化精神的典型养生方式，就成为宣传中医药文化魅力的主要途径。

通过推广和创新中国针灸术、中华药膳、中华太极拳等养生方式，宣扬传统的民间工艺、民俗风情、民族文化和节庆活动，鼓励创作体现优秀中医药文化和中医人文关怀精神的歌曲、小品、舞蹈、电影电视等文艺作品，书画、摄影艺术作品；开展专家义诊、健康咨询、科普讲座、文化展示、文体表演、知识竞答、开展“中医大篷车万里行”、发放健康科普资料等活动。以达到宣传中医药文化，增加国人对中医药的民族自豪感和国际友人对中医药的憧憬向往之情的目的。

2. 从源头上保护中医药知识产权 在各方面的通力合作下，目前我国列入国家“非遗”名录的中医药项目已达41项，涉及中医传统制剂方法、中药炮制技术、中医养生、中医正骨疗法、针灸和民族医药等。从近几年的实践情况来看，“非遗”保护对于推动中医传统技艺的传承创新具有积极作用。有许多中医药老字号企业成功入选国家“非遗”名录，这些中医药老字号在市场之路上得以畅行，展示了中医药文化魅力。

社会组织尤其是企业要善于将中医药文化为我所用，将其转化为生产力。偏居小县城的宛西制药能从有数百家竞争对手的市场中突围，培育出“仲景牌”六味地黄丸这样一个畅销全国的品牌产品，与弘扬张仲景文化，打造仲景品牌密不可分。将仲景文化和品牌视为企业核心竞争力的宛西制药形成了以中药工业、中药农业、中药商业、健康食品、中药医疗及中药养生六大产业为一体的健康产业链，成为中国中医药产业化的典范。

笔记栏

3. 开发中医药文化新产业 开发中医药文化产业主要有两种途径：一是以中医药文化为主要内容开发广播电影电视、广告、书刊音像、演出活动和动漫等中医药文化产品，通过生活化、时尚化的创作，在满足人们精神需求的同时，向人们宣传普及中医药知识。二是开发有益于身心健康的中医药文化服务。如发展养生文化服务、中医药健康教育、中医药文化会展、生态健康旅游、药膳食疗和保健休闲娱乐等中医药文化服务性消费业。

（二）中医药文化的国际传播

随着中医药文化知识的普及和现代医学模式的转变，国际社会开始关注和认可中医药。全球 168 个国家和地区都提供中医药产品和服务，联合国教科文组织将中医针灸列入“非遗”名录，“世界记忆名录”收录有《本草纲目》和《黄帝内经》。中医药对外交流与合作初步形成了全方位、宽领域和多层次的格局。

1. 中医药文化国际传播的主要途径　充分利用孔子学院作为中医药文化传播的平台，中医孔子学院最重要的任务是向国外民众介绍中医药知识和中医药文化，向世界展示中华民族对生命的认知方式、价值取向和审美情趣，增强中医药文化的国际竞争力和吸引力。

世界中医药学会联合会(英文缩写 WFCMS)是经国务院批准、民政部注册、总部设在北京的国际性学术组织。目前会员组织遍布五大洲，共计 344 个会员组织，分布在 55 个国家(地区)。世界中医药学会联合会在成立的十年间分别在中国北京、法国巴黎、加拿大多伦多、新加坡、中国澳门、澳大利亚墨尔本、荷兰海牙、英国伦敦、马来西亚古晋、美国旧金山湾区举办了世界中医药大会。世界中医药学会联合会致力于推动中医药学的国际交流、传播与发展。在全体会员的努力下，将逐步成为中医药国际化战略的研究基地，推动中医药行业标准的基地，中医药学术、信息、人才、产品交流的基地。因此世界中医药学会联合会也是中医药文化国际传播的有效平台，通过各种学术交流、人才交流、国际培训、国际会议等活动形式将中医药文化在世界范围内传播。

2. 中医药文化国际传播的策略　首先加强文化传播新路径的应用。随着互联网的兴起和发展，为中医药文化的国际传播提供了一个方便快捷的途径，是中医药文化传播最佳的宣传推广平台。网民可以通过搜索引擎、网络新闻、博客等方式促进对中医药文化的传播。各类中医药相关的书刊、报纸、杂志、视频等信息内容，可以随时通过网络获取。互联网在拓宽“中医孔子学院”、中医养生大讲堂、中医药文化宣传教育基地建设等多种途径的同时，也推出了许多中医药文化科普作品，以及一批群众喜爱、有广泛社会影响的中医药文化科普名家大师，进一步提高了中医药文化知识普及率。

其次加强中医药人才国际交流。中医药人才不仅是在医学领域为世界人民消痛祛病的医师，更是中国医学文化的承载者、实践者、传播者。时任教育部副部长的章新胜在出席世界中医药教育大会时说：“中医药教育作为中华文化的窗口，代表中国的软实力，最具有民族性，也最具有世界性，因此大有可为。”中医药对外教育加深了世界各国对中国传统文化的了解。

再次加强中医药国际科技合作和合作办医工作。自 20 世纪末以来，我国的中医药学界和政府有关部门已经意识到中医药学国际合作与交流的重要性，相继展开了一系列旨在推动中医药学国际合作与交流的行动。2012 年，在我国文化部和国家中医药管理局的支持和指导下，世界中医药学会联合会被联合国教科文组织《非物质文化遗产保护公约》第 4 届缔约国大会认证为非物质文化遗产保护的咨询机构，成为中医药领域第一家获此资格的机构。这些合作有力地推动了中医药文化的国际传播，与此同时，中医药学的国际合作与交流也正在对国内进行中医药学研究和服务的能力和水平产生积极影响。

第二节　中医药文化的传播

中医药文化是中华民族优秀传统文化的重要组成部分，是中华民族几千年来认识生命、维护健康、防治疾病的思想和方法体系，是中医药学发生发展过程中的精神财富和物质形态，是中医药继承创新的源泉和动力。传承、弘扬、保护、发展中医药文化，焕发其时代光彩和现实价值，是中医药事业发展的迫切要求，也具有繁荣中华传统文化、提高国民文化素质、努力建设社会主义文化强国、推动实现中华民族伟大复兴的现实意义。

笔记栏

一、中医药文化传播的内容

中医药文化连绵千年、博大精深。传播中医药文化需要围绕其历史文化渊源、价值观、文化延伸等方面进行普及与宣传。

（一）中医药文化的历史文化渊源

中医药文化是植根于中国传统文化土壤上的一棵大树，其哲学体系、思维模式、价值观念以及发展历程与中国传统文化一脉相承。中医药不仅与中国古代哲学、天文学、地理学、生物学、史学、文学、伦理学、语言文字学等密切相关，还充实发展了这些学科。

任何一门医学都必然受一定哲学思想的指导。中医药学产生于古代，中国古代的哲学思想与思维方式不断渗透并影响着在中医药学理论体系的创立与发展。中医药文化传播，不能脱离中国传统文化历史背景与哲学思维方式。中医药学与中国古代哲学、儒释道，及军事、科技、教育、艺术等关系密切，中医药学的核心文化内涵与外延，既是中医药文化传播的主要内容，更是中医药传承的核心内容。

1. 发源于中国古代哲学的中医药学说 先秦时期，诸子峰起，百家争鸣。先秦的思想家探索宇宙本原、人类由来，对外在天体与自身人体的认识进行系统的、辩证的论述，哲学的创始与发展空前繁荣，中国传统文化的框架和规模也在此时初步形成。

元气学说、阴阳学说和五行学说成为极大影响中医学体系的三种哲学思想；生生不息、自强不息、整体观念、尚象制器、遵道而为、贵和尚中、防患未然、颐养天年等民族思维促成中医药学科生命观、价值观、疾病观、物质观形成，这是中医药文化传播中必须重视与清晰传递的主要内容，只有如此才能真正阐释中医药学科思想文化渊源，解决中医药是什么、中医药哲学思想渊源从何而来的问题。

2. 渗透了儒释道学的中医药理念 儒、释、道是中国古代鼎足而立的三大思想文化体系，千百年来对中国文化、对中医药文化产生了巨大而深远的影响。同时，儒、释、道亦从中医药学中汲取了丰富的营养。

道家及其后继的道教哲学是中国本土诞生的重要思想流派。老子创立了道家，以宇宙万事万物必须遵守的法则“道”为核心理论，强调“道法自然”。道家对生命的认识强调“贵生”的思想，期望以法自然、尚柔弱的道术来超越生命的束缚。正因为道家追求长生不老，逐渐形成了一系列的贵生节欲养生防病观，客观上对医药学发展做出了巨大的贡献；儒家思想是中国传统文化的核心与主导，对中华民族的理想人格、思维方式、价值取向及社会心理等产生了深远的影响。“仁”是儒家的思想核心，以医术救治他人疾苦，自然是仁者爱人的具体表现，因此有“医乃仁术”之说。儒家的仁孝观念对中医的伦理道德、医生的行为规范等都产生了积极的影响。儒家礼制讲究君臣尊卑有序，中医学理论的奠基之作《黄帝内经》运用取类比象的方法将脏腑功能特点与中国古代官职制度相比拟进行论述，中药方剂中的君臣佐使组方原则等，正反映出中医学的儒家文化特征。中庸是儒家中具有方法论意义的观念，这种以中和为常态、过犹不及的思想渗透到中医学生理、病理、治疗、养生等各方面，成为中医的平衡观；源于印度的佛教传入中国后，唐代禅宗的诞生标志着中国化佛教的形成。佛教本身就极其重视医学，其哲学思想、修身养性学说等，对中国传统文化包括医学影响深远。佛教在医学上的建树包括医药卫生、生理病理专论，也有关于心理幻术、修身养性的论述。佛教主张“四大皆空”，要求人们超凡脱俗、与世无争。佛教慈悲情怀、普救众生的道德理念，影响了中医医德医风。孙思邈《大医精诚》、喻昌《医门法律》中有关医德的论述，其理论源头均来自于佛家思想。

3. 融通了军事、科技、教育、艺术的中医药策略、方法 中医药学的发展与政治、经济、法律、社会、军事、文化以及人民群众的生产与生活息息相关，因此中医药文化的策略、方法自然触及到哲学、文化以外的军事、科技、教育、艺术等诸多领域。

军事理论与医学理论之间具有互通之理，故两者间常常相互启发、互有借鉴。如明代尹宾商《白豪子兵》中云：“良将用兵，若良医疗病。病万变，药亦万变，病变而药不变，厥疾弗能瘳也。”反之，军事中的战争观、战略思想、战术布置等用语也往往用于阐释医药之道，如《灵枢·玉版》：“岐伯曰：放两军相当，旗帜相望，白刃陈于中野者，此非一日之谋也。能使其民，令行禁止，士卒无白刃之难者，非一日之教也，须臾之得也。”清代医家徐大椿《用药如用兵论》中提出：“兵之设也以除暴，不得已而后兴；药之设也以攻疾，亦不得已而后用。其道同也”，“孙武子十三篇，治病之法尽之矣”等中医治疗学思想。

笔记栏

科技成就是中国文明史的重要组成部分，历史上曾传播到世界各国，对世界科学技术的发展做出了重要贡献。数学、天文学、农学与医药学是中国古代发展较为成熟的四大学科。我国的天文历法起步、成熟较早，古人通过观察日月星辰的变化确定节气变化，为生产和生活服务。人们认识到要保持健康，就需要遵照自然规律进行调摄，如《素问·四气调神大论》讲述了人们如何适应四时阴阳的变化进行养生。建立在干支历法基础上的运气学说更被古代医家用于推求各年的气候变化规律、发病规律及对人体生理、病理的影响。中国是世界农业的起源中心之一。在医药起源的问题上,"神农尝百草始有医药"的传说流传广泛。神农(即炎帝),生活在距今大约五六千年前的黄河流域,中华民族始祖之一,是中国传说中农业和医药的发明者。神农尝百草的故事说明中医药的起源与先民在农业生产生活中的实践与积累密不可分。由农业派生出的植物学、种植业、养殖业等同样与中医药学的关系密切。目前使用的中药饮片大多来自于植物栽培、动物饲养等。

古代中医教育,对于中医药的传承和发扬做出了不可磨灭的贡献。先秦至汉代,中医教育的人才培养主要为朴素的师徒或家族式经验传承形式。后来"医署"的出现标志着宫廷医学的发展与繁荣,促进了官办医学与教育的规范化发展。比如唐代太医署类似宫廷的医药人才库,医学教育制度的正规化,使得隋唐时期名医辈出。近代随着西方文化的传入,中医教育出现了私人办学形式。清光绪十一年(1885),陈虬创建于浙江省瑞安县的利济医学堂成为中国近代史上最早出现的民间中医办学机构。陈氏尝试采用西方的办学制度与方法改革我国的传统中医教育,设立了一套新式的管理制度,对后世中医办学颇具影响。可见,隋唐之后中医药教育出现官学与私学、师徒与家传多种形式并存。相较于官学教育,师传与家传中的学生往往幼承庭训,师徒、父子在朝夕相处、形影相随间耳濡目染,但同时也存在学术思想局限、执一家之言的弊端。虽有官学与私学并存,但师传与家传在传统中医药学教育中仍占有主体地位,其通过临证实践与著书立说,名医大家辈出,主要支撑着中医药学的传承。

中国传统艺术如音乐、书法、绘画等历来被视为怡情养性之道,与中医药养生追求形神合一同出一辙。因此医学与艺术也相互融合形成了中医药的艺术之境。在文学领域,从经史子集、诗词歌赋,乃至《红楼梦》、《三国演义》等古代文学名著,无不充溢着中医药文化。历代的前圣先贤中,众多中医药学家擅长文学,而诸多文学名士又精通医学。明代医家缪希雍指出"凡为医师,当先读书,凡欲读书,当先识字。"医文互通,文以载医。文学既是打开中医药文化之门,也是传播中医药文化之翼。在我国,以音乐调治身心有着悠久的历史。古汉语中"乐""药""疗"是同源字,反映出音乐、药物与治疗间的联系。中国音乐的音调变化、节奏快慢无不暗合阴阳五行之理,因此音乐治疗的效能是非常广泛的。书法与绘画在运笔泼墨时同样需要凝神静气,因此练习书法、绘画可以静心摄神,有利于养生。画师借自然造化传递心声,画中描绘的山水花鸟通过题材的选择和绘画的技法,既强调写真,更追求写神。相传隋代名医莫君锡以两幅画治愈了隋炀帝的消渴病。一幅《梅熟季节满园春》,望之生津止渴,一幅《京都无处不染雪》,望之清热除烦。中医药文化中的许多策略方法都是与军事、科技、教育、艺术相互渗透、融合的结果。

(二) 中医药文化的核心理论价值

中医药文化的核心价值是中华民族几千年来形成的不同于其他医药文化的最根本的价值观念,是中医药文化的灵魂,是于几千年中医药活动的"人为事实"中积累形成的文化精髓,是中华民族深邃的哲学思想、高尚的道德情操和卓越的文明智慧在中医药中的集中体现。中医药文化的核心价值决定着中医药文化的存在和发展,可以传承与传播,是了解、学习、沟通中医药的重要渠道。

近年来,党和政府在构建社会主义核心价值体系的过程中,十分重视中医药文化核心价值建设。《国家中医药管理局关于加强中医药文化建设的指导意见》要求"深入推进中医药核心价值体系"。《中医药文化建设"十二五"规划》将构建中医药文化核心价值列为根本任务。凝练、传播中医药文化核心价值,将有助于加深中华民族对生命、健康和疾病的认识与理解,促进中医药传承创新。

2013 年 12 月,国家中医药管理局正式立项"中医药文化核心价值观凝炼研究"课题,通过大范围的征集活动,初步凝练了"博大精深、真实有效、仁爱贵生、和合致中"和"医道自然、精诚仁和"两条核心价值观进行表述。

"博大精深"阐释了中医药文化的广博丰富、深奥精微。中医药文化肇自远古,上下数千年,源远流长,具有系统的理论和卓越的技术,乃"至精至微之事",习医之人必须"博极医源,精勤不倦"。"真实有效"强调中医药文化的实践价值。中医药传承千年,在历史上为中华民族的繁衍昌盛做出了贡献,至今仍然在我国人民的医疗保健事业中发挥着重要作用,其防治疾病的思想与经验对人类的生命健康具有重要价值。"仁爱贵生"描述中医药仁者爱人、以人为本的人文精神。医乃仁术,人命至重有贵千金,中医药以救死扶伤、济世活人为宗旨。"和合致中"体现了中医崇尚和谐的价值取向。"中也者天下之大本也,和也者天下之大道也,致中和,天地位焉,万物育焉",表现为天人合一的生命观,阴阳平和的健康观,调和致中的治疗观,以及医患和谐、同道谦和的道德观。

笔记栏

“医道自然”指中医之道。其理法方药，旨在顺天地，应四时，调阴阳，治未病，皆造法自然，源于自然。“精诚仁和”则指中医之德。业医者需医道精微，精勤治学，心怀至诚于内，言行诚谨；以仁心施仁术，养性延命，贵生济世，和合致中。

（三）中医药文化的扩展延伸运用

中医药伴随着中华民族的繁衍延续了几千年，其文化精神更是渗透至养生、民俗、建筑、旅游等多个方面。

1. 中医药养生文化　中医药学从古至今，在为民族的繁衍昌盛、人民的医疗保健中发挥着重要作用。中医养生文化历史悠久，从上古彭祖延年传说、先秦老子恬淡、道家炼丹、马王堆显现导引图、《黄帝内经》提出“治未病”，到东汉张仲景养慎、华佗创造五禽戏、晋葛洪提出不伤为本，唐代孙思邈的养生十三法，元代李东垣养后天之本、李鹏飞三元延寿，明代高濂遵生、冷谦修龄，清代汪昂养生十六宜等，从古到今源远流长，别具特色，充分体现出中国传统文化的深远影响。英国学者李约瑟指出：“在世界文化当中，唯独中国人的养生学是其他民族所没有的”。中华养生文化在世界医学之林中独树一帜，在不断探寻与实践中凝练出自成体系的理论与实践技能，是尤其值得总结与发扬。中医养生文化在民族文化复兴的历史大背景中也将不断发展，不断创新，去糟粕，存精华，必将焕出发新的生命活力。

2. 中医药饮食文化　民以食为天。中医药学将民众的日常果腹之物加以升华，以饮食为载体，从饮食结构（避免偏嗜）、饮食习惯（有节）、饮食卫生（有洁）、饮食养生（益生）、饮食避忌（祛湿、散寒等）、饮食形式（汤粥茶酒等）、饮食色味（色美味香）及药膳（药食搭配）等方面形成了独特的中医药饮食文化。

官方饮食文化，从三皇时期的伏羲训六畜充庖厨、彭祖斟雉受寿、周王设食医、老子烹小鲜、孔子八不食，到专设掌宫廷膳食、酒果的太官，掌御用面点的汤官、掌御用米食干糒的导官等职的宫廷饮食文化。民间饮食文化诸如八种海鲜搭配的菜肴名“八仙过海”，秋季丰收季节各种时蔬搭配的菜肴名“大丰收”，婚宴中金玉满堂、早生贵子、一帆风顺、鸿运高照、花好月圆、鸳鸯戏水、鹊桥相会等与寿宴中寿比南山、福如东海、子孙满堂、五子登科、年年有“鱼”等成语都成为佳肴菜名。饮食文化深入民间，直接影响着民众的生活与养生保健。

3. 本草文化　本草文化，在几千年华夏历史中，是与国人生息最紧密相连的智慧结晶。本草文化源远流长，从神农尝百草到今天临证本草运用，始终伴随着中华文明的发展而前行。从《神农本草经》到今天中医药资源调查与《中华人民共和国药典》刊行，展示了本草的发展史与文化历程。不断丰富的本草文化是中华民族的非物质文化遗产。本草文化中保留了很多中国传统哲学的思维方式和语言，如古人认为本草是自然馈赠给人类的礼物，李时珍说：“天地造化才生成了草本”，故现存最早的药物学专著《神农本草经》收药 365 种，以应“岁有三百六十五日，日生一草，草治一病，上应天文，中应人道，下法地理。”本草是草之乐（“藥”），古乐（“樂”）安定人心，本草调养身体，樂与藥是身心调摄的手段与工具，折射出形神合一的中医思维等。无论是精思妙想的药名来历、四气五味的药性理论、相辅相制的配伍原则、药食同源的饮食文化，都蕴含着中国传统文化思想。中药名称同样具有丰富的文化内涵，更是吸引了许多文人雅士将它们嵌入文字书信中，妙趣横生，展示了本草的文化气息与艺术魅力。本草文化的影响正在不断扩大。据报道，2015 年 9 月，国内首档大型中医药文化系列纪录片《本草中国》筹备开拍。该纪录片以“中国非物质遗产中药炮制技术及中药传统制剂方法传承人”为灵魂展开，遍布神州大地，探寻道地药材，用镜头记录代代相传的中药炮制工艺，挖掘国人与中医药之间蕴藏的淳朴故事，解密中医药文化的奥妙精髓，探讨中华文明对于“生命”的认知。

4. 中医经络文化　经络是中华民族的独特发现。从考古物证四川绵阳双包山汉墓木制经络漆人，长沙马王堆汉墓《足臂十一脉灸经》，《阴阳十一脉灸经》，北宋“天圣针灸铜人”以及历代的针具、火罐等都彰显着经络的魅力。“经络学说”的形成为针灸、推拿、拔罐等等医学技术活动奠定了理论与实践基础。伴随着经络的发现与运用，中华民族形成了独特的经络文化。《灵枢·经脉》云：“经脉者所以能决生死，处百病，调虚实，不可不通”，指出经脉是决定生死、处理疾患、调摄身体的基础，其关键在“通”。经络联络着身体内外，通过对经络上的穴位传递信号干预来调畅经络已成为人体必不可少的中医调摄方法。从《黄帝内经》十二正经、奇经八脉系统、到晋代《针灸甲乙经》阐述、到宋代王惟一铸针灸铜人、元代珍稀针灸三种、明代《针灸大成》、清代《医宗金鉴·刺灸心法要诀》等至今诸多针灸理论的研究，经络学说一直运用于临床实践，并取得卓越的临床疗效。

笔记栏

5. 中医药民俗文化　民俗，即民间风俗，与传统文化有着密切的联系，是一种代代相传、相沿成习的文化现象。中医中药是传统文化的一部分，又与生命长寿、尽孝生养、日常生产与生活关系密切，诗歌、歌谣、歌赋、词牌、灯谜、谚语中有大量中医药文化痕迹，民俗中有着大量反映医药卫生知识和观念的内容，如元日辟邪饮屠苏、元夜街市走百病、端午插艾佩香包、重阳登高插茱萸、冬至羊肉夏至面等。这些民俗中充斥着浓郁的中医药文化气息，中医药文化已形成一道别具一格的民俗风景线。

6. 中医药建筑、养老、旅游　建筑与绘画都是中华民族大师造化自然，画心中之所想的杰作，将中医药文化融入画卷与建筑、装修上，从风格与色调、周围环境配合展示中医药文化理念；这些带有中医药文化特色的建筑、画卷、装修融入到旅游景观中形成与养生相关的景观与路线。随着老龄化社会到来，养老成为中医药学科面对的责任。有养生特色的旅游已经成为新兴产业，具有中医药文化理念的建筑、装饰则是必不可少的元素。

二、中医药文化传播的手段

自“十一五”期间将中医药文化建设首次纳入中医药工作重点任务之后，中医药文化传播得到快速发展。通过开展“中医中药中国行”等大型科普宣传活动，创建特色鲜明的中医药文化宣传教育基地，推进以中医医院为切入点的中医药机构文化建设等举措，逐步建立了促进中医药文化传承发展的良性运行机制，中医药文化在国内外的作用与影响显著增强，中医药文化建设工作呈现出良好的发展态势。我们需要进一步推动中医药文化传播，借中国传统文化的独特魅力，努力在人民群众日常生活中形成“信中医药、爱中医药、用中医药”的浓厚中医药文化氛围。

中医药是国学“道器并重”的载体，老百姓才是中医药发展的土壤。形而下“器”层面的实用性“术”的传播，永远是形而上“道”的载体与接收器及其落地保障。以“术”在“器”层面传播“道”是中医药文化几千年传播中不可忽略的方式方法。而随着现代科技手段的充分运用，传统的中医药文化传播也呈现了一批与时俱进、种类繁多的文化精品。

（一）中医药文化科普精品创作展示

汇集古代中医药、民族医药文化精华，融合当代科学文化和中医药学术最新成果，创作一批科学严谨、内容丰富、贴近大众、通俗易懂、形式多样（包括科普图书、音像、网络、动漫等多种形式）的中医药文化精品。中医药文化传播伴随有与时俱进的时代特征，不再是停留在传统的文化传播手段上，凭借现代传播技术手段的中医药文化科普精品不断涌现。

1. 中医药文化科普读物　中医药文化科普读物是相对传统的中医药文化传播手段。科普读物内容相对系统完整，传播的中医药文化可偏重于不同层面人群，覆盖面广。新闻出版总署与国家中医药管理局于2011年启动首届全国优秀中医药文化科普图书推荐活动，《中药养生堂》、《首席专家话健康》、《国学养生丛书》等15种图书获得推荐。另外，由国家中医药管理局立项支持的《中医药文化精品科普丛书》出版。

2. 中医药文化影视音像作品　中医药文化影视音像作品利用不断更新完善的记录方式和载体形式，运用各种艺术和技术手段，以形象、生动、直观的方式表达思想、展现艺术和传授知识，与其他类型出版物相比，影视音像制品尤具感染力，更适合于文化的积累、传承、开发和普及。建国后，一批反映中医药文化与成就的影视作品问世，如“中华医者”系列电影《医痴叶天士》、《医者童心》、《天下第一针》、《怪医唐慎微》等，以故事片的手法为大众讲述了鲜为人知的中华历代名医的卓越成就，及他们在中医药史、乃至世界医学史上的巨大贡献。另有中医药文化系列纪录片《中医》、《老药工》、《本草中国》等业已开机录制。

3. 中医药文化网站　以网络为传媒的中医药文化网站（网页）已成为中医药文化普及与宣传的重要平台。建设网站具有制作成本相对较低、多种形式信息存储（视频、图片、文章等）、信息更新速度快、信息交换互动等优点。互联网是全球性的，具有开放、自由、平等、合作和免费等特性的互联网已经使越来越多的人加入到互联网的使用中。因此，建设精品中医药文化网站可以有效拓展中医药文化对外传播途径，提高中医药国际影响力。由国家中医药管理局中国中医药科技开发交流中心版权所有的中国中医药网站设有“中医科普”专题板块，中医药科普网络平台是中华中医药学会指定的科普网站。

4. 中医药文化动漫作品　随着歌曲《本草纲目》的广泛流传，开拓了我们传播中医药文化的思路和

笔记栏

方法。在当今信息大爆炸、传媒手段多样化的时代，创作多元化的中医药文化科普作品将是重要的发展方向。《葫芦响叮当》是一部中医药文化题材的动漫作品，作品形式新颖独特又趣味十足，主要面向3～6岁的小朋友，可谓中医药文化启蒙之作。微创意动画作品《医之筋骨传奇》以轻松诙谐地手法让传统的中医药文化多了几分时尚，在网站上映单日点击率就达到20余万次，并有众多网友追看，获得良好口碑。

（二）中医药文化宣传教育基地建设

中医药文化宣传教育基地是中医药文化传播的载体。国家通过制定基地建设标准导向，促使有基础的中医药机构着力打造、培育中医文化的宣传窗口。中医药文化宣传教育基地建设对中医文化传播有着重要的现实意义与历史意义。

1. 中医药文化宣教基地功能　中医药文化宣传教育基地是中医药文化的重要展示场所，是中医药文化的宣传阵地，是中医药工作者、院校学生接受中医药传统文化和医德医风教育的课堂，是向社会普及中医药知识、加强中医药对外交流展示的窗口。加强中医药文化基地建设，有利于弘扬中华优秀传统文化，保护、宣传中医药文化，利用文化价值感召力产生的影响，提升我国文化软实力；有利于提高公众对中医药的了解，进一步认识中医药、熟悉中医药、使用中医药；有利于推进中医药事业全面协调发展，提升中医药的国际地位与影响。

2. 中医药文化宣传教育基地形式　中医药文化宣传教育基地可以各类中医药资源为依托，以多种形式为载体，紧密围绕中医药文化主题和特色开展工作，如中医药博物馆、中医药历史遗迹遗址、教育机构、医疗机构和生产企业的中医药文化展馆、中药企业（包括生产、种植、养殖、加工等企业）、中医药养生体验馆等。国家特别鼓励和支持具有创新价值的机构开展基地建设，不断拓展中医药文化基地的内涵，丰富基地展示的形式和手段，扩大中医药文化基地的社会影响力。

3. 中医药文化宣传教育基地建设现状　通过制定基地建设标准，各省、自治区、直辖市遴选建设了一批全国中医药、民族医药文化宣传教育基地以及一批省市级文化宣传教育基地，使之成为展示和传播中医药文化、培养中医药科普人才、普及中医药知识的重要阵地。2005年，经国家中医药管理局审核，确立了河北省保定市中医院和刘守真祠堂、上海中医药博物馆、河南南阳医圣祠、湖北蕲春李时珍陵园、广东省中医院、甘肃省庆城岐伯圣景6家单位为第一批全国中医药文化宣教基地建设单位。至“十一五”期间，已创建了一批特色鲜明的中医药文化宣教基地。在《中医药文化建设“十二五”规划》中指出，到“十二五”末，国家中医药管理局将确定50个全国中医药文化基地，覆盖全国31个省、自治区、直辖市。目前，各类重中医药文化内涵建设的中医药文化宣传教育基地相继建成。如全国中医药文化宣传教育基地宛西制药“中华医圣苑”，地处医圣故里，建设了包括文化浮雕墙、仲景文化广场、仲景百草园、中药材标本展馆和文化展馆的宣传教育区，通过传承仲景文化、打造仲景品牌，“中华医圣苑”已成为集中医药文化科普教育和旅游观光于一体的景点，充分展示了中医药悠久的历史文化，较好地发挥了宣传中医药知识的作用。

（三）开展中医药文化宣传普及活动

近10年来，中医药文化宣传普及面临极好的时代机遇，国家高度重视，国家中医药管理局举措得力，民众追求健康渴望中医药。2007年7月，由中共中央宣传部、国家中医药管理局等17个部委共同举办的“中医中药中国行”大型中医药科普宣传活动启动，以“传承中医国粹，传播优秀文化，共享健康和谐”为主题，行程遍及全国各省、自治区、直辖市，历时三年，声势浩大，影响深远。可以说，这是中华人民共和国成立后层次最高、规模最大、范围最广、内容最丰富的中医药科普宣传活动。2010年国家中医药管理局组建中医药文化科普巡讲团，其后多地因地制宜、因人制宜的广泛开展中医药文化科普巡讲活动，深入基层，进乡村，进社区，进家庭，为促进中医药事业的发展作出了新的贡献。随着中医药“治未病”思想日渐深入人心，中央电视台和各地方台纷纷推出养生保健栏目，如《中华医药》、《健康之路》、《养生堂》等栏目都成为深受百姓喜爱的中医科普阵地。许多专家还热心于中医药文化科普讲座，不仅大受欢迎而且还荣获金话筒奖。中医药文化科普宣传活动则形式多样、丰富多彩，如北京市开展了多届中医药文化宣传周，通过义诊服务、中医讲座、文化宣传、趣味游艺等多种体验形式，践行“传播文化、服务百姓、促进健康”的活动宗旨。可见，开展群众喜闻乐见、内容丰富、形式多样的中医药文化科普宣传活动，加大中医药文化传播与普及力度，加强中医药传播能力建设，可有效在人民群众日常生活中形成“信中医药、爱中医药、用中医药”的浓厚中医药文化氛围。

在《中医药文化建设“十二五”规划》中，中医药文化宣传普及的目标是设计建立中医药文化科普宣传长效机制，继续实施中医药知识宣传普及项目，深入推进“中医中药中国行—进乡村·进社区·进家庭”活动，深入开展中医药文化科普巡讲，在全国举办 5 000 场中医药科普知识讲座。

（四）中医药文化产业体系构建

随着文化多样性对国民经济和社会发展作用的日益显现，文化产业对促进经济增长、增强综合实力、参与国际竞争、推动社会全面进步具有基础性、战略性作用。据互联网公布的《中国休闲保健产业发展报告》介绍，2007 年全国休闲保健企业逾 60 万家，相关产品企业 300 余万家，年产值超过 2 000 亿元人民币，其中采用的中医方法有穴位针灸、按摩推拿、刮痧、足疗、拔罐、药浴、香熏等。可见中医药文化产业化是切实可行并大有可为的。中医药文化不仅是我国优秀的文化资源，更是深具潜力的经济资源。2009 年我国中医药文化建设纳入国家文化发展规划。《中医药文化建设“十二五”规划》提出要逐步构建继承传统、富有创意、竞争力强的中医药文化产业体系。医药文化产业作为健康产业与文化产业的结合，得到了国家极大的重视和支持。

目前中医药文化产业在全国已经有了不同程度的发展，涌现出一批具有较强实力和竞争力的中医药文化企业和企业集团。浙江现代联合集团投资超过 60 亿元筹建中医药健康文化产业园；山东宏济堂制药集团投资近十亿元建成了省内首座宏济堂中医药文化产业基地。部分地方利用地域文化资源开展中医药文化产业，如蕲春县李时珍医药文化产业发展围绕李时珍医药文化品牌，大力推广药材种植和销售，坚持长期办好李时珍医药节会、李时珍国际健康论坛和海峡两岸李时珍医药文化与产业发展论坛，推进李时珍国际健康文化旅游区建设，建成以李时珍文化街、李时珍主题文化公园等为核心的蕲州中医药文化旅游区。

“十二五”规划中，推动中医药文化产业发展需要发掘中医药文化资源，优化中医药文化产业结构；开发中医药文化科普创意产品，打造中医药文化品牌；发展中医药新兴业态，培育中医药文化特色产业，逐步形成中医药文化产业链。建立中医药文化产业链包括以市场需求为导向，探索开发富有特色的主题旅游产品、主题公园、专题会展、生态园区、音像出版物等中医药文化及其衍生产品，形成并延伸中医药文化产业链。发展中医药文化新兴业态则可利用数字化、信息化、网络化等高新技术，促进中医药文化产业结构升级；积极发展文化创意、数字出版、移动多媒体、动漫游戏等新兴文化业态。

三、中医药文化传播的途径

文化是一个不断发展、不断创造的过程，中医药文化在传播中应具备鲜明的民族和时代发展特性。目前中医药文化的发展现状与人民群众的需求尚有差距，高效顺畅的中医药文化工作机制和发展体系需要进一步健全，中医药文化发展规律和特点需要进一步深入研究，中医药文化专业队伍需要进一步充实、素质需要进一步提高。

（一）以政府为主导，促进中医药文化传播

中医药学的顺畅发展与政府扶持及社会政治制度关系密切。中华人民共和国成立以后，宪法明确规定保护和发展中医事业，使中医合法的地位得到保护，社会制度和社会环境均有利于中医的发展，给中医带来了生机和活力。

十八大报告中明确将大力扶持中医药和民族医药事业作为工作重点，党十七届六中全会精神和十八大提出“建设优秀传统文化传承体系，弘扬中华优秀传统文化”的任务要求。中医药文化建设需要多部门和领域共同参与，涉及多个行业和专业。以政府为主导，可以有效地整合、调配及利用社会资源，充当策划者、组织者、实施者的角色。由国家中医药管理局牵头组织，中央和地方财政投入专项资金，中医药知识宣传普及项目在全国开展起来。加大公共财政对中医药文化事业投入的力度及覆盖范围，积极鼓励和引导社会资金参与中医药文化建设变得切实可行。可见正是在党和政府的主导下，中医药文化建设事业得以飞速发展，中医药在世界医学之林也展现了举世瞩目的传统医学人文魅力。

（二）深化中医药文化内涵研究

中医药文化的内涵、核心价值是中医药文化的根基和灵魂，决定着中医药文化的存在和发展。因此

笔记栏

深化中医药文化内涵研究将为中医药文化传播提供理论支持。

1. 中医药核心价值体系的研究与构建　总结中华民族对生命、健康和疾病的认识与理解，从精神、行为、物质等层面提炼中医药文化精神实质，建设具有中国特色、中医药特点、行业特征，并体现时代精神的中医药核心价值体系。

2. 中医药文化源流及内涵研究　普查全国中医药、民族医药文献、文物、古迹资源，系统研究中医药典籍、文物、古迹和古今名医人文精神及其文化素养。梳理中医药文化源流脉络，挖掘、整理、研究中医药文化内涵和原创思维，为搭建中医药文化理论构架提供资源和依据。

3. 中医药非物质文化遗产保护与传承　普查中医药非物质文化遗产，为国家级非物质文化遗产中医药项目代表性传承人创造良好传习条件，推动中医药项目列入国家级非物质文化遗产名录、"人类非物质文化遗产代表作名录"或"世界记忆名录"。

4. 中医药特色专题文化　专题性立项整理中医药文化，如：养生文化、经络文化、本草文化、饮食文化、节气文化、民俗文化、医家文化、典故文化等，形成中医药文化传播中实用而有内涵的文化基础。

（三）加强中医药机构文化建设

通过分类指导，加强中医医疗、保健、教育、科研、产业等机构文化建设，塑造中医药行业特有的人文环境，为中医药文化传播提供技术与环境支持。

1. 中医医疗、保健机构文化建设　研究制定有利于各级中医医疗机构开展中医药文化建设的政策措施。在全国所有公立中医医院、中西医结合医院、民族医学医院开展文化建设，加强价值观念、行为准则、职业道德、环境形象等方面的建设。

2. 中医药科研机构文化建设　研究制定鼓励科研机构加强文化建设和文化研究的政策措施。增强科研工作者文化底蕴，促进科学态度和人文精神有机结合，不断提升科技创新能力。

3. 中医药教育机构文化建设　明确教育机构在文化传承中的重要责任，研究制定中医药教育机构文化建设的政策措施。建设富有中医药特色的校园文化，逐步构建中医药教育机构文化体系，将中医药文化理念和实践融入人才培养全过程。发挥教育机构知识密集、人才密集和文化氛围浓厚的优势，研究探索中医药文化建设、人才培养与传承的思路和方法。

（四）加快中医药文化人才队伍建设

中医药文化传播离不开人才队伍的支持，因此建设中医药文化传播活动的专业队伍势在必行。加紧培养中医药文化专业人员，开展中医药文化课程与教材建设，加强对学生中医药文化教育，巩固专业思想，树立事业信心，打造一支中医药文化建设专业队伍；开展针对中医药从业人员的文化培训，提高全员中医药文化素质；实施中医药文化名家工程，造就一批人民群众喜爱、在行业内外有广泛影响力的中医药文化名家大师；建立健全各级中医药文化建设与科学普及专家组，对中医药文化建设工作进行研究、指导、咨询和评价。

（五）扩大中医药文化对外传播与交流

文化是无国界的，中医药文化也应共享于世界人民。扩大中医药文化对外传播与交流，有效促进世界各国人民对中医药文化理解、认同和接受。建立中医药文化对外传播与交流体系，加强与外国政府、国际组织和海外知名文化传播机构的交流与合作，借助海外孔子学院、岐黄学院、中国文化交流中心以及中外互办"国家年"等多种平台建立多渠道、多层次、多形式的中医药文化国际传播体系。同时应注重中医药文化对外传播载体建设，制订中医药名词术语翻译标准，做好中医药教材、古典医籍和现代科研成果的翻译工作，编制一批高质量的中医药文化宣传外文读本和音像材料，充分利用现代信息技术和传播手段，丰富中医药文化海外传播内容，提高中医药文化国际影响力。

第三节　中医药文化物化表达的工作原则

笔记栏

中医药文化，通过可触知的物质实体进行表达的方式，称为中医药文化物化表达。中医药文化物化表达一般体现在中医院、中医科、中药房等中医药机构；养生为主题文化的园林、餐厅、馆院、会所等养生机构、园林建设单位、旅游景点；中药种植、栽培、生产、加工、销售相关场所的中医药文化硬件建设方面。

中医药文化硬件建设涉及范围广泛，其中房屋建筑、园林景观、内部装修、庭院、亭台、楼榭、雕塑、地面造型等物化载体，相对使用周期长、形象较为固定，投资较多，更不能反复修改、反复投入。中医药文化物化表达建设时需要考虑自身建设条件与可行性，本着主题明确、特色鲜明、管理简约、争取最大效益化的原则进行建设。

一、突出主题主线的中医药文化硬件建设

中医药文化硬件建设，物化形象表达不是简单的堆砌，主题是文化建设的方向、主线是文化建设的串联体。必须体现中医药文化主题明确、主线清晰的原则，同时学会选择适当的代言形象与可能的地标式建筑。

（一）文化主题明确主线清晰

文化物化建设在于彰显内在文化的核心价值观念与文化力量。中医药文化硬件建设的文化主题与建设单位、机构、场所的功能紧密相关，反映着文化建设的方向，如医院治病文化、养生休闲文化、药物旅游文化、馆藏展出文化等不同的承接机构所体现的各自工作范围与文化方向与文化定位；中医药文化硬件建设的文化主线与文化建设主题、定位环环相扣，反映着中医药文化物化活动的文化体系，犹如建设纲领提携着所有的建设硬件为主题方向与定位服务，能够串联起建设场所各部分所有文化载体。

医院治病文化主题方向是治病场所建设，主线一定是关于中医医疗的历史人文展示，能够串联起医院从广场、大门、大厅、各科室、庭院、楼道、房间等所有的文化展示物；养生休闲文化主题方向是养生场所建设，主线一定是关于中医长寿的历史人文展示，能够串联起养生场所的所有休闲、理疗、交流、体验、住宅等所有的文化展示物；药物旅游文化主题方向是药物种植或加工销售的场所建设，主线一定是关于中药的种植、加工、运用的历史人文展示，能够串联起药物相关采摘、加工、品尝、展示、销售等所有的文化展示物；馆藏展出文化主题方向是馆藏场所建设，主线一定是关于中医药的历史、人文、藏品展示，能够串联起馆藏场所的所有展厅、过道、藏品、装饰等所有的文化展示物。

（二）地标式建筑与代言形象

地标式建筑的基本特征主要是机构的建设外观透过地面建筑形式，人们可以通过最简单的形态和最少的笔画，来唤起对于她的特色性记忆。中医药机构的地标式建筑最起码可以区分当地医药机构的东西方属性，成为所在地鲜明、生动、实用、最强有力的中医药文化形象代言者。

1. 中医药地标式建筑的建设要素　成功的标志性建筑是指建筑物本身是一种象征，一种标志。一看到她就可以联想到其所在机构、所在城市乃至整个国家。在到达由这些标志物所“统治”的区域之后，不可避免地有所记忆。世界上伫立的很多著名建筑，特别是一些举世闻名的建筑，像故宫、长城、埃菲尔铁塔、悉尼歌剧院、克林姆林宫等。她们不但凝结着人类智慧的精华，而且有能力成为一个地区、一个国家的象征。中医药地标式建筑的建设要素，不求举世闻名，但应该展示区域性的传统文化影响力。

国中医药发[2009]23 号《中医医院中医药文化建设指南》指出：“医院建筑的外观是对自身环境的营造。良好的医院建筑外观，可以使职工产生归属感和领域感，使公众产生信任感和温馨感”，“医院建筑的外观应注入中国传统建筑元素，融入地方建筑特色。”职工归属感和领域感的内在凝聚力来自对标志建筑由衷认同、欣赏所带来的荣誉感与自豪感；公众信任感和温馨感的内在驱使力来自对标志建筑由衷认同、欣赏所带来的舒适感与安全感。传统元素与地方特色，是建筑区别于其他同类机构的外观形象特征体现。建筑物体的文化自信、艺术效果、舒适安全度等体现的是一个建筑单位、一个区域乃至一个国家的综合软实力。

2. 中医药地标式建筑的影响因素　中医药机构的地标式建筑，要从视觉效果上，可以区分当地医药机构类似教堂与庙宇的东西方属性，是中医药文化的机构形象代言者。需要通过机构广场、大门、楼体外观的中国式风格、地方特点、传统形象与色彩，因地制宜进行创新性整体展示，面临不可回避的历史与现实问题。

现行中医药机构最具形象代表的就是中医院与中药房及民间养生场所。首先医院具备一定数量的病床与设施，通过医务人员的集体协作，对病人及特定人群进行治病防病、健康促进的生命救护场所。西方医院从古希腊初具医院雏形的神庙与罗马帝国为战士提供治疗的诊所，通过基督教统治时代演变成现

笔记栏

代意义上的医院；中国类似医院的设置最迟在汉朝元始二年（公元 2 年），因黄河一带发生旱灾，瘟疫流行，皇帝刘衎选择适中房屋，配备许多医生和药物，免费给老百姓治病。这可能是中国历史上第一个公立的临时时疫医院，但并没有延续成为医院组织。现代意义上的医院都是西方模式，因此中医院都是中华人民共和国成立后仿照西方医院而建立，不可能有自身传统形象，即便是现代有形象要求，也将更多从中国传统民族建筑形象借鉴。中医药地标式建筑，除了整体风格中国式与医药化，更需要极强的文化表达准确性与创新意识。有效的地标式建设，需要有效处理传统形象与现代形象的关系。

中医药机构外观形象是置身于所在城市区域大环境之中，自身特色与所在城市区域建设必须协调。由于历史原因，中医药机构外观形象，一直没有整体统一要求，这或因机构领导在建筑风格、样式、色系上的取象，或因城市建设中的重视程度，或因难以有展示的空间，或因展示特色不明显等。另外确立中医药机构外观形象还需要协调各种矛盾，诸如广场与市政停车、休闲用地的矛盾，中式建筑外观与周边建筑协调的矛盾，城市绿化与消防安全的矛盾等等。

在城市建设中学习协调各种现实矛盾，在满足城市规划的前提下，促使中医药机构外观地标化建设的实现，也是“和”文化的体现与实践。孤芳自赏，没有现实可行性，不能通过城市规划的建设方案，没有任何建设意义。中医药地标式建筑，需要重视极强的现实可行性。

二、彰显区域特色的中医药人文环境建设

几千年中医药文化，有其经历史沉淀的典型代表著作、故事、人物、形象，但表达的主题、主线、形象不可复制，保持其独有性、唯一性、代表性才是关键。不重复、不可复制的才具备特色。

同一地域可能涉及相同的文化载体，但医药文化形象与内涵才是区别其他行业的特色；而相同医药机构的形象在不同地域的特色表达，才是区别于其他地域医药机构的文化特色。犹如同一区域相同观光景点需要整合，但同时又需要各具特色的设置与展示。相同区域、相同医药机构的中医药文化表达也必须整合各自主题文化协同表达，各显特色的发展。

（一）文化主题主线不可复制

主题，表达文化内涵与机构的功能特色。中医药机构主题，或医、或养、或药；即便是医，还有机构功能趋向与特色表达如妇科、骨科、康复等分科趋向与治疗特色；即便是养，还有养生、养老、妇幼保健、家庭养护之分；即便是药，还有采摘、种植、加工、市场、药店、精品店等不同。

主线，串联表达主题展示元素的线索。不同文化主题有不同的线索，如妇科、骨科、康复等分科线索；即便是相同线索未必一定是相同的展示元素，如同是妇科，有优生优育、妇科杂病、月家病的不同；即便是相同的展示元素未必是相同的展示手段、载体、布局、颜色等，比如孙思邈，与其有关联的有药王菩萨、养生家与养生十三法、医德典范、经络同身寸与阿是穴、美容面膜、导尿技术等不同文化侧面的展示。文化内容丰富多样，只要有文化主题与主线，只要心中有美感，就应该能够找到最佳表达方式。

（二）文化道地特点不可复制

药材道地受特定自然条件、生态环境的限制，具有不可复制的特点。我国幅员辽阔，中医药机构分布遍地，许多区域有各自不同的地域特点或明显的历史痕迹，如：重庆大足唐代石刻、四川泸州合江汉代画像石、陕西西安古都文化、河南南阳仲景文化、陕西耀县孙思邈文化、安徽亳州华佗文化、甘肃庆阳岐伯文化、安徽徐州彭祖文化等。如若其他地区以此相似文化切入，与上述相应地区比较，由于不地道而无优势，毫无可比性，自然丧失竞争力。同属宋代瓷器却有钧窑、汝窑、官窑、定窑、哥窑之别，“道地”才是不可复制的竞争力。

三、坚持可操作性与管理简约化结合

中医药文化物化表达主要通过建筑外观、庭院建设、内部装饰以及文化标识等，使文化的核心价值与内涵以视觉的形式得以外在形象化表达。抽象文化物质化具体表达的目的，在于简约与一目了然，文化内涵外化需要有可操作性与后期便于管理。

笔记栏

（一）文化物化的可操作性

文化是抽象的，虽然物质化实体表达有助于文化理解与传播，但必须考虑可操作性与后期管理成

本。以园林建设中“五行”表达为例，将不同颜色植物代表五行，需要考虑不同植物颜色的时效性、与植物之间相容性，盆栽摆放较实地种植更容易在后期有效管理。然若颜色结合性味选择代表植物，再考虑同期展出与不同季节五行代表植物的更换，则表达难度与后期管理难度陡然上升；如以平列排放的四神兽表达，则缺乏五行五方的空间立体感；若以四神兽雕塑按五方表达五行，空间立体感增加，但必须考虑如何避免与迷信色彩联想、如何避免汉代墓制的不吉利联想。过多而不单一的因素，就是后期管理中的负担。文化的物化在于文化内涵外化，达到普及与教化目的，而在文化内涵上，五行之间生克关系、五行与天体阴阳的关系是最需要普及的知识，也是需要将其明确表达的内容。文字说明也并非不能使用，只是要建立在扼要形象说明基础上。园林物化离开形象展示只使用文字，则丧失了园林观赏的艺术感与简约原则。

（二）文化物化对象管理简约化

医院治病文化主线表达主要在房屋建设，除了考虑中式风格外，还必须考虑类似窗棂等繁杂中式风格建筑对呼吸科、急救室、病房可能带来的院感风险，还有后期公共场所窗棂类卫生清洁的人工成本。因此，玻璃上磨砂窗棂的形式、或双层玻璃中间夹窗棂的形式或许既保留了中式建筑风格，又降低院感风险与后期环境卫生管理成本。再如灸条集中使用也需要考虑对排烟系统处理等问题。因此文化内涵的外化与准确表达、教化意义是中医药文化物化表达的前提，而可操作性强弱、是否符合专业规范程度、后期管理成本高低都是文化建设中不容忽视的因素。

四、力争物化传播效果的最大效益

中医药文化物化表达同样需要考虑最大效益化原则。其中涉及到文化内涵外化、艺术形象表达、建设投入成本与建设机构影响的最大效益化，促使整体建设的最大效益化。

（一）物化对象的艺术形象效益最大化

文化内涵外化是选择最适当的外在形象，准确、完整表达内在文化价值。外在形象是否准确与完整，代表了需要表达的文化内涵，成为外在形象选择最大效益化的关键。

艺术形象是艺术反映社会生活的特殊方式，是通过审美主体与审美客体的相互交融，创造出来的艺术成果。艺术形象有视觉形象、听觉形象、文学形象之分，但视觉形象更为直观与固化。任何艺术形象，之所以能够代表内在思想，需要满足客观具体的作品形象与所表达的主观思想情感之间的统一、文化内涵与表达形式之间的统一、作品形象个性与共性之间的统一，是艺术形象表达最大效益化不可忽视的建设要素。

以故宫建筑为例：故宫午门就是很好地展示阴阳五行等传统文化的艺术形象。午门东西两翼延伸建有双观城墙，与正面午门形成“凹”形（图 8－1）。午门坐北面南向阳属阳，采用凹形修建属阴，而北面自然呈现以凸行属阳，展示出午门南面阳旺却凹，北面阴盛却凸，阴阳平衡寓意其中；午门与延伸出的两翼不仅形成凹形，在凹形东西两观城墙南北端又各建有两个对称角楼，与午门正楼形成五凤楼。午门凹凸（阴阳）之间亮出五凤楼（五行）完成了阴阳五行整体物化思维；午门正面（南面）三个门洞（图 8－2），皇帝行中间，大臣与国戚行两边，“三阳开泰”担起国家重任；两观城墙立在午门东西两侧入口，不能开在南面两侧而超越皇帝之位，而只能开在正楼背后的北面，东西两观为城墙各开一掖门。因而午门的门洞从正面看是三个洞口，从背面出口看是五个洞口（图 8－3），其建筑形式称为“明三暗五”。就是一个午门用“凹凸”形表示阴阳平衡，用正面三门洞表示三阳开泰，用五凤楼和五门洞表达由阴阳化生出的五行，直观地把中国传统文化的阴阳平衡、三阳开泰、化生五行、天子五门等思想表达得淋漓尽致。关键是将从上古到汉代延续到明清的阴阳五行哲学思想，以物化形式保留与延续下来，并独具匠心地形象展示出来。

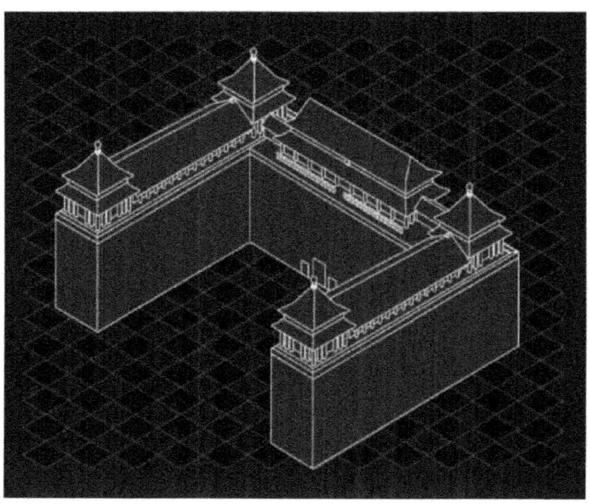

图 8－1　故宫凹形

笔记栏

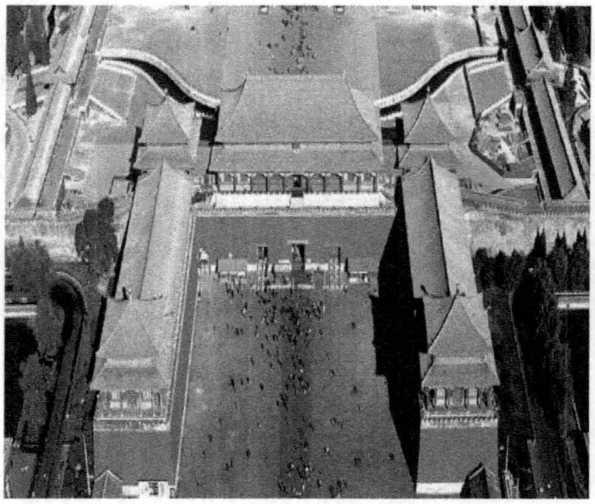

图8-2 故宫午门朝南

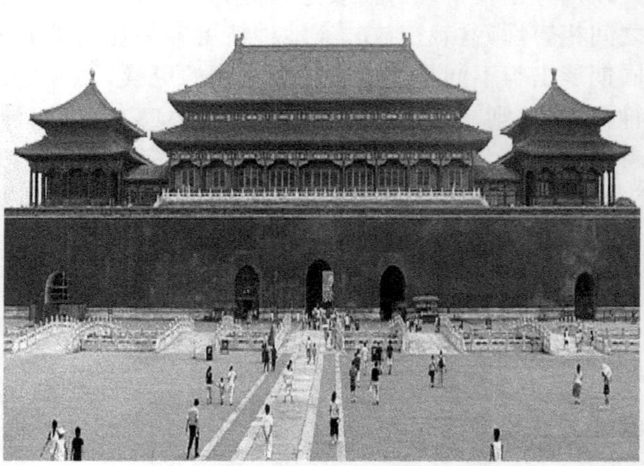

图8-3 故宫午门朝北

（二）文化内涵外化与综合效益最大化

文化内涵外化，外在艺术形象的布局、颜色的神韵等，需要避免定位不准、标新立异、视觉挑战，在表达文化内涵的同时，要以公众舒适度与美感为努力方向，有值得收藏的艺术价值效果更佳。如北宋期间王惟一受政府指派监制的“天圣针灸铜人”，不仅是世界最早的实用教具，也是传播中医药经络文化的艺术形象代表，更是精美的国宝级艺术品，其在外观艺术形象与内涵外化及实用性等方面都达到了完美的统一。

文化内涵外化，外在艺术形象打造，资金投入、空间占用、环境美化是其必然，需要在投入上精打细算。因为文化而投入，并非没有产出。建设投入与物化形象传播所带来的环境舒适效益、职工凝聚力效益、社会公众信任效益、医教研形象效益乃至经济效益、机构本职工作效益等，都是需要注意的方面。环境因为物化形象而改善，机构工作环境因美化而赏心悦目、社会形象展示也所提升；职工因形象改变而唤起满足感、自豪感；公众因形象外观建设也会增强信任度与依赖感；形象的专业化体现在同行眼中也具有了学术价值与教育意义，对医疗机构医教研形象提升发挥了作用；职工凝聚力可以带来服务提升，公众信任可以带来人气，经济就会因服务与人气得到改善。文化建设投入，带来的是最大化的综合效益。

建设投入与综合效益有密不可分的关系，有限资金的投入、最大化综合效益的整合，表现在整个文化内涵展示的彻底性，形象代表的准确性、道地性、艺术性等诸多方面。需要从文化的历史背景、民族性格、时代心态和历史契机中去探索中医药文化的展示方式与方法，建立有历史底蕴、文化内涵、赏心悦目、调动员工积极性、促进本职工作、沟通社会公众信任的中医药文化正面形象。

第四节 中医药文化理念的符号化

文化符号是特殊文化内涵，或特殊文化意义、内涵丰富而具有很强抽象性的标示，是不同地域、民族、国家、行业、单位独特文化的抽象体现，是文化内涵的重要载体和形式。相应的文化有无符号成为文化力量能否在视觉上造成冲击、有效表达文化内涵的必要环节。

“中医药文化符号”也就是能代表中医药文化内涵的突出而具高度影响力的象征形式系统，是中医药文化物化表达的重要组成。其标识性意义在今天实现“中国梦”、弘扬传统民族文化、展示传统文化软实力的实践中，让世界通过中医药符号认识和了解中医药，更有其现实意义。

一、中华传统文化符号的渊源

笔记栏

中华人文符号，从伏羲最早的“一画开天地”用“ ━ ”表达人文开始，选用了阳爻“ ━ ”与阴爻“ -- ”描绘出宇宙万事万物。阴阳爻成为老子解释宇宙由来最形象的表达：“一生二、二生三、三生万物”，这是宇宙数字化开端，彰显出万物归一的哲学观点。阴阳爻组成的八卦，孔子在《易传·说卦传》解释为：“天地定位，山泽通气，雷风相薄，水火不相射”，表达的是天地首先确定上下位置，山川与湖泽气息相通，震雷与风向相感而动，水流与火焰不相厌恶（水火既济），宇宙万物和谐呈现的状态。阴阳爻可谓中华民族最早的人文符号，八卦可谓中华民族最早的关于宇宙万物人文符号的图标。由此，中华民族人文表达通过符号固化了。

（一）阴阳五行的千年文化符号

“阴阳五行”是中华民族对宇宙存在和发展认识的最基本、最一般、最普遍的原理。阴阳，代表宇宙万物矛盾双方，五行与阴阳如影相随，代表五类物质能量的形态与相互关系及其运动变化规律。

阴阳的文字符号中，左侧“阝”是“阜”字演变而来，甲骨文中像攀登高山的石阶，“阝”平放为起伏的山体，寓意“阴、阳”关乎地势地形的隆起与凹陷；爻象符号，阳爻“ — ”直观的表达出地势连绵充实，阴爻“ -- ”直观的表达出地势断裂凹陷；然而太极图是最具冲击力的阴阳形象符号。太极图不仅象形阴阳而且还完整表达出阴阳之间相互关系。据史料记载，太极图最早由对道学和易学都有很深造诣的五代—宋初道士陈抟传出，流传至北宋周敦颐手中，周敦颐专著《太极图说》，由此太极图得以传播（图 8－4）。

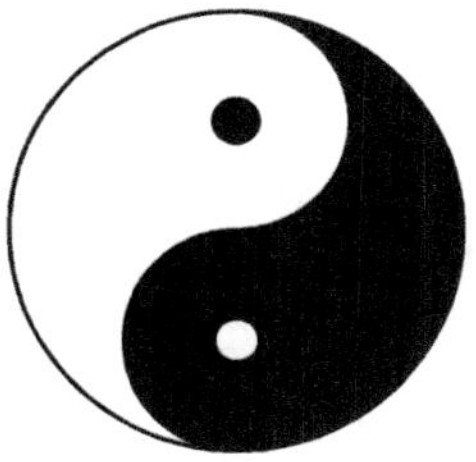

天体恒动力：不停息
圆形旋转力：流通变
阴阳排斥力：不重叠
阴阳吸引力：不分离
阴阳维持力：平为期

对立：相互排斥
互根：相互维持
消长：此消彼长
转化：物极必反

图 8－4　太极图

《周易·说卦传》解释阴阳：“立天之道，曰阴与阳；立地之道，曰柔与刚；立人之道，曰仁与义”。宋明理学的开山鼻祖周敦颐上承孔孟，下启程朱，吸收佛、道思想而形成自己的理学体系，宣扬其“无极而太极”的宇宙论和主静、顺理、诚心、无欲的人生观。在《太极图说》中描述：“无极而太极。太极动而生阳，动极而静，静而生阴，静极复动。一动一静，互为其根。分阴分阳，两仪立焉”，是故“易有太极，是生两仪”。著名哲学家张岱年在《中国哲学史史料学》中概括周敦颐的本论学说：“有象无形的二气五行和万物，都出于原始统一体‘太极’，而太极出于无象形的‘无极’。无极是宇宙万物最根本的实体，天地万物从无极来”。清王宗岳著《太极图拳论》，开篇曰：“太极者，无极而生，阴阳之母也”，正确继承了《太极图说》的哲学思想，论太极，先说无极，太极之前有无极，太极由无极派生。由此太极展示图形为先是无极，无极以圆形表示，圆形的流变性表达着无极中有变化，变化出太极，即所谓“无中生有”；太极分阴分阳有了相互对立但又相互依存的两仪，即所谓“太极生两仪”；两仪并不是静止不动的，而是必须交流即所谓“阴阳者，变化之父母”。阴阳有所动静变化“动极而静”“静极复动”，说明动静变化由少到多有极限，超越极限即向相反方向发展。多少之间分出春夏秋冬四象，即所谓“两仪生四象”；阴阳消长变化多少生出四时八节，即所谓“四象生八卦”。如此阴阳鱼的太极图形最能准确表达，太极圆圈表达了无极；圆圈内的黑白鱼表达了阴阳两仪；阴阳鱼的由少到多，由小到大表达了阴阳的动静变化和极限；白中有黑，黑中有白的原点表达了阳中有阴，阴中有阳。任何发明创造都是在前人努力的基础上集合前人成果才成功的，太极阴阳鱼的图示的产生也是中华文明历史发展的必然，是受将阴阳关系用图形明确表达需要的驱使而出现的必然结果。

太极图表明事物：结构（对立）、规则（互根）、玄机（不重叠）、性质（圆融）、分布（均衡）、征兆（明暗）、状态（动静）、变动（消长）极易（转化）、方向（左右升降）等。八卦阴阳同一空间和时间，阴阳不可分，否则没有互相参照，也不能造万物，图形表达出阴阳相互维持的互根性。八卦阴阳是对立的，阴阳不能重合，否则重叠黏合；图形表达出阴阳互相排斥的对立性。八卦阴阳是旋转的，阴阳爻有多少和增减，才会有乾坤老阳和老阴物极必反；图形表达出阴阳相互质变的转化性。阴阳变化是渐进的，由量变到质变，图形表达出阴阳的流变性；阴阳，属性不同、对立互根、相互交流、消长转化，在阴阳鱼图形中得到诠释，太极图因此被誉为“天地自然之图”。

“太极图”用最简明、最完美的图示表达着阴阳和合理念，阴阳消长之间求得动态变化之平衡，维持万事万物正常态势，是最体现中华文化特色的和合精神图。和平、和谐、合和，是当今世界的主题文化，既是

笔记栏

优秀的中华传统文化的象征，也理应成为全世界、全人类弘扬的先进文化。

阴阳在天成像，在地以五类五体成形。五行与阴阳如影相随，是阴阳落在大地的五类物质形象。五行的文字表述是大地五类事物形态表征、五类事物之间生克制化关系与运动规律。五行关系简化图简单明了地表达了五行的生克制化关系（图 8－5）。而“四神兽”图像，左侧青龙腾越向上代表东方太阳升腾形象，右侧白虎扑地向下代表西方太阳落坡形象，即所谓“左右者，阴阳之道路也”；后侧玄武入水代表北方窿冬黑水形象，前侧朱雀金鸡代表南方烈日火热形象（图 8－6）。汉代人更以此做墓葬形式，夫妻阴阳同穴相通但不同墓而葬，表达阴阳理念，墓棺四方刻画前朱雀、后玄武、左青龙、右白虎形象，墓中人放中间入土为安，更加形象鲜明地表达五行方位与物质能量形式。

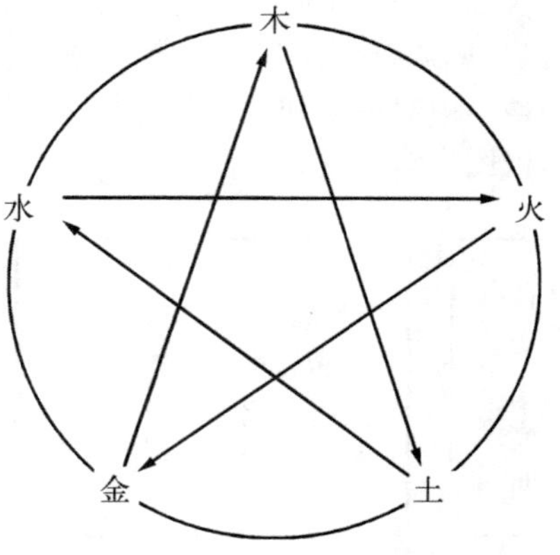

图 8－5　五行关系简化图

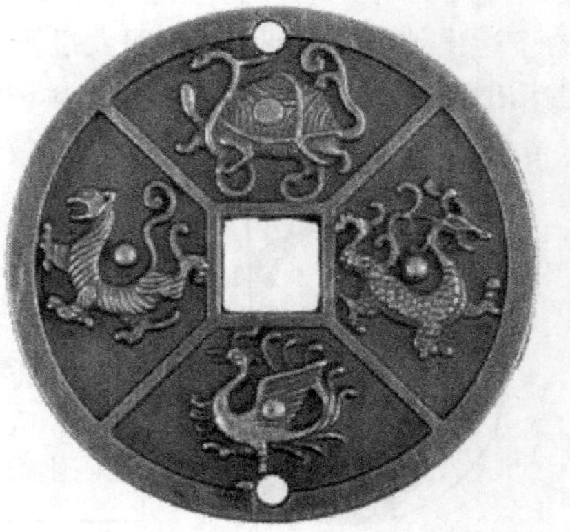
图 8－6　四兽图

（二）文化软实力中的中医符号

2010 年 11 月国家社科基金重大项目“我国文化软实力发展战略研究”课题组公布的《大学生中国文化符号观调查报告》显示，在 270 项中国文化符号调查中，最具代表性的前 10 项分别是：汉语（汉字）、孔子、书法、长城、五星红旗、中医、毛泽东、故宫、邓小平、兵马俑。其一，汉字在中国文化符号中首当其冲。中华人类既没有选择字母、也没有选用数字、也没有选择其他符号，更没有与其他区域的民族的人文符号重叠。从伏羲一画开天地、画八卦、仓颉造字的古老传说，到 100 多年前发现的甲骨文，都是直接沿用阴阳爻象形表意的组字方式，成为世界上唯一的方块字人文符号；其二，居 270 项前 10 项的文化符号，都是以各种形式载体如文字、书法、国旗、建筑、雕塑、代表人物、传统学术等，被物化的典型符号形象，展示出人文符号物化在文化传播中的重要意义；其三，中医的地位与五星红旗、毛泽东同在，是我国文化软实力中必不可少、唯一以学术形式表达的中国符号。习近平提到的：“中医药学凝聚着深邃的哲学智慧和中华民族几千年的健康养生理念及其实践经验，是中国古代科学的瑰宝，也是打开中华文明宝库的钥匙。深入研究和科学总结中医药学对丰富世界医学事业、推进生命科学研究具有积极意义。”特别突出了“钥匙”与“丰富世界医学事业、推进生命科学研究”的重要意义。因此，中医药在我国文化软实力与医学生命科学贡献中的现实意义不可忽视。

二、中医药文化传统历史符号

中医药符号，随着“中国梦”对传统文化的重视度提高，以及全社会养生意识增强，全民族对中医药的关注度与日俱增。人们在享受中医药养生实践技能成果的同时，更在意她的文化形象感受。中医药文化物化表达，就是以各种物质形象为载体，表达中医药文化。简称中医药文化物化。中医药文化正在走向成熟，呼唤着传统符号与现代符号。

（一）传统中医药文化符号

笔记栏

中华民族在长期的医疗活动中出现过许多与中医药有关的文化符号，并产生了一定的影响。

1. 文字符号　甲骨文字已经被学术界认定是相当成熟的文字体系，甲骨文中“疾”是个会意字，矢表箭，含意思是一支飞速的箭射中人的后背而受伤，而“伤”字也是指人被刀砍伤，直接客观反映冷兵器时代人类对疾患的认识。

疾，甲骨文（大，人）+（矢），像一个人被箭矢射中。侯马盟书省去“人”加“疒”（病床）。“疾”造字本义就是：中箭受伤，卧床休养。隶书将篆文的“疒”写成。外伤为“疾”，内患为“病”。《说文解字》：疾，病也。从疒，矢声。“病，疾加也，从疒丙声”。

外伤为“疾”，内患为“病”。《说文》解释为：“倚也。人有疾病，象倚著之形”。

甲骨文“疾小臣”疾，小臣与“医”，恐怕是最早最直接的中医文化符号。甲骨文“医”（匚，筐子）+（矢，箭只，甲骨文“殳”，像手持长柄击打工具；甲骨文“医”成为手持长柄击打工具的取箭者。“酉”为药酒，篆文承续金文字形，（医，箭筐）+（殳，持械攻击）+（酉，药酒）。箭伤代表疾病，的造字本义就是用器械、药酒，治疗箭伤。

2. 药葫芦符号　葫芦，也是古代医药文化表达载体之一。葫芦，古代称作，“瓠”“匏”“壶”，俗称葫芦瓜。葫芦能够系在腰间，增强人在水中的浮力，相传葫芦曾帮助中华先民在洪水滔天的洪荒年代，涉水渡河克服水的困难。“匏瓜”也与“八卦”谐音，在闻一多对伏羲的考证中，通过“混沌（太极）—葫芦（战洪水）—盘古（开天地）—伏羲（创世）”世界演进的路径逐渐清晰起来，伏羲从葫芦中演化而来的说法也就有了依据。“匏析成瓢”也影响着几千年来的汉民族称“合卺”的结婚礼仪。“卺”就是瓢，把一个匏瓜剖成两个瓢，新郎新娘各执一个合二为一，类似于现在交杯酒。葫芦，外形像孕育新生命的孕妇，与“吉”字，“壶”与“福”字谐音。因此葫芦也是中华民族消灾祛病、除厄避祸最原始的吉祥物之一。道教故事里，几乎涉及药就有葫芦。“八仙”之一铁拐李，就常背装有“灵丹妙药”的葫芦，是道家的象征之一。“葫芦里卖的究竟是什么药”的俗语表明葫芦与药的确定关系，药店悬挂药葫芦，寓意“悬壶济世”。

3. 医者形象符号　中国古代有三类医生可以代表不同的古代医生形象，那就是御医、坐堂医、走方医。御医或太医，专门服务皇帝及其宫廷亲属的宫廷医师，行医范围多依附于宫廷之中。坐堂医，相传医圣张仲景在任长沙太守期间，正值疫疠流行，凡遇农历每月初一、十五便停止一切公务，专门在大堂之上设案为老百姓治病，故得名“坐堂医”。后世演化为医生在药店应诊或诊所施诊，世称“坐堂”。故至今仍称药堂应诊医生为“坐堂医生”。坐堂医代表的是医疗机构医生形象；走方医，又称走方郎中。走方于江湖，医治民众病疾，实为民间医生之称，代表的是民间医生的形象。随着宫廷制度消失，御医、太医形象自然消失，坐堂医与走方医演化成今天基层医生形象。

若古代的医生医术高超、医德高尚，他们常常被冠以“神医”、“医神”、“药王”等雅称，他们的形象也通过塑像、图画等形式被塑造表达了出来，成为中医药的文化符号。比如汉代先民就以画像石呈现了神医扁鹊的形象（图8-7）。

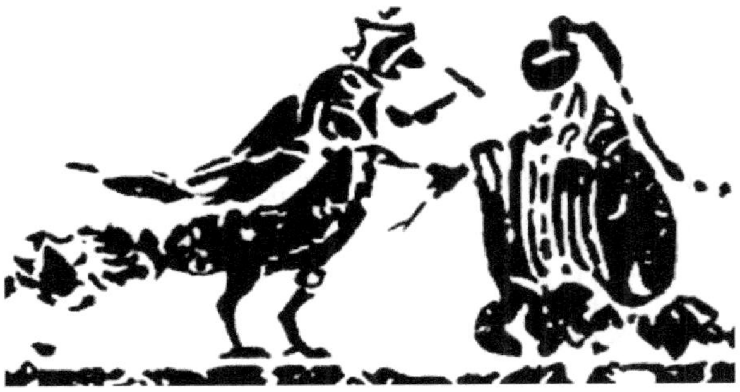

图8-7　神医扁鹊

汉代画像石上的神医扁鹊就是手持器械取箭疗伤为医者形象的化身。

传统中医药符号是长期约定俗成的中医药形象表达，如中医药典籍，《黄帝内经》、《神农本草经》、《难经》、《新修本草》、《本草纲目》等；中医药人物，神医扁鹊、医圣张仲景、药王孙思邈、医药学家李时珍等；中医药器具，针灸铜人、药葫芦、药篓、药罐、药碾、串铃等；中医药职位，疾小臣、太医令、太医丞、御医、医监、医正等；中医药机构，御医院、医署、太医署、太医院、和剂局等；中医药活动，摸脉、针灸、刮痧、按摩、炮制、煎药等。以典籍代表行业形象是任何一个行业都能做到而最没特色的符号形式；历代神医、医圣、药王、大医与相关机构、职位等符号，受时效性限制而且很难完全表达中医、中药、经络文化的行业形象；针灸铜人，虽是具有世界影响的创举，但也跟针灸、刮痧、推拿、按摩、药葫芦、药篓、药罐、药碾、串铃等符号一样，只是中医药体系中的分支，也不能完整代替中医药形象。细究上述符号形象发现，现有传统符号在时效性、行业特色、艺术美化、学术内涵表达上都有值得商榷的地方。

笔记栏

（二）现代中医药文化符号

从与“教育漏案”“废除旧医”开始抗争的近代中医药人，一直在中医药废存之争中消耗精力。随着民族文化复兴，中医药文化发展等到了与民族文化共存在、共荣耀、共伟大、共梦想、共复兴、共辉煌的最佳时机，中医药的自我完善、继往开来的重任落到了现代中医人的肩上。此时不急，更待何时。

国家中医药管理局2009年发布《中医医院中医药文化建设指南》，从机构中医药文化核心价值体系建设及其体现、中医药文化行为规范体系建设、中医药文化宣传的管理体制三方面进行内涵建设。中医药文化硬件环境建设主要包括机构建筑外观中医药文化彰显、庭院中医药文化体现、内部装饰中医药文化展示、中医药核心理念物化等四方面。对核心体系院训上墙、唱院歌、院徽标示都有明确的建设要求。中医机构的中医药文化外观形象建设包括：机构大门的楼体外观、广场形象、长廊过道等等；庭院的园林小品、主题文化墙、文化雕塑、名医塑像、建筑小品、亭榭、山石、盆景、碑刻、地面文化造型等等；大厅院训、壁画、楼道内部标识牌、宣传栏、处方签等，就是工作服，也从红、棕、米、灰、褐色等色系与中式风格等方面，给出了明确的指示。

随着养生理念增强，与养生结合的园林、楼堂、馆所、餐饮、旅游等外观硬件建设及文化节目、课程、图像、书籍、文字等等物质载体所表达的中医药文化，走出国门、走进孔子学院，急需中医药文化整体形象标示。通过文化符号来把握、感知中医药的形象，进而扩大中医药作为文化软实力的影响。中医药文化的符号化表达提到议事日程，具有前所未有的紧迫感。

三、中医药文化图示符号的探索

中医药文化伴随中国历史发展已经经历了上下五千年，在生生不息的医学目标、人与天地相参的医学模式、养生特色等方面逐步彰显出它的文化优势，对中医药感兴趣、想了解学习中医药的人越来越多。在各国民族文化交流中都有将自身特色文化对外展示的传统习惯与国际惯例，在国家博物馆中陈列着大量与各国交往具有各自文化符号的文化礼品。中医药文化也迫切需要更加明确的标志性符号作为形象与物化表达。

（一）符号表达的文化内涵与要素及其物化载体

语言、文字、图示表达方式，仅仅是文化的展示形式。“图示法”是以图形为主要方式，揭示事物现象或本质特征的直观表达方式。透过形式更重要的是文化内涵要素是否能够准确反映，图示形象、色彩、载体是否与文化内涵的要素相吻合。

首先需要确定图示法在中医药文化符号表达中的意义与必要性；更重要的是图示文化内涵的文化要素是否全面与准确，其次考虑选择以何种物化载体与色彩搭配更为合适。

1. 中医药核心理念图式表达　中医药核心理念图式表达的意义：简明扼要的中医药文化核心理念科普宣传画，让看到图标的人都能够懂通过简单讲解了解图标的意义，达到通过图形向全社会科学普及中医文化的目的；要实现“中国梦”，需要其他民族的人民接纳中国传统的优秀文化，将中医药核心理念用图式表达，有利于中医药文化在对外交流中更清晰简洁地展示。

图标表达中医药核心理念的要素。

（1）医学模式——人与天地相参：图标由天地与人共同组成画面，明确展示人在天地之中的天人关系，代表中华民族生存理念，具有鲜明的文化特色。

（2）医学模型——四时阴阳五行：图标以四时阴阳五行表达天地形象，人生天地之间，需要通过四时阴阳五行沟通与天地的关系。

（3）医学对象——莫贵于人：人为中医药学科对象，因此图标整体画面应该以人的形象为主体，而且是中华大地上家喻户晓的正面生命人物形象。

（4）医学行为规范——淳德全道：是中华人类生存与处事法宝，图标中需要表达中医药行为依附“道”而有所“德”的行为状态。

（5）医学手段——颐养与防患：颐养天年与防患未然是中医药临证策略与手段，图标中需要象形展示中华民主颐养与防患两手抓的形象。

（6）医学目标——生生不息：生生不息是医学最终目标。图标整体效果是将各要素综合起来，展示

笔记栏

色彩鲜明、天长地久、人登寿域、生生不息的中医药文化的总体形象。

2. 中医药文化 LOGO 图式表达　中医药文化 LOGO 图式表达的意义：中医药核心理念内涵丰富，图式法表达便于通过图示简单明了地理解中医药核心理念内涵，但对于中医药外在形象表达却显得过于复杂，因此需要简单的类似 LOGO 的符号将中医药文化的寓意直观地色彩明快地表达出来，展示中医药文化形象，又便于记忆。

中医药文化 LOGO 需要表达的图标要素：天地、中医、中药、针灸，来代表天地之间的中医药，概括体现了中医药的专业，有凸显了其文化特色。

3. 中医药文化符号图示表达的载体　核心理念内涵图形与 LOGO 图形，两个图像以类似钱币上天安门与国徽的双面形式，表达更直观而集中，透过这种双面形式更容易同时窥见文化的内核，简洁而合理。但双面表达文化的物质形式并非限于钱币，从中国传统意义上说，丝绸与陶瓷也具备双面性表达文化图形功能，而且更具中华民族特色。

在全球化的浪潮中保持自己的民族特色和民族个性，是防止迷失自我的有效手段。由此我们选用双面蜀绣与艺术瓷盘的形式作为中医药文化符号图示的载体。双面蜀绣工艺技术人工含量较高、价格昂贵，更适宜收藏；艺术瓷盘是古代传统文化与各国交流中常见的文化物化载体，价格较低廉、普及性强。因而基于“CHINA”陶瓷为载体的中医药文化符号图示表达形式，更能够凸显其内在的民族性。

（二）符号表达的探索与实践

1. 探索中医药文化核心理念表达图示(图 8－8、图 8－9)

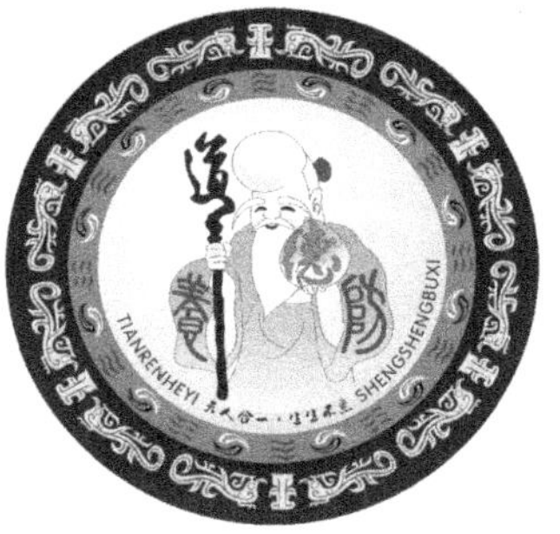

图 8－8　中医药文化核心理念表达图示

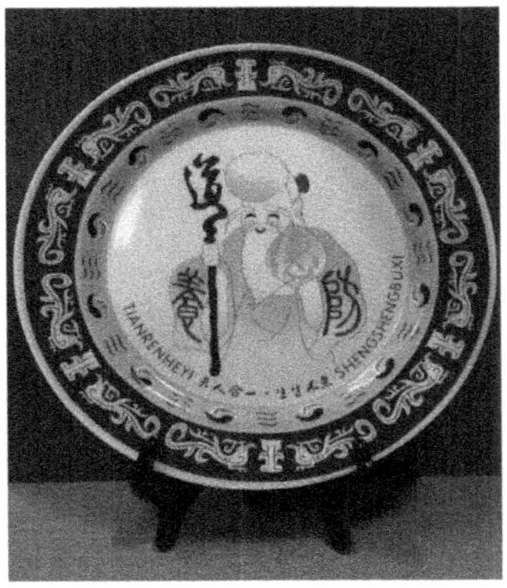

图 8－9　陶瓷盘图

说明：天属阳，地属阴。鸟的伸缩状态，自古为男性阳物征象；鱼腹多子，双鱼平行相对，自古为女阴征象；鱼雀相望自古代表天地阴阳交流、人间男女相交，是天地、人间的阴阳符号。图形以西周青铜器上的鱼雀以及乾坤卦象相间形成六组组合，表达天之六六之节与四季十二月时间概念，青赤黄白黑着色代表大地五行空间概念，描述人与天地时空相合与沟通是借助阴阳五行建立模型，保证人与天合的思维模式实现。

家喻户晓的“寿星”形象，最有资格代表生生不息的正面人物形象，突出占据中心，展示以人为本；如此，与鱼雀组成的天地阴阳时空，构成天、地、人共在、突出在人类千秋万代的实际生存环境中，共同铸就天长地久、人登寿域之“生生不息”理念。

“寿星”的两只袖口用小篆标出“养”与“防”，表示中国医药学活动中针对生命采取颐养，针对疾病采取防患的两个基本策略与手段。

“寿星”依附而行的拐杖以“首”为头，以“走之”延伸为杖的“道”型，意寓人类所有努力只能遵“道”而为。合乎于“道”，就是“德”，中国人心中的“德”就是遵崇规律，寿桃就意寓德高寿长的收获。

标注“天人合一、生生不息”突出强调：人如何＝天如何的中华医药学模式与养生公式。

如此就可以达到生生不息的理想目标。以瓷盘为载体，是因为陶瓷在国际文化交流中的表达也是用“CHINA”一词，以此阐释好中国人的生活方式，讲好中医药故事，传播好中医药学的核心理念。

笔记栏

2. 探索中医药文化简明表达图示　鱼雀相交代表天地的外圈设计不变，立足传统中医与针药密不可分的特点。以无论是摸脉诊病、还是持针治病的“妙手”寓意中医专业，以盛药“葫芦”的传统图形寓意中药专业。在天地之间，中医的“妙手”与中药的“葫芦”共同展示着中医药文化形象（图 8－10、图8－11）。

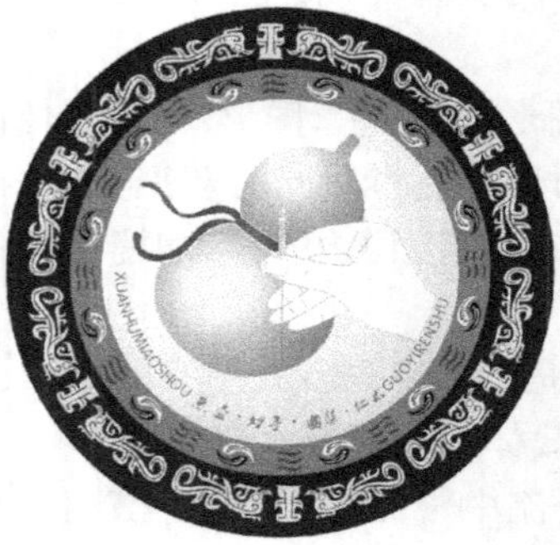

图 8－10　中医药文化简明表达图示

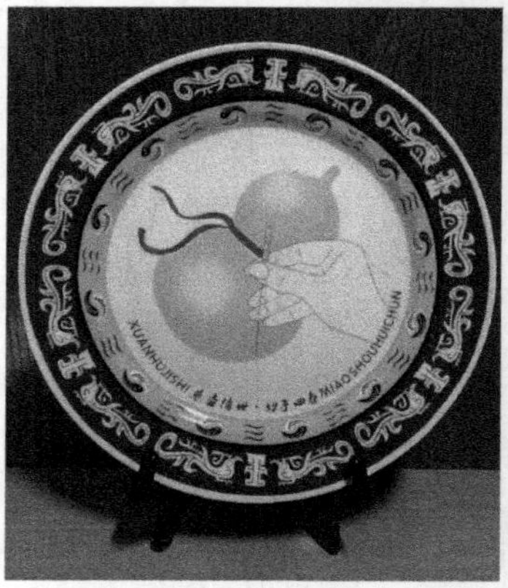

图 8－11　陶瓷盘图